INTRODUCTION TO OCCUPATIONAL THERAPY

作业治疗导论

（第5版）

[美] 简·克利福德·奥布赖恩 (Jane Clifford O'Brien) ◎著

马丽虹　施晓畅◎主译　闫彦宁◎作序

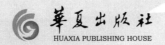

华夏出版社
HUAXIA PUBLISHING HOUSE

《作业治疗导论》（第5版）
作者名单

本版作者

简·克利福德·奥布赖恩

（Jane Clifford O'Brien）

PhD, OTR/L, FAOTA

教授

新英格兰大学，

威斯布鲁克健康专业学院，

作业治疗学系

缅因州，波特兰市

荣退作者

苏珊·M. 赫西

（Susan M. Hussey）

MS, OT/L

教授兼协调人

萨克拉门托城市学院

科学与联合健康部

加利福尼亚州，萨克拉门托市

谨以此书纪念 Gary Kielhofner 医生、Jane Case-Smith 医生和 Maralynne Mitcham 医生

他们毕生致力于作业治疗行业，改善障碍者及其家庭的生活

他们激励和指导世界各地作业治疗从业者

改善那些需要作业治疗服务人士的生活质量

谨以此书纪念我的侄子

第一中尉 Keith Heidtman（1982 年 9 月 2 日—2007 年 5 月 28 日）

以及第二中队男女士兵们和第 25 步兵师第 6 骑兵团

审稿专家

帕蒂·科克尔 – 博尔特

（Patty Coker-Bolt）

Ph.D., OTR/L, FAOTA

副教授

南卡罗来纳医科大学

作业治疗部

南卡罗来纳州，查尔斯顿

玛丽·伊丽莎白·帕特诺德

（Mary Elizabeth Patnaude）

MS, OTR/L

助理临床教授

新英格兰大学

作业治疗部

缅因州，波特兰市

《作业治疗导论》（第5版）
译者名单

主　译　马丽虹　施晓畅

译　者　（以姓氏笔画为序）

丁江涛　马丽虹　仵　宵　刘　婧　杨钰琳

肖伯恒　单垚焜　施晓畅　崔　滢　董　戌

作　序　闫彦宁

中译本序

作业治疗以提高服务对象的日常生活自理能力、工作 / 学习能力以及娱乐休闲能力为目标，是帮助其回归家庭和社会的重要桥梁和纽带。近年来，随着政府一系列加快推进康复事业发展的政策出台，我国的康复医学事业迎来了黄金发展期。作为康复医学的重要手段之一，作业治疗在我国也得到了快速的发展，从业人员的数量和质量都有了很大的提高。

《作业治疗导论》一书系统介绍了作业治疗的理论基础及实践应用，内容深入浅出，像一把钥匙为广大临床康复工作者以及在校学生了解作业治疗、学习作业治疗、热爱作业治疗开启了知识的大门，也是作业治疗从业者进行教学、临床、科研工作的一本非常有益的参考书。

希望通过本书的翻译出版能够为推动我国作业治疗事业的规范化、标准化起到一定的指导作用。

闫彦宁

中国康复医学会第二届作业治疗专业委员会名誉主委、创会主委

河北省人民医院康复医学科副主任

2023 年 2 月

译者序

　　自作业治疗专业教育在国内开展以来，我们一直在寻找适合的参考教材。《作业治疗导论》（*Introduction to Occupational Therapy*）作为一本作业治疗领域内的经典专业书籍，被国外各大院校广泛使用，目前已更新至第 5 版。非常有幸在学院领导的支持下，能够把该书翻译成中文简体版，并推广给国内的作业治疗专业学生和临床作业治疗师，希望借此为国内的作业治疗教育贡献微薄之力。

　　本书主要面向作业治疗专业学生、作业治疗师以及喜欢作业治疗专业的治疗师、医师。因内容简单概括，通俗易懂，非常适合作为推广普及作业治疗专业的教材使用。

马丽虹

山东中医药大学

康复医学院作业治疗教研室

前　言

20世纪80年代，当我在棕榈滩初级学院（Palm Beach Junior College）教授作业治疗助理（occupational therapy assistant，OTA）课程时，还没有作业治疗（occupational therapy，OT）的入门教材。当莫斯比出版社的一位代表问我用哪本书来上入门课时，我回答说我还没有找到合适的入门教材。为此，我自己编写了一套教学大纲，使用其他作业治疗书籍和《美国作业治疗杂志》（*American Journal of Occupational Therapy*）中的选读材料，并纳入我认为必要的内容。那位代表看了我的大纲，建议我把一份副本连同一篇书籍推荐信（作为介绍性文字）一同寄过去。我的推荐信得到了采纳。我完成了这本书的写作，同时对我的学生进行了章节测试和练习。1989年，本书第1版以《作业治疗：入门概念》（*Occupational Therapy: Introductory Concepts*）为书名出版，从第2版开始改成了现在的书名。

在20世纪80年代及之前，该行业发生了许多变化。在最初几年里，作业治疗源于对所有受到某种程度伤害的人士人道待遇的关注——开始是精神病院的服务对象，然后是在第一次世界大战中重伤归来的军人。手法治疗是主要模式，精神病院是主要雇主。随着肢体功能障碍治疗的日益突出，手法治疗仍然起重要作用，而新功能模式也浮出水面。

到20世纪80年代中期，随着该领域的不断扩展和壮大，美国作业治疗协会（American Occupational Therapy Association，AOTA）内部在"软""硬"疗法之间出现了一种紧张关系，包括新实践领域，如感觉统合、手疗法（手部治疗）和发育障碍或发育迟缓。一些作业治疗师进入私人诊所；随着残疾儿童被纳入公立学校成为主流，学校也开始聘请康复治疗师。对很多人而言，专业主义成为流行语。幸运的是，许多人认为作业治疗应当结合其历史的整体性和当代的专业性。我就是其中之一，当我有机会撰写该行业的入门书籍时，我特意选择了一种不那么正式的风格，并从一篇关于不同作业治疗背景人物的照片短文入手，提供该领域的视觉概述。让我感到高兴的是，这一点在所有版本中均得到了延续。

接下来，我引用一部分原文，其中有作业治疗在更广泛的健康领域中的独特性的描述：

作业治疗师是患者（接受治疗者）走向独立的促进者——不管此人的能力有多强或有多弱。作业治疗专业的运作模式不同于技术专业。每个个体的干预计划都需要对整个人的关注。从业者并非某种"治疗"储存库，而是在帮助个体发现自己的能力或技能的环节中发挥作用。该专业的哲学基础强调健康是身体、思想和精神的充分融合，任何部位的功能障碍均会影响到一个人的整体。如果一个人失去了行走能力，那么不仅是他或她的腿有缺陷，而是整个人都会受到深刻影响。

令我感到鼓舞的是，医疗保健的许多领域正在重新转向整体主义，并将其作为治疗的基本要素。也让我很欣慰的是，本书现在已经出版到第 5 版，并将继续在塑造每一代作业治疗专业人士对该专业的理解方面发挥重要作用。

芭芭拉·萨博尼斯－查菲

（Barbara Sabonis-Chafee）

《作业治疗：入门概念》和《作业治疗导论》原作者

本教材是为那些在专业层面（作业治疗师）或技术层面（作业治疗助理）学习作业治疗或那些正在探索该职业以确定该领域是否适合他们的人士撰写的。《作业治疗导论》为读者提供了作业治疗重要概念的可靠概述。此版本（第 5 版）包含作业治疗实践架构和循证实践的基础知识。为了阐明这些理念，大量的案例研究贯穿始终。

本教材共分为 4 个部分。第一部分，通过概述作业治疗的历史和哲学、当前问题、专业未来趋势及全球作业治疗实践，向读者介绍作业治疗领域。第二部分，侧重介绍作业治疗从业者，从业者的实践教育要求、角色和责任、伦理和法律层面的内容，以及专业组织。第三部分，通过描述作业治疗实践架构、与实践相关的生命周期变化、提供医疗保健服务的环境和模式及服务管理职能，集中探讨作业治疗实践。第四部分，重点描述作业治疗过程，首先概述评估、干预和结果评估所涉及的过程，然后回顾实践模型和参照系，以此来设计干预计划。该部分包括描述作业治疗从业者所需特殊技能，包括选择治疗活动和干预模式、建立治疗性关系和发展治疗思维。

通过整理，《作业治疗导论》（第 5 版）更方便读者学习。每章均以作业治疗师或作业治疗助理撰写的关于其作业治疗经验的推荐语开始。每章均包含概述主要观点和关键词，在全文中以粗体字排版。精彩案例贯穿各章，每章末尾的总结提供了所编写内容的概述。学习活动和复习题提供了本章所涵盖信息和概念的运用方法。

致 谢

在此特别感谢我的家人—Mike、Scott、Alison 和 Molly——是他们的支持、欢笑、玩乐、创造力和有趣的故事让我每天都充满活力。感谢 Anita Bundy 医生、Anne Fisher 医生、Renee Taylor 医生、Nancy Carson 医生、Patti Coker-Bolt 医生和 MaryBeth Patnaude，感谢他们在我整个职业生涯中给予我的支持、答疑、指导和友谊。感谢我在新英格兰大学的同事和学生，感谢他们允许我为他们及其家人拍照。美国作业治疗协会为本书提供了各种材料。特别感谢 Susan Hussey 和 Barbara Sabonis-Chaffee 为本书早期版本所做的工作。感谢爱思唯尔的所有工作人员，包括 Kathleen Nahm、Kellie White、Luke Held、Hemamalini Rajendrababu、Janish Paul 和 Margeret Reid，感谢他们的支持、指导、善意提醒，和他们一起工作总是很愉快。

最后，非常欢迎那些阅读本书并决定投身这个激动人心又充实的专业的人们，我们期待您为此行业做出贡献，使人们的生活变得不同。

简·克利福德·奥布赖恩
（Jane Clifford O'Brien）

目　录

第一部分

作业治疗：职业
Occupational Therapy：The Profession

第 1 章
简介问答

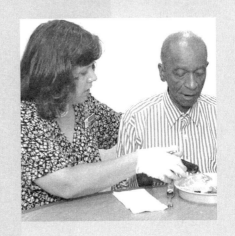

目的 OBJECTIVES

阅读本章后，读者将能够：

· 了解作业治疗的基本术语。

· 描述作业治疗实践的性质和服务范围。

· 明白适合以作业治疗为职业的人格特质。

· 描述作业治疗人员的级别。

· 明白作业治疗干预中使用的活动类型。

关键词 KEY TERMS

活动

服务对象

特定活动

功能

目标

独立

媒介

作业

以作业为中心的活动

作业表现

作业治疗师

作业治疗

作业治疗助理

作业治疗从业者

患者

准备活动

目的性活动

任务

治疗

　　我的家庭可以称为"教师之家"了，我的祖父、母亲和哥哥都是教师，一个姑姑和三个表兄弟也是教师。那么，我为什么要成为一名作业治疗师呢？

　　十几岁的时候，我就向往能够帮助别人。我的祖母是一名护士，我希望能像她一样工作。高中时期的一次医学职业课程为我提供了一个在西港退伍军人管理局（Veterans Administration，VA）医院当见习护士的机会。有一天，日程安排出了问题，机缘巧合之下我的志愿服务时间被安排为作业治疗而不是护理。那时候，像很多非作业治疗师一样，我从未听说过作业治疗。

　　在 VA 医院参加作业治疗志愿服务的一天，我帮助伤残的退伍军人参加各种木工和其他手工艺项目。由于我对那天所观察到的内容理解有限，我想，如果成为一名作业治疗师，我可以通过艺术和手工艺来赚钱。令人欣喜的是，我非常喜欢艺术和手工艺，也想不出更好的工作了。不过关于作业治疗我还有很多需要学习的地方，我的职业生涯表明，在我最终的实践中很少使用手工艺。

　　我爱上了作业治疗（OT），并从来没有后悔过我的决定。作业治疗师有一种独特的观察人类行为的方法。我们相信，选择做什么以及如何利用时间会极大地影响自己的健康和福祉。我们也相信，专业的核心宗旨，即在工作、自我照顾和娱乐／休闲之间保持平衡，可以支持和促进健康，这是我在作业治疗学校学到的第一件事，这个理念引起了我的共鸣。我一直有各种各样的爱好，作为一名作业治疗新生，我明白这些爱好有益于我，能帮助我保持理智和身体健康。我很幸运能够在这个我相信的并与之相关的职业中工作并度过一生，而且这个职业让我有机会去帮助别人和有所作为。你还能从职业生涯中要求什么呢？

希瑟·米勒·库哈内克

（Heather miller kuhaneck）

PhD，OTR/L，FAOTA

圣心大学副教授

康涅狄格州，费尔菲尔德

本章从回答对专业不熟悉的人可能会提出的问题出发，介绍了作业治疗（OT）专业的概况。在思考这些问题的答案时，您可以将自己现有的知识与可能产生的新理解进行比较。

什么是作业治疗？

《韦氏在线大学英语词典》（*Merriam-Webster's Online Collegiate Dictionary*）中关于以下词语的定义能够帮助我们理解作业治疗：

作业：一个人从事的活动。

治疗：治疗身心疾病。

目标：努力的目的。

活动：需要运动和能量的做事状态（主动的）。

独立：自力更生的状态，不需要或依赖其他东西或他人。

作业治疗：以参与日常生活中有意义的活动（如自我照顾、教育、工作或社交）为基础的治疗，尤其是在身体、精神功能受损或受限的情况下支持或鼓励参与这些活动。

作业治疗是利用以目标为导向的活动来促进人们参与有意义的事情（即作业活动）。美国作业治疗协会（American Occupational Therapy Association，AOTA）（2014）在《作业治疗实践架构：领域和过程》（*Occupational Therapy Practice Framework: Domain and Process*）中为以上名词提供了更具体的定义：

作业领域：各种生活活动，包括日常生活活动（ADL）、工具性日常生活活动、睡眠和休息、教育、工作、娱乐、休闲和社会参与。作业活动是赋予服务对象一种认同感的有意义的活动。

作业表现：通过服务对象、环境和活动之间的互动，完成日常生活和个人作业活动的能力。

目的性活动：在治疗过程中使用的以目标为导向的活动，通常会产生一个最终产品。

AOTA 将作业治疗定义为使用治疗性活动帮助人们参与有意义的活动的专业。

作业治疗从业者有不同级别吗？

作业治疗从业者有两种不同的级别：作业治疗师（OT）、作业治疗助理（OTA）。作业治疗师在理论、评估和研究方面接受了更多的教育和培训，作业治疗助理在作业治疗师的监督下工作。通常作业治疗师执行"专业性"级别的工作，而作业治疗助理执行"技术性"级别的工作。从 2007 年起，作业治疗师必须取得硕士学位，作业治疗助理必须完成两年相关学位课程。在此，作业治疗从业者指领域内任一级别的人员。关于上述两种角色，在第 6 章和第 7 章中有更深入的讨论。

作业治疗师做什么？

作业治疗从业者面对不同年龄及诊断的服务对象，作业治疗的目标是提高服务对象参与日常事务的能力，包括进食、穿衣、洗澡、卫生、自我照顾、玩耍或休闲、工作、教育、工具性日常生活活动、睡眠和休息及社会参与。作业治疗从业者与服务对象互动以评估后者的表现、设定治疗目标、制订计划并执行治疗，使服务对象生活得更好。作业治疗师可以通过制作或改良设备，提供实践经验来帮助服务对象重新融入生活。作业治疗师记录服务对象进展情况，并与其他人（如其他专业人员、家属及保险公司）沟通治疗内容。

但是，作业治疗师并不只是简单地为服务对象做一些事情，而是引导服务对象主动地参与治疗。因此，作业治疗师与服务对象建立治疗性关系（一种互信的关系）是很重要的，这种治疗性关系在治疗过程中具有重要价值和关键作用。本书的第三部分将详细描述作业治疗实践。

作业治疗师能帮助人们得到工作吗？

虽然"occupation"一词通常指的是有报酬的工作，但它也包含许多对人们来说有意义的事。作业治疗师帮助服务对象从事**作业活动**（occupations，即有意义并给予角色认同的活动）。例如，对许多服务对象来说，"做母亲"是一项作业活动，需要个人完成许多活动和任务，如购买食物、做饭。做饭是与"做母亲"这项作业活动有关的**活动**（activity）。如果母亲在为家人做饭中找到意义和认同，那么做饭（的做法）可能会有不同程度的呈现。**任务**（tasks）是行动（action）的基本单位（如搅拌面糊是一项与做饭相关的任务），见框 1-1。

作业治疗师对服务对象的作业活动进行分析，以帮助他们重返其认为有价值的作业活动。以下例子说明了这些术语之间的区别。贝丝的作业活动是园艺，她喜欢花时间挑选植物、设计布局和照料花园，与志趣相投的朋友一起参加许多园艺活动。然而，她并不一定喜欢在炎热的夏天除草，并将其视为一件苦差事。因此除草是一项活动，她明白除草的重要性，但并不认为它对她的身份至关重要，这只是她园艺这个作业活动范围内必须做的一件事，除草的任务包括抓握和拔除。相反，杰姬根本不喜欢园艺，她希望她的家看起来很漂亮而种花。对杰姬来说，园艺是一项活动，她的作业活动是做个房主。

框 1-1　描述关键术语的例子		
职业（作业）	活动	任务
运动员	在健身房或游泳池锻炼	游泳时蹬腿
厨师	准备一个三明治	切蔬菜
母亲	哄孩子们睡觉	给孩子们讲故事
学生	上课	写作业

为什么有"患者"和"服务对象"两个称呼？

很多不同机构都提供作业治疗服务，专业人士在不同场所对服务对象使用不同的称呼。例如，在医院或康复机构中专业人员通常使用"**患者**"（patient）一词，在精神卫生机构或社区中心通常使用"**服务对象**"（client）一词。接受服务的个人还可以被称呼为居民、参与者、消费者、学生或他们的名字。在本书中，我们使用"服务对象"一词，并应用在所有的情境中。

是否有最适合以作业治疗为职业选择的人格特质？

作业治疗师有不同的兴趣、人格和背景，但所有的作业治疗师都有助人的本心（帮助他人的愿望），他们真的喜欢人，能够与个人和小团体相处。作业治疗师意识到有个体差异，也非常重视人们改变自己的能力。一般来说，作业治疗师都是有创造力的思考者，喜欢身体力行地工作，并擅长解决问题。

像其他健康照护专业人员一样，对作业治疗感兴趣的人，在决定帮助别人之前已经表现出处理自身问题和情绪的能力。为了协助服务对象参与作业活动，作业治疗师能够同理服务对象的期望及要求治疗师做到的方向；作业治疗师必须教育和指导服务对象和照顾者，因此对教书育人感兴趣也是被希望拥有的特质。作业治疗师使用创新性的方式解决问题，他们有能力找到新的做法，也能灵活地面对各种情况。作业治疗师是一个终身的专业身份，因此对专业的承诺和奉献很重要。与其他职业一样，作业治疗师必须不断学习，始终保持与专业发展一起成长。

作业治疗教育课程包括哪些内容？

由于作业治疗的专业范围广泛，作业治疗师的知识基础涉及多个科学领域，包括生物科学与行为科学、社会学、人类学及医学。学生需要了解影响人类发展与功能的发育和病理状况。以这些学科为基础，学生学习与作业治疗相关的理论和进程。教育课程的焦点是帮助学生建立一种态度和意识，使新的专业人员对服务对象的各种需求十分敏感。

作业治疗教育致力于培养学生的特定技能，同时也探求培养学生的思维方式。依靠批判性思维的问题解决方法，是评估功能、分析活动及设计治疗干预以促进参与作业活动所必需的。教育课程让学生学会如何仔细地分析和评估现有研究。循证实践是指在评估和治疗时使用最佳研究证据，这是教育课程的重要组成部分。

课程针对在专业领域中最常用的技能为学生提供了专业训练，使他们进入临床实习后仍可持续学习。所有的教育计划都包括临床实践阶段（称为实习），学生的临床经验令他们能够将理论和实践相结合。完成理论学习和实习后，学生将参加国家注册考试，准备在入门级别的岗位上进行实践。

作业治疗课程的重点是什么？

作业治疗师（专业层级）和作业治疗助理（技术层级）的教育课程都是由美国作业治疗协会（AOTA）作业治疗教育认证委员会（Accreditation Council for Occupational Therapy Education，ACOTE）审查的，课程的设计符合被称为标准的一系列操作指南，课程以一般理论、技能训练和基本的临床思维为特色。

作业治疗课程具有很强的科学基础，关注全生命周期的个体发展，课程能提升专业化，并以整体观（holistic approach）的实践方法（包括作业活动的心理、神经和肌肉骨骼方面）来促进参与作业活动。作业治疗教育的宗旨是教授学生解决问题的技巧和技能，为学生终身学习做好准备。

作业治疗的服务对象是谁？能解决哪些问题或失能状况？

作业治疗专业的服务范围是帮助服务对象参与作业活动，接受治疗的对象涉及那些存在问题并导致参与日常活动受限的人。服务对象呈现出的问题范围包括基因、神经、骨骼、肌肉、免疫与心脏功能障碍，以及心理、社会、行为或情绪障碍。作业治疗师通过提高有功能障碍的服务对象完成其想做的日常活动的能力来帮助他们。

作业治疗从业人员服务于所有年龄段（从婴儿到老年人）有生理、认知、心理和／或社会心理障碍的服务对象，障碍的原因可能是意外事故或创伤事件、疾病、心理冲突或压力、社会资源匮乏、遗传或先天性异常（出生缺陷）。

例如，儿童作业治疗师可能为医院新生儿重症监护病房中出生体重约1kg的早产儿，早期干预计划中的学龄前儿童，或者在公立学校上学的脑瘫儿童服务；也可能为药物治疗中心的青少年，或者因脑损伤而存在认知障碍、在康复中心做康复的青少年服务。服务对象也可能是车祸后脊髓损伤致残而需要重新学习如何适应生活的人。作业治疗师可以教中风后无法使用单侧肢体的主妇处理家务及照顾家庭；教遭遇失能或创伤事件的服务对象学会建立和接受新的身份认同；帮助罹患精神分裂症的服务对象学习购物、记账、使用公共交通工具，或者重新掌控被称为理所当然的日常生活任务；为遭遇手外伤的服务对象制作支具；或者和生活在专业护理机构的老年人一起准备午餐来帮其适应记忆丢失的方法。作业治疗师也可以帮助工伤后的服务对象学习使用辅助技术，并且为顺利开展新的工作进行练习。所有作业治疗干预的共同目标是提高一个人参与日常生活的能力（见本章的照片短文）。

如何提供服务，在哪些场所提供服务？

作业治疗师在医院、诊所、学校、家庭、社区甚至监狱工作，一些从业人员在服务对象的工作地点或专业场所（如辅助技术中心）接受咨询或工作。作业治疗师可能在住院部（服务对象在机构中过夜）或门诊部（服务对象白天训练晚上住在家里）工作。急性期照护机构提供创伤后及时的短期住院照护，康复机构提供各种专业人员的长期照护及强化治疗。作业治疗师经常与团队其他成员协作，包括医生、物理治疗师、言语治疗师、社会工作者、营养师、病例管理人员、护士、教育工作者及家属。

作业治疗师评估服务对象的能力及需要加强的方面，并根据服务对象的兴趣、动力及目标来制订治疗计划。根据服务对象的特定需求，治疗可能以个体或团体方式进行，通常作业治疗师会为服务对象及家属提供居家训练方案，这样即使服务对象无法直接接受服务也可以实现治疗目标。关于治疗流程的进一步讨论见第四部分。

在治疗过程中，作业治疗师使用了哪些活动？

作业治疗师使用目的性活动（对服务对象有意义的活动）帮助服务对象重新获得技能和能力或代偿已改变的能力，使其能从事某个职业。适应（adaptation）或改造（modification）可以改变执行活动的方式使服务对象成功完成活动，如使用握柄加粗的汤勺来代偿服务对象手的握力不足。治疗的目的是帮助服务对象做他们希望再做的事，因此，作业治疗师需分析服务对象期望的职业及确定成功执行所必需的技能和能力。

治疗可以从**准备活动**（preparatory activities）开始，帮助服务对象为目的性活动做好准备。例如，关节活动（在关节活动范围内移动肢体）、肌力训练、牵伸及其他运动等被视为准备活动。**特定活动**（contrived activities）是构思出来的活动，包括做事所需要的一些相同的技能，以这些活动模拟真实做事，帮助服务对象做好准备。例如，服务对象在实际系自己的鞋带前先用布娃娃来练习系鞋带，或在实际准备午餐三明治前先练习涂果酱所需的技巧。**目的性活动**（purposeful activity）通常对服务对象来说是有意义的，但也可能是作业活动的一项任务，如做三明治只是准备午餐的一部分。目的性活动有一个最后的结果，这个结果可以让服务对象选择。费希尔（Fisher）提倡作业治疗师使用**以作业为中心的活动**（occupation-centered activities）。事实上，服务对象在真实做事时更有动力并能更好地掌握技巧。以作业为中心的活动是在自然环境（物理、社会和时间）中进行的，如中午在家用自己的厨房用品准备午餐就是以作业为中心的活动。

作业治疗师根据服务对象的优势（能力）和挑战（弱点）制订目标、选择活动、使用各种治疗**媒介**（media）达到治疗目标。媒介包括游戏、玩具、活动、着装或自我照顾活动、工作活动、艺术、手工艺、电脑、生产加工、运动、音乐与舞蹈、角色扮演与戏剧、瑜伽、园艺、家政活动、魔术、照顾宠物和创作。活动包括使用辅助技术、游泳、动物辅助性治疗、人体工效学、瑜伽、太极、舞蹈及社区融合。作业治疗师利用创造力及问题解决技巧来设计治疗方案，以满足服务对象的需求。

面向全生命周期的作业治疗：照片短文

图 1-1～图 1-10 展示了在整个生命周期中作业治疗干预的精彩性和多样性。

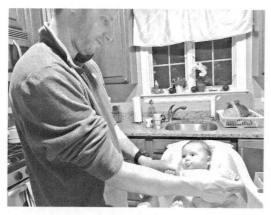

图 1-1　作业治疗师对家庭进行应用婴儿镇静技术（如热水澡）的培训。

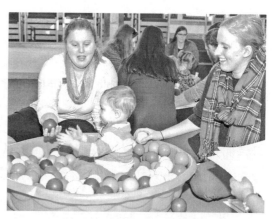

图 1-2　作业治疗师利用感觉统合技术提供各种感觉体验。沉浸在球池中对感统失调的孩子具有挑战性。

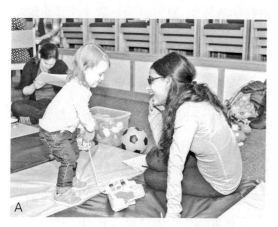

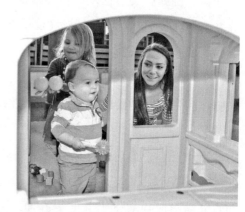

图 1-3A，B　作业治疗师服务于早期教育或学校系统，让儿童参与游戏。

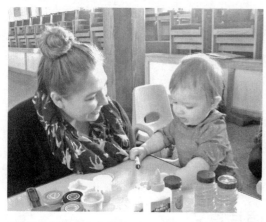

图 1-4　作业治疗师鼓励一名小女孩在玩耍时练习用手。

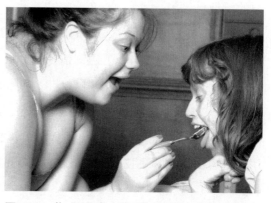

图 1-5　作业治疗师提供特殊的喂养技巧帮助一名小女孩发展咀嚼和吞咽食物的技能。（Istockphoto.com）

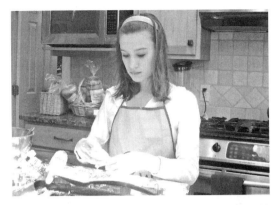

图 1-6　作业治疗师通过设计活动（如烘焙饼干），协助青少年发展认同感。作业治疗师可以借由各种活动的成功帮助青少年建立自信心。

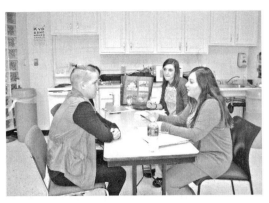

图 1-7　作业治疗师将青少年引入自助团体以确定其支持系统，并帮助青少年在各种领域探索、发展适应和表现技巧。

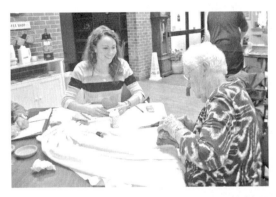

图 1-8　作业治疗师向一位患有关节炎的女性展示如何在完成一个简单手工项目的同时保护双手。治疗师帮助成年人适应身体和心理挑战。

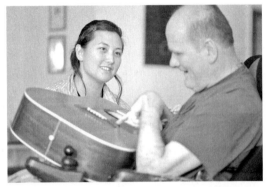

图 1-9　作业治疗师请一位中风患者弹吉他，让他回归到一项有意义的活动中，并给他一种自我感觉。© iStockphoto.com

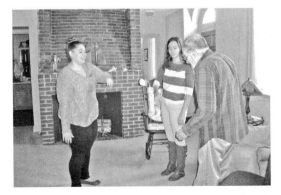

图 1-10　作业治疗师带领一名年长男子进行身体活动，以帮助他完成日常生活任务，如遛狗、散步到咖啡店，以及在他的公寓周围活动。

总 结

以作业治疗为职业的人必须做好不断寻求解决方案帮助服务对象参与日常生活的准备，必须面对拥有不同能力、弱点和期望的各种各样的服务对象。对科学及健康照护有兴趣、有创造力，并喜欢服务不同年龄和能力的服务对象的人，将发现以作业治疗为职业是值得的。

学习活动 Learning Activities

1. 在阅读本书之前，要求学生写下 3 个关于作业治疗专业的问题。

2. 要求学生访问美国作业治疗协会（AOTA）网站，了解更多有关作业治疗实践的信息。

3. 要求学生通过在 AOTA 网站搜索可用的资源和出版物。

4. 要求学生仅用一只手完成早上起床的相关事宜，以说明作业治疗实践的本质。讨论作业治疗师是如何提供帮助的。

5. 找 4 名学生，让每个学生演示准备活动、特定活动、目的性活动或以作业为中心的活动。与全班讨论这些不同的概念。比如：

准备活动：让学生用拇指慢慢地反复触摸每个手指（以增加协调性和运动范围）。

特定活动：用纸包裹小物体，让学生只用一只手打开它。

目的性活动：要求学生利用一个小物体展开治疗（以提高握力和协调性）。

以作业为中心的活动：为学生提供一个装满小包装巧克力的容器，让学生享用巧克力点心并与同学分享。

讨论每项活动对身心的益处。哪项活动最能激励人？什么时候会使用它们？哪一个最有趣，哪一个最无趣？

6. 要求学生在其教育计划中简要概述作业治疗课程。

复习题 Review Questions

1. 什么是作业治疗？

2. 成为作业治疗师或作业治疗助理需要接受哪些教育？

3. 作业治疗师都做些什么？

4. 作业治疗师在哪些场所工作？

5. 准备活动、特定活动、目的性活动和以作业为中心的活动之间有什么区别？

马丽虹 译 施晓畅 审校

参考文献

1. Accreditation Council for Occupational Therapy Education. *Accreditation Standards for a Master's-Degree Level Educational Program for the Occupational Therapist.* Bethesda, MD: American Occupational Therapy Association; 2008.

2. Accreditation Council for Occupational Therapy Education. *Accreditation Standards for an Educational Program for the Occupational Therapy Assistant.* Bethesda, MD: American Occupational Therapy Association; 2008.

3. American Occupational Therapy Association. *Definition of Occupational Therapy Practice for the AOTA Model Practice Act*; 2011. Retrieved from http://www.aota.org/-/media/Corporate/Files/Advocacy/State/Resources/PracticeAct/Model%20Definition%20of%20OT%20Practice%20%20Adopted%2041411.ashx.

4. American Occupational Therapy Association. Occupational therapy practice framework: domain and process (3rd ed.). *Am J Occup Ther.* 2014;68(suppl. 1):S1–S48. http://dx.doi.org/10.5014/ajot.2014.682006.

5. Fisher AG. Uniting practice and theory in an occupational framework. *Am J Occup Ther.* 1998;52(7):509–521.

6. Merriam-Webster. *Merriam-Webster's Online Collegiate Dictionary.* Springfield, MA: Merriam-Webster; 2015. Retrieved from: www.merriam-webster.com/dictionary/.

第 2 章
回顾：作业治疗的历史

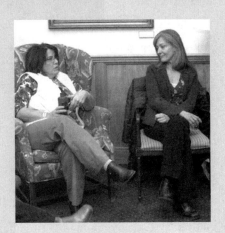

目的 OBJECTIVES

阅读本章后，读者将能够：

· 明白作业治疗专业兴起所产生的重要社会影响。

· 列出作业治疗专业的发起人。

· 知道社会事件如何促进作业治疗专业的发展。

· 描述贯穿作业治疗专业发展过程的概念。

· 描述这些历史概念对现今的作业治疗实践有何影响。

· 明白及描述影响作业治疗实践的主要联邦法令。

关键词 KEY TERMS

《平价医疗法案》

美国作业治疗协会

1990 年《美国残疾人法案》

艺术及手工艺运动

1997 年《平衡预算法案》

本杰明·拉什

《百年愿景》

《公民职业康复法案》

去机构化

1975 年《全体残疾儿童教育法案》

埃莉诺·克拉克·斯莱格尔

加里·基尔霍夫纳

乔治·爱德华·巴顿

习惯训练

《残疾婴幼儿法案》

赫伯特·霍尔

整体论

《残疾人教育法案》

医疗保险

阿道夫·迈耶

道德治疗

国际作业治疗促进会

奥巴马医改计划

菲利普·皮内尔

预付系统

重建助理

还原论

1973 年《康复法案》

康复运动

《社会保障修正案》

《军人康复法案》

苏珊·考克斯·约翰逊

苏珊·特蕾西

1988 年《残疾人相关技术援助法案》

托马斯·基德纳

愿景

小威廉·拉什·邓顿

威廉·图克

第一次世界大战

　　我的作业治疗之路起始于一个相关的感召——我的母亲，和一个不太相关的感召——两位物理治疗师。我从一场高山滑雪比赛导致的前交叉韧带撕裂（不是第一次）中恢复过来时，和物理治疗师共处了一段很棒的时间。我的物理治疗师技术是一流的，康复进展非常顺利，很快我就可以走路了。然而，无法再参加高山滑雪比赛给我留下了巨大的心理创伤，这种有关运动的角色转换无法通过身体康复来解决。我的母亲鼓励我去做作业治疗，她是一位特殊教育者，她建议我将作业治疗作为一条职业道路。我做了任何一个优秀的高中生都会做的事情——入学准备。谢天谢地，我不止做了一个准备，因为我没办法想象如果不是这两类专业还能学什么。然而，没过多久，我就发现了作业治疗的缺点。

　　从 16 岁起，我就想成为一名作业治疗师，尽管最初我想与神经损伤后的服务对象一起工作，并认为自己会发明和创新辅助设备。幸运的是，我学会了生活中至关重要的能力——适应和灵活，通过实践，我发现医院的环境似乎并不太合适我。

　　我每天都很感激自己选择了作业治疗，我曾在公立学校、私立诊所和急诊室从事儿科领域的工作，也曾做过成人急性照护，现在我是一名教育工作者。我经常开玩笑说，我就是那个接受作业治疗和职业角色转变的孩子。从学生时代起我就知道自己是一个终身学习者，但能在职业生涯中做到这一点是多么美好。今天，我仍然像当初决定成为一名作业治疗师时一样，对专业感兴趣。我喜欢工作中的所有曲折，我遇到的每一个服务对象和家庭都令我改变，让我成为更好的服务提供者。经历了很长一段时间之后，我不再是实习时不喜欢医院环境和在学校里无法"忍受"烧伤教育片的学生。我的上一份工作是在初级创伤中心，在创伤 / 烧伤病房为儿童和成年人工作。你永远不知道你的职业生涯会把你带到哪里。我的建议是对新的体验持开放态度。

　　我有幸在受雇单位参与学生项目，与作业治疗学生一起工作，因而成为一名教育工作者。学生们表现出的热情和求知欲给我留下了深刻的印象，这些经历激励我继续深造，以确保我能掌握循证和最新的知识。在学术界工作为我提供了一个与有抱负的作业治疗师合作的机会，从而将理论和实践有效结合，就像我的服务对象和他们的家人在实践中激励我一样，我每天都受到学生的启发。

伊丽莎白·克兰普西

（Elizabeth Crampsey）

MS, OTR/L, BCPR

助理临床教授

新英格兰大学社区治疗中心协调员

缅因州，波特兰

作业治疗师、作业治疗老师罗伯特·宾（Robert Bing）博士建议："我们活在当下，也面向未来。为了理解现在和未来，我们必须明白过去并对过去保持敬意。"

为了理解现在的作业治疗专业，有必要回顾和了解这个专业的起源和发展。可以用两个相互交错的线索来追溯作业治疗专业的发展历史。第一条线索是在社会、政治和文化方面出现了许多影响作业治疗专业发展的人为事件，包括对提供健康照护服务及特定作业治疗服务产生影响的立法史。第二条线索是作业治疗专业的代表人物及他们如何影响专业发展的方向。本章将简要介绍影响作业治疗的社会、政治和文化事件，以及发展和塑造当今专业的关键人物。

18 和 19 世纪

18 世纪末和 19 世纪初的特征是社会意识层面的觉醒，人们意识到社会结构导致了巨大的不平等，开始相信所有人都应该享受生活的美好，这种觉醒可以在狄更斯（Charles Dickens）的小说或在各种福利机构的建立中找到证据。这种新的社会意识引发了美国的南北战争，废除了在人类历史中曾被接受的奴隶制。这种社会意识是人类历史进程中的一条主线。

这种觉醒揭露了许多先前被漠视的残酷做法，其中之一就是对精神障碍者的治疗。以前这些被社会所恐惧的"疯子"被认为是魔鬼附身，他们像罪犯般被监禁，并经常被带上锁链、被虐待和漠视。随着这些遭受非人道待遇的群体逐渐被关注，道德治疗的概念应运而生。

道德治疗

道德治疗（moral treatment）的理念是基于：即使在最困难的情况下，所有人都有资格被关怀和同情，即使是精神障碍者。对过去被视为"疯子"而被监禁和虐待的人，道德治疗会想方设法让他们更容易忍受被监禁的生活方式。其中一个方法就是参与目的性活动。

来自世界不同地方的两个人被认为是道德治疗的发起人：**菲利普·皮内尔**（Philippe Pinel）和**威廉·图克**（William Tuke）。皮内尔是一名法国医生，在 18 世纪末为"疯子"引入"工作治疗"。他用活动，包括体育锻炼、工作、音乐和文学，让服务对象转移注意力并提高他们的技能。他认为，必须对每个服务对象进行严谨的观察和分析，然后才能开始治疗。

公谊会（Society of Friends）亦称贵格会（Quakers），在英国有重要的影响。图克是英国贵格会的一名教徒，也是个富商，他注意到英国约克郡一家精神病院的糟糕状况，因此建议设立约克郡疗养院。他和一位访问医生托马斯·福勒（Thomas Fowler）认为，道德治疗胜于身体约束及药物。约克郡疗养院的环境就像一个家庭，服务对象在那里得到友善和体贴的对待。

在皮内尔和图克分别于 1801 年和 1813 年出版了关于道德治疗的著作后，欧洲和美国的许多医院都进行了改革。在美国，贵格会教徒**本杰明·拉什**（Benjamin Rush）是第一位实践道德治疗的内科医生。

道德治疗运动的参与者证明了建立结构化的日常生活作息及从事简单的工作任务可促进健康，为服务对象组织活动可给无结构的封闭生活带来秩序和目的。对这些日常功能看似超出社会可接受行为规范的服务对象来说，这是一个个性化、关乎自我照顾及生产性活动的生活作息。

道德治疗一词虽然在 19 世纪中期开始逐渐消失，但这场运动所开创的许多概念仍继续存在。作业治疗实践最终源于"对每个人的人道主义关怀和使用结构化的活动使精神病院的患者过上正常生活"。

20 世纪初和作业治疗专业的开始

19 世纪末 20 世纪初，科学、技术、医学及工业的巨大变化，包括新的通信与运输方式，加快了人们日常生活的步伐。机器被首次用来生产商品，亨利·福特（Henry Ford）于 1913 年开发了移动装配线来生产汽车。

随着工具和机器的广泛使用，应运而生的是对艺术及手工艺的支持。**工艺美术运动**（Arts and Crafts Movement）起源于英国，由约翰·拉斯金（John Ruskin）和威廉·莫里斯（William Morris）领导（图 2-1）。英国和美国的工艺美术运动的支持者都反对用机器生产物品，认为这会使人们与自然及创造力疏远，提倡借

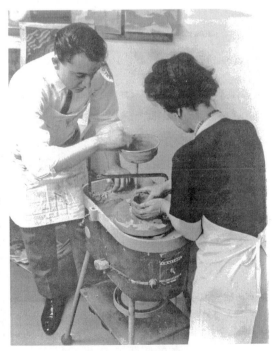

图 2-1　使用黏土是手工艺活动的一部分。（美国作业治疗协会档案馆提供）

由回归到追求高品质的设计和制作而无法量产的艺术品，来恢复工匠与杰作之间的联系。他们认为，用双手制作手工艺品可以将身心与这些作品连接，因此有益于身心健康。为了让人们体验制作实用性与美观性兼顾的生活用品的乐趣，艺术及手工艺协会纷纷成立，这些协会对社区产生了持久的影响。

在 20 世纪之初，有些协会成员开始关心那些因损伤或疾病而被排除在主流生活之外并从此边缘化的人。在此之前，障碍者要么"变得更好"，要么被排斥于生活。是时候超越这两个选项了，人们需要且渴望有其他的选择，在疗养院或康复医院里，人们意识到"障碍者"仍具有生产力，这些事情也影响了作业治疗专业的发展。

专业的创始者

一些有"作业活动可以用来做治疗，并能带来好处"共同信念的人相聚在一起，促成了作业治疗专业在美国的成立。这些人具有不同的专业背景，包括精神病学、医学、建筑、护理、艺术和手工艺、康复、教育和社会工作。他们的背景丰富了作业治疗专业的深度与广度。在这个发展阶段，这种新兴的治疗方式曾有各种名称，包括工效治疗、活动治疗、作业治疗、道德治疗、职业治疗。职业治疗（occupation therapy）一词的起源归功于威廉·拉什·邓顿（William Rush Dunton）。后来，乔治·爱德华·巴顿（George Edward Barton）建议将该术语改为作业治疗（occupational therapy）。

赫伯特·霍尔

19 世纪末到 20 世纪初，人们成为城市和工业生活的受害者，肺结核、神经衰弱等慢性疾病及工业事故导致的残障的发生率呈上升趋势。一名毕业于哈佛医学院的内科医生**赫伯特·霍尔**（Herbert Hall）（图 2-2）提出一种治疗理念，他将艺术和手工艺活动的治疗观念应用于医院。他为"无用的"服务对象提供医疗指导下的手工艺活动，以改善他们的健康状况及实现经济上的独立。

1904 年，他在马萨诸塞州的马布尔黑德设立了一个机构，机构里的神经衰弱

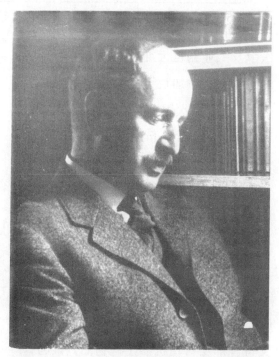

图 2-2　Herbert Hall（美国作业治疗协会档案馆提供）

患者以从事手工艺活动作为治疗的一部分。神经衰弱在当时是一种常见于女性的疾病，患者会在工作表现中暴露出极大的缺点，当时通常的医疗理念是服务对象要完全休息。霍尔用艺术和手工艺活动取代了这种"休息疗法"，从床上开始先让服务对象参与一些有限的基本活动，然后逐渐增加活动的程度，直到服务对象能去工作间操作织布机、制作陶瓷及其他的工艺品，他称这种方法为"工作治疗"。在 1906 年，他获得了一笔 1000 美元的政府拨款，用于研究"渐进式及分级式的手工艺作业活动以治疗神经衰弱"。

尽管霍尔没有出席全国作业治疗促进学会（National Society for the Promotion of Occupational Therapy，NSPOT）的成立大会（本章稍后讨论），但他对专业所做的努力深受其他创始人的认同。在 1920 至 1923 年，他担任该组织的主席，且在该组织的早期历史中发挥了领导作用。

乔治·爱德华·巴顿

乔治·爱德华·巴顿（George Edward Barton）是一位充满活力、足智多谋的建筑师（图 2-3），曾在伦敦拜于英国工艺美术运动领袖之一威廉·莫里斯的门下。后来他回到波士顿，成立了波士顿艺术和手工艺学会（Boston Society of Arts and Crafts）。在亲身经历了肺结核、截肢和身体左侧瘫痪等失能情况之后，巴顿决心改善个人的康复困境。1914 年，他在纽约州的克利夫顿斯普林斯开设了一家专门收治康复期服务对象的安慰之家，在那里艺术和手工艺形式的作业被视为一种治疗方法。

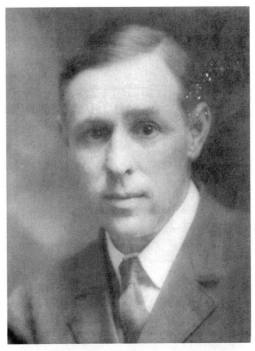

图 2-3　George Edward Barton（美国作业治疗协会档案馆提供）

巴顿研究了当时能找到的康复课程，并与致力于改善精神病院条件的人士接触，其中许多人受到了道德治疗运动的影响。其中巴顿与之建立联系的有小威廉·拉什·邓顿（William Rush Dunton）博士、埃莉诺·克拉克·斯莱格尔（Eleanor Clarke Slagle）、苏珊·特蕾西（Susan Tracy）和苏珊·考克斯·约翰逊（Susan Cox Johnson）。

小威廉·拉什·邓顿博士

小威廉·拉什·邓顿（William Rush Dunton Jr.）博士是一名精神科医生，他在整个职业生涯中都在治疗精神病患，被认为是"作业治疗之父"（图 2-4）。1891 年，他被聘为马里兰州谢泼德精神病院［Sheppard Asylum，后来名为谢泼德与伊诺克·普拉特医院（Sheppard and Enoch Pratt Hospital）］的助理医师。在研究了 Pinel 和 Tuke 的治疗方式后，他对在该精神病院实施类似的治疗方法产生了兴趣。

20 世纪 10 年代早期，医院为服务对象引进了手工艺疗法。医院的工作人员提供必要的医疗程序，也提供结构化的环境，期望服务对象通过在小车间里工作而积极参与康复。小威廉·拉什·邓顿博士因其作业治疗方面有价值的著作而闻名。1915 年，他出版了《作业治疗：护士手册》（*Occupational Therapy: A Manual for Nurses*），书中描述了护士在治疗服务对象时可以使用或调整一些简单活动。他还曾担任全国作业治疗促进学会的财务主管和会长，并负责该学会期刊的编辑工作长达 21 年。

埃莉诺·克拉克·斯莱格尔

常被称为"作业治疗之母"的埃莉诺·克拉克·斯莱格尔（Eleanor Clarke Slagle，图 2-5）是以社会工作学生身份开始职业生涯的。1908 年，她参加了隶属于赫尔·豪斯（Hull House）和简·亚当斯（Jane Addams）的芝加哥公民和慈善学院（Chicago School of Civics and Philanthropy）开展的治疗性作业培训课程。培训结束后，她先后在密歇根州和纽约州的州立医院工作。1912 年，受阿道夫·迈耶（Adolf Meyer）邀请，她在马里兰州巴尔的摩市约翰斯·霍普金斯医院（Johns Hopkins Hospital）的亨利·菲

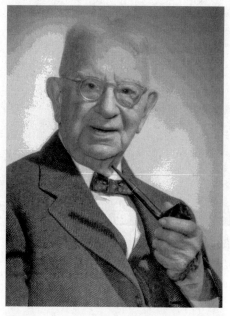

图 2-4 William Rush Dunton Jr 博士（美国作业治疗协会档案馆提供）

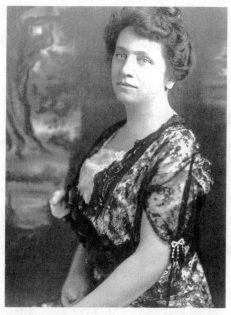

图 2-5 Eleanor Clarke Slagle（美国作业治疗协会档案馆提供）

普斯精神病诊所（Henry Phipps Psychiatric Clinic）指导一个新的作业治疗部门。斯莱格尔就是在这个时期发展出（创立）了她最为人知的工作领域——"习惯训练"。习惯训练被描述为"再教育计划，旨在克服紊乱的习惯、修正之前的习惯并建立新的习惯，目标是恢复及维护健康"。习惯训练涉及医院全体人员，每天 24 小时进行。她将其总结为"一种指导性活动，与其他治疗形式的不同之处是随着服务对象能力改善会增加活动的内容"。

1914 年，斯莱格尔回到芝加哥，在芝加哥公民及慈善学院任教，并为长期失业者开设了一个工作坊。不久之后，她开办了亨利 B. 法维尔作业治疗学校（Henry B. Favill School of Occupations），这是第一所培养作业治疗师的专业学校。

斯莱格尔把自己家当作**全国作业治疗促进学会**（National Society for the Promotion of Occupational Therapy，NSPOT）的第一个非官方总部，这个事实证明她对专业的献身精神。该学会后来成为美国作业治疗协会（AOTA）。在有生之年，她就任过 AOTA 的每个职位，并担任了 14 年的执行秘书。1953 年，AOTA 为纪念她设立了"埃莉诺·克拉克·斯莱格尔年度讲座奖"（Eleanor Clarke Slagle Lectureship Award）。如今，AOTA 将这项殊荣授予对专业有重要贡献的作业治疗师，获奖者向协会成员提供一次讲座，作为指导该行业未来发展的一种方式。

苏珊·特蕾西

苏珊·特蕾西（Susan Tracy）是一名参与了工艺美术运动的护理指导员，并对护士进行作业治疗培训。她于 1905 年受雇于马萨诸塞州牙买加平原的一家小型精神病院——亚当斯神经精神病院（Adams Nervine Asylum）。在这个机构中，她担任护理学校的督导，开发作业课程项目，并为护士开设研究生课程。她撰写了第一本作业治疗专著《伤残作业的研究》（*Studies in Invalid Occupations*），书中描述了如何为服务对象选择和实际使用艺术和手工艺活动。在职业生涯中，她参与了很多培训课程的教学。她认为，只有护士才有资格从事作业治疗，并尝试将针对病患的作业治疗发展成一项护理专长。特蕾西因忙于工作未能参加全国作业治疗促进学会的第一次会议，但她积极担任教学方法委员会的主任委员。

苏珊·考克斯·约翰逊

苏珊·考克斯·约翰逊（Susan Cox Johnson）是一位来自加利福尼亚州伯克利的设计师及艺术与手工艺老师，后来成为纽约蒙蒂菲奥里家庭和医院（Montefiore Home and Hospitals）作业治疗部主任。在任职期间，她尝试证明作业活动可提升士气，并能改善公立医院的患者和救济院院友的身心状态从而帮助他们自力更生。此后，她在哥伦比亚大学护理与健康学系任教，教授作业治疗。她提倡高教育标准和培训有能力的从业人员而非大量的从业人员。

托马斯·基德纳

托马斯·基德纳（Thomas Kidner）是乔治·爱德华·巴顿的朋友，也是建筑师和教师（图 2-6），他在职业康复和结核病治疗方面为作业治疗扩大了影响力。1915年，他被任命为加拿大军事医院委员会（Canadian Military Hospitals Commission）职业秘书。在这个职位上，他负责为在第一次世界大战中服役的加拿大伤残退伍军人开发一套职业康复系统。作为加拿大籍的建筑师，他因建造适合躯体残疾者使用的建筑物而获得认可。他在许多设施的建筑图纸中，都加入了作业治疗工作坊。当美国在 1920 年通过《公民职业康复法案》（在下一节中描述）时，基德纳鼓励作业治疗师利用这次机会。当了解到许多在第

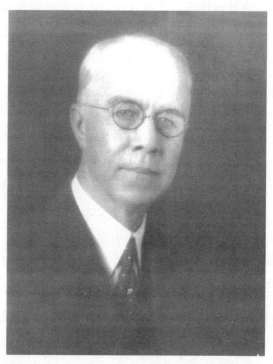

图 2-6 Thomas Kidner（美国作业治疗协会档案馆提供）

一次世界大战中致残者患有肺结核时，他开始对肺结核产生兴趣。他帮助推动了肺结核患者住院治疗的运动，并在加拿大和美国两地设计了治疗肺结核的医院。

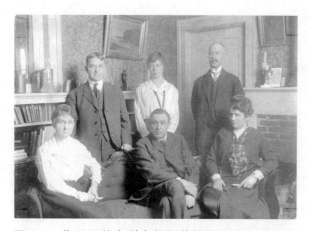

图 2-7 位于纽约克利夫顿斯普林斯的全国作业治疗促进学会。（美国作业治疗协会档案馆提供）

全国作业治疗促进学会

作业治疗专业的正式"诞生"可以追溯到一个特定的事件。1917 年 3 月 15 日，一小群不同背景的人在纽约克利夫顿斯普林斯召开了最初的筹组会议，并制作了全国作业治疗促进学会的注册证书（图 2-7），包括乔治·爱德华·巴顿、威廉·拉什·邓顿、埃莉诺·克拉克·斯莱格尔、苏珊·考克斯·约翰逊、托马斯·基

德纳和伊莎贝尔·牛顿（Isabel Newton）。伊莎贝尔·牛顿当时以巴顿秘书的身份出席（后来成为他的妻子），事实上是这个新组织的秘书长。据说，乔治·爱德华·巴顿拒绝了威廉·拉什·邓顿提名赫伯特·霍尔参加筹组会议。虽然苏珊·特蕾西未能出席，但仍是学会的创始成员。依据章程，学会的目标是"研究及提升伤残者及康复者的治疗性作业、收集并共享作业治疗最新进展的知识、鼓励原创性研究、促进作业治疗学会与其他康复机构的合作"。

1917 年 9 月，共 26 人举行了学会的第一次年会。在学会筹建阶段，已经制订出一套作业治疗原则（框 2-1）：

框 2-1　邓顿的作业治疗原则

• 任何活动都应该有其治疗目标。

• 活动应该让人感兴趣。

• 活动不仅要引起服务对象的注意和兴趣，还应该有实用性目的。

• 活动理应增加（作业治疗师）对服务对象的了解。

• 活动应该与其他人一起进行，例如一个小组。

• 作业治疗师应仔细研究服务对象，并尝试通过活动满足其尽可能多的需求。

• 活动应在疲劳开始前停止。

• 无论何时需要，都应该给予真诚的鼓励。

• 工作总比无所事事好，即使服务对象努力所得的最终产物品质不良或毫无用处。

引自 Dunton, W. R.（1919）. *Reconstruction therapy*. Philadelphia, PA: Saunders，p. 320

哲学基础：整体观

有一个人尽管没有出席第一次组织会议，但他的影响帮助塑造了新兴的作业治疗专业。阿道夫·迈耶（Adolf Meyer）是一名瑞士医生，于 1892 年移民美国，后来成为约翰斯·霍普金斯大学精神科教授，他提出的观点最终形成了专业的哲学基础（图 2-8）。

迈耶坚信**整体观**（holistic）并发展出针对精神疾病的精神生物疗法，倡导每个个体都应被视为一个完整统一的整体，而不是只被当作一组零件或问题来处理，坚持认为参与有意义的活动是人类独有的特质。此外，他相信让服务对象有机会参与目的性活动有助于健康。

1921 年，在马里兰州巴尔的摩举行的全国作业治疗促进学会第 5 次年会上，迈耶发表了专题演讲——"作业治疗的哲学"，于 1922 年刊登在学会所发行的第一本期刊的创刊号上，文章强调培养习惯，以实现工作、娱乐、休息和睡眠之间的平衡。他在专题演讲中指出：

有许多我们必须适应的节奏：较大的节奏如黑夜与白天、睡眠与清醒……最后是四大节奏——工作、娱乐、休息和睡眠，即使在困难的情况下，我们的机体也必须能够平衡这些节奏。唯一能达到平衡的方法就是实际去做，实际去演练，以健康的感觉、思考、想象力和兴趣为基础的健康生活计划。

因此，阿道夫·迈耶为这个专业提供了基本的哲学主张。以下是塑造这一专业的政治、社会和文化事件。

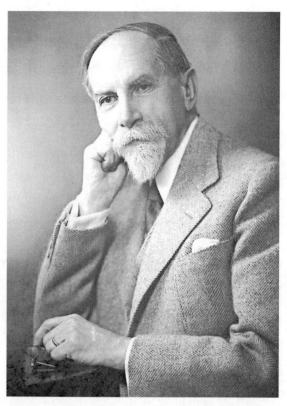

图 2-8　Adolf Meyer（美国作业治疗协会档案馆提供）

第一次世界大战

随着为"疯子"使用作业治疗和为康复者提供早期庇护工厂，**第一次世界大战**（简称一战）和**重建助理**（reconstruction aides）的设立也影响了这个专业的发展（图 2-9）。

1917 年 5 月，在威尔逊总统宣战后一个月，美国军方启动了一项重建计划，该计划的目的是帮助在战争中受伤的士兵康复，使他们能够重返现役军人岗位或从事文职工作。该项目由骨科专业人员主导，包括作业治疗助理、物理治疗助理和职业评估员。1918 年初，该计划由一群没有军职的平民妇女担任物理治疗助理和作业治疗助理，在华盛顿特区的沃尔

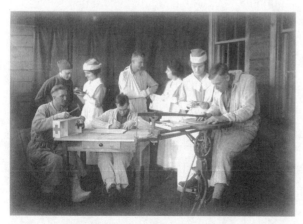

图 2-9　重建助理在第一次世界大战期间为士兵服务。（美国作业治疗协会档案馆提供）

特·里德医院试行。物理治疗助理使用按摩及运动等技术来治疗，服务对象以骨科患者为主；作业治疗助理则使用艺术和手工艺活动来治疗心理和身体，同时服务于骨科和精神科患者。

实施了若干培训方案后，数百名妇女被培训为治疗师。该计划也在海外实施，第一批重建助理被派往法国帮助士兵康复。在恶劣的工作条件下——没有军衔，没有制服，没有材料或设备，没有准备就绪的工作区域——重建助理向美国陆军证明了参与活动对患有"战争心理障碍"的住院士兵是有益的。这种方法被证明对美军是有益的，在整个战争期间，对重建助理服务的需求与日俱增。

随着对重建助理需求的增加，培训需求也增加了。除现有的学校和医院增加了速成班外，新的学校也开始建立来满足需求。培训课程通常包括艺术及手工艺、医学专业和医院制度，还包括在医院或诊所的实习。虽然只需要高中文凭，但许多被录取的妇女曾接受过社会工作、教学或艺术方面的培训。许多作业治疗的支持者认为这是拓展专业的机会。还有人觉得培训计划是为了应对战争而仓促制订的，他们担心新培训的治疗师的能力。

战争于 1918 年 11 月结束，许多受训成为重建助理的妇女离开了这个领域。只有少数重建助理是真正的作业治疗师。一些人最终成为作业治疗师，一些人重返过去的身份（如艺术家、教师）。许多培训项目终止了。重建助理展现了以活动为治疗的有效性，并将作业治疗专业与身体障碍联系起来。

一战后至 20 世纪 30 年代

战后康复仍然很重要。两项联邦立法推动了职业康复计划的发展和扩大，这些计划通常包括作业治疗师。1918 年的《史密斯－西尔斯退伍军人康复法案》(*Smith–Sears Veterans Rehabilitation Act*)，也称为《**军人康复法案**》(*Soldier's Rehabilitation Act*)，为现役残疾士兵建立了职业康复方案（图 2-10）。当受伤的士兵重返家园后，作业治疗师在帮助他们适应有"生产责任"的平民生活方面发挥了作用。作业治疗师将重点放在使士兵康复并重返有生产性的生活上。

1920 年，美国国会通过了《史密斯－费斯法案》(*Smith–Fess Act*)，也称为《**公民职业康复法案**》(*Civilian Vocational Rehabilitation Act*)［公共法（PL）66-236］。该法案要求以 50-50 的比例向各州提供联邦资金，为有身体障碍的民众提供职业康复服务。有资格受惠者是那些因为伤残而无法"顺利地"从事"有报酬的工作"的人。经费用于职业作业指导、培训、职业调整、假肢和安置服务。

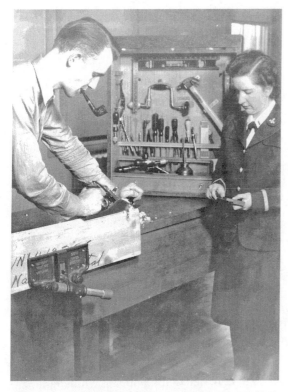

图 2-10 作业治疗师在第一次世界大战后继续为士兵服务。（美国作业治疗协会档案馆提供）

以上两个法案的通过标志着联邦政府开始参与资助健康照护服务。作业治疗专业作为这些职前和康复服务的提供者而备受重视。

在此期间，作业治疗的另一个重要增长领域是治疗和照护肺结核患者。托马斯·基德纳在促进职业康复和结核病治疗的作业治疗服务方面发挥了重要作用，美国各地的结核病疗养院都雇用了作业治疗师。

1930~1939 年的大萧条影响了社会的各个层面，包括健康照护领域。它减缓了作业治疗的发展，导致部门关闭和作业治疗人员减少。学校关闭，学会的成员也减少了。始于第一次世界大战的对重建照护的关注，在此期间并没有再出现，直到第二次世界大战才出现了新的类似需求。

专业的进展

1921 年，全国作业治疗促进学会的会员表决通过将学会的名称改为美国作业治疗协会（American Occupational Therapy Association，AOTA），在这个新名字下专业持续成长和发展。

为培训而制订的最低标准

第一次世界大战期间紧急成立的几所培训学校在 20 世纪 20 年代仍然开放，并试图招募治疗师加入这个新的行业。不同的培训课程之间差异很大。此外，现有治疗师（艺术和手工艺教师、重建助理及一些受过专科教育的老师）的异质性要求发展一致性的专业人才队伍，以便进一步推动作业治疗专业的发展。当时美国有 8 所作业治疗学校。AOTA 于 1923 年通过了第一套作业治疗培训标准《作业治疗培训课程最低标准》（*Minimum Standards for Courses of Training in Occupational Therapy*），该标准包括入学的先决条件、修业时间及课程内容。标准规定，作业治疗的培训课程为期至少一年，其中包括 8~9 个月的医学及手工艺训练，以及 3~4 个月的医院临床实习。由于学会并没有法律权力来关闭不符合标准的学校，遂以认证的方式对符合标准的学校予以支持。AOTA 在 20 世纪 20 年代对该标准进行了两次修订，每次修订都要求更多地培训。

1929 年，AOTA 决定建立一个全国的注册制度，以确认治疗师是毕业于学会所认可的学校，从 1931 年 1 月 1 日开始执行。1935 年，美国医学会（American Medical Association，AMA）应 AOTA 的要求，承担作业治疗学校的审查和认证工作。至 1938 年，有 5 所学校获得认证。这种与 AMA 的合作一直持续到 1994 年，后来学会决定作业治疗专业应该负责审查和认证自己的教育项目。

通过出版物来实现成长

专业出版塑造了作业治疗这个专业，并持续塑造专业创新的特征。在协会成立后的 5 年内，AOTA 创办了一本专业的杂志。威廉·拉什·邓顿创办了一本关于作业治疗的期刊《作业治疗文刊》（*Archives of Occupational Therapy*），并于 1922~1947 年担任编辑。该杂志于 1925 年更名为《作业治疗与康复》（*Occupational Therapy and Rehabilitation*），于 1947 年更名为《美国作业治疗杂志》（*American Journal of Occupational Therapy*）。该杂志被俗称为 AJOT（发音为 a-jot）。1925 年以后，凡是加入全国性组织的会员都享有期刊的订阅权。

一战后，作业治疗与医学和医学教育的结合更紧密了，使得这个领域更加专业化和科学化，为物理医学试图控制作业治疗专业的发展创造了条件。一方面医生对作业治疗的支持有助于专业的发展，另一方面作业治疗因作业与整体观的独特专业哲学理念也受到了当时医学还原论（reductionistic）学说的威胁。

第二次世界大战

第二次世界大战（简称二战）创造了需要更多作业治疗师的新需求，由于作业治疗师在一战期间没有获得军人身份，所以二战爆发时很少有作业治疗师受雇于美国陆军或陆军医院。最初，美国陆军要求作业治疗师必须毕业于获得认证的学校，然而，这些教育要求需要 18 个月才能完成，对军队来说，等待获得训练有素的作业治疗师的时间太长了。为求快速培训所需的作业治疗师，战争应急课程再次实施，致使治疗师的数量大幅增加。AOTA 的数据显示，1945 年共有 2177 名会员。

从 1945 年开始，注册成为一名作业治疗师必须通过考试。考试最初是以论文形式进行的，于 1947 年改为采用客观评估的方式进行。

二战后：20 世纪 50~60 年代

二战后，作业治疗学在许多方面都发生了迅速变化。总体来说，在身体康复方面，从一般性方法持续向专业化方法转变。

新药和新科技

20 世纪 50 年代中期，神经抑制药物（镇静剂及抗精神病药）的发现改变了精神病治疗的进程，随着精神病的行为受到化学药品的控制，许多服务对象得以出院，最终导致产生了一个全国性计划——全国**去机构化**计划（national deinstitutionalization plan）。考虑到地方的护理需求，社区精神健康项目应运而生。

新科技产品也被研发出来，例如支具材料、轮椅及更先进的假肢和矫形器，作业治疗师在使用这些新的治疗材料和设备前，必须接受特殊培训。

康复运动

1942~1960 年，这段时间通常被称为**康复运动**（rehabilitation movement）时期。为解决战争中伤残军人及退伍军人的持续照顾问题，退伍军人管理局（Veterans Administration，VA）所属医院（荣军医院）扩大了规模与数量。从 1921 年开始，这些荣军医院在精神病科和肺结核科雇用作业治疗师，之后发展出物理医学和康复部门为有身体障碍的退伍军人服务。二战后，1947 年，美国陆军成立了妇女医疗专家团，在战争期间被列为文职雇员的作业治疗师、物理治疗师和营养师的女性被任命为美国陆军军官。该兵团后来成为陆军医疗专家团，不论性别均以军官身份在军中服务。1950 年朝鲜战争爆发后，美国陆军医院对作业治疗部门持续有较多需求。

健康照护领域的发展并不仅限于荣军医院，随着脊髓灰质炎的流行、拯救生命的新医学方法的出现和抗生素的使用，出现了更多伴随各种障碍的幸存者。人们意识到必须要有设施和服务以满足障碍者的需求。《希尔－伯顿法案》（Hill–Burton Act）协助各州决定需要哪些医院和医疗设施，并提供建设这些设施的经费。作业治疗师被聘为康复专业人员，他们教导服务对象日常生活活动、设计矫形器、培训服务对象如何使用假肢、运用渐进式阻力训练技术、采用肌肉再教育技术，以及评估服务对象的职业能力。

联邦规定的健康照护

美国《医疗保险》（Medicare，PL 89-97）制度于 1965 年颁布实施，增加了对作业治疗服务的需求。依据规定，65 岁及以上的老人或永久性和完全残障者可获得健康照护费用支付。健康照护涵盖住院及部分门诊的作业治疗服务。最初，这项制度并未给付独立执业的作业治疗师的服务。1988 年，作业治疗师被授权使用医疗保险提供者号码，准予直接给付作业治疗服务。

专业内的变化

20 世纪 50~60 年代，AOTA 进行了组织变革，以改善这个不断发展和扩大的组织的整体功能和成员代表性。美国作业治疗基金会（AOTF）于 1965 年成立，旨在通过财政支持促进作业治疗研究。第 9 章将进一步讨论 AOTA 和 AOTF。

随着临床实践转向身体康复及重度残障服务，作业治疗师必须扩展他们的知识。曾经以作业、艺术及手工艺为基础的服务转变为更加注重技术的服务，使用专门领域的特定治疗方式。作业治疗老师减少了对艺术及手工艺的教学，将重点转到医学和科学方法上。学术领袖公开反对专科化，并鼓励专业回归到作业的根源。然而，整个 20 世纪 60 年代，这种还原主义模式和专科化趋势都持续存在。

新的从业者层级：作业治疗助理

随着在医疗及康复机构执业的作业治疗师越来越多，在精神科工作的治疗师便出现了短缺。在精神科，在作业治疗师监督下工作的助理及技术人员对所使用的干预技术越来越精通。

如同雪莉·霍兰·卡尔（Shirley Holland Carr）所说，"即使缺乏目标导向，支援人员也知道如何在没有有效监督的情况下做事情"。这导致了新一层级从业者的发展——作业治疗助理（Occupational Therapy Assistant，OTA）。第一个为期 3 个月的作业治疗精神科教育培训课程开设于 1958 年；第二个培训课程开设于 1960 年，是一般的实践课程。最初，这些培训课程是在医院进行，后来则在职业学校和社区学院开展。第一本作业治疗助理名录于 1961 年出版，共列有 553 人。尽管这新一层级从业者的引入对专业而言是一个重要的里程碑，但对作业治疗师与作业治疗助理二者的确切角色定位尚缺乏共识。

20 世纪 70~80 年代

20 世纪 70~80 年代，个人电脑问世，药物和酒精滥用大幅度增加，一种尚无治疗方法的新疾病——艾滋病出现。去机构化计划获得认可并在美国各地实施。结果以前居住在精神病院和发育迟缓者机构中的个人被转移到较小的社区机构中，导致许多大型机构关闭。社区里发展出了一些服务来支持这些服务对象，但整体上仍然缺乏服务。因此，许多患慢性精神疾病和智力缺陷（以前被称为智力障碍）的人最终无家可归，直至今日这仍是个问题。

在 20 世纪 70 ~ 80 年代，美国国会通过了几项对残疾人非常重要的法案：1973 年的《康复法案》（Rehabilitation Act），1975 年的《全体残疾儿童教育法案》（Education for All Handicapped Children Act），1986 年的《残疾婴幼儿法案》（Handicapped Infants and Toddlers Act），以及 1988 年的《残疾人相关技术援助法案》（Technology-Related Assistance for Individuals with Disabilities Act）。

1973 年的《康复法案》产生于一个重大的社会变革和动荡时期。受 20 世纪 60 年代民权运动的启发，残疾人成为一股新生力量，对康复立法产生了重大影响。1973 年的《康复法案》确立了几项重要原则。第一，该法案强调优先服务最严重的残疾人，并要求州立机构建立一个选择顺序，为最严重的残疾人优先安排康复。第二，依据该法案，每一位接受服务的服务对象都必须参与服务规划过程，以完成个性化书面康复方案（individualized written rehabilitation program，IWRP），其中包含明确服务对象的作业目标和关键支持目标，如身体恢复、咨询、教育准备、工作调整和职业培训。第三，该法案建议制订一套评估康复服务效果的标准。第四，该法案强调了康复研究的必要性。第五，该法案包括公民权利的条款，给予残疾人平等机会。禁止只因残疾的状况而产生就业或入学标准上的歧视。

在此期间，作业治疗师在学校服务儿童形成了另一个专科领域，部分得益于 1975 年的《全体残疾儿童教育法案》（PL 94-142）的颁布。该法案规定，所有儿童，无论残障状况如何，都有权接受免费及适当的教育。该法案将作业治疗列为一种相关服务。在该法案颁布之前，许多残疾儿童没有上学或接受治疗的保障。该法案要求为每个学生制订个性化教育计划（individualized education program，IEP），其中包括学生的特定学习计划及可测量的目标。1986 年，作为《全体残疾儿童教育法案》的修正案，《残疾婴幼儿法案》（PL 99-457）正式颁布。该修正案扩大了原法案的条款，将 3 ~ 5 岁的儿童纳入，并对 0 ~ 3 岁的儿童启动了新的早期干预方案。作业治疗被视为一种主要服务。这两项法案使为儿童提供的作业治疗服务量，以及受雇于学校的作业治疗从业人员数量持续增加。

1988 年《残疾人相关技术援助法案》（PL 100-407）出台，致力于解决残疾人可用的辅助技术设备和服务。许多作业治疗师参与并提供这些服务。

这些立法增加了对作业治疗服务的需求，然而 20 世纪 70 年代健康照护的成本也有所上涨。20 世纪 80 年代中期，为控制健康照护成本，医疗体系进行了改革。

预付制度

1983 年，美国总统里根签署了美国《社会保障修正案》(*Social Security Amendments*)，从根本上改变了健康照护经费的分配方式。在此之前，医院是根据所提供服务的实际花费来报销的。随着该修正案所提出的医疗保险**预付系统**(Prospective Payment System，PPS) 的实施，产生了一个全国适用的清单，清单明确了政府为医疗保险受益人每次住院支付费用的标准。支付等级依据服务对象的诊断进行划分，称为诊断关系群 (diagnosis-related groups，DRGs)。随着这种新的 DRGs 固定支付系统的出现，医院组织和医疗服务发生了巨大的变化。最值得注意的是，患者在医院急诊科的住院时间缩短，长期照护机构及居家健康服务的使用增加。

AOTA 的进展

面对联邦政府新的立法的冲击，AOTA 花费了很大的精力努力确保作业治疗能被适当地纳入立法。为作业治疗师的权益进行游说成为 AOTA 20 世纪 70~80 年代的任务，时至今日仍是协会功能的重要方面。

20 世纪 80 年代，AOTA 搬进了属于自己的大楼，代表 AOTA 长期重视研究开始产生成果，从而标志着一个新的时代到来。10 年间大量新的出版物的问世，包括一本新的研究杂志——《作业治疗研究杂志》(*Occupational Therapy Journal of Research*)，提供研究生学位的教育项目的数量也有所增长。

1986 年，AOTA 宣布协会不再负责专业认证，从而将专业会员资格和认证程序脱离。相反，在完成所有学历要求后，作业治疗师通过作业治疗全国认证委员会 (National Board for Certification in Occupational Therapy，NBCOT) 依据管理规定予以认证，AOTA 的会员资格是独立且自愿的。

作业治疗的州管理制度

20 世纪 70 年代，州常规制度成为有争议的议题。各州开始各自立法要求作业治疗师须获得执业资格才能执业。1975 年，AOTA 代表大会表示支持各州的执业资格法，以确保高质量的作业治疗服务（第 6 章详细讨论了管理规章和执业资格）。

回归专业的根源：作业活动

到了 20 世纪 70 年代，有许多作业治疗专业的代表人物敦促该专业回归作业活动的根源。玛丽·赖利（Mary Reilly）、伊丽莎白·耶尔克萨（Elizabeth Yerxa）、菲尔·香农（Phil Shannon）和盖尔·菲德勒（Gail Fidler）等作业治疗师呼吁摒弃还原论，回归道德治疗和作业治疗的原则。香农称之为"脱轨的作业治疗"。他发现有两种相互冲突的哲学观点，一种是基于道德治疗的哲学，对个体持有整体的、人文的观点，另一种视个体为"通过技术的应用可以被操纵和控制的机械生物"。他进一步指出，"如果作业治疗师坚持这个方向，20 世纪医学曾经有过和现在仍然保存的伟大思想之一，将被技术哲学的浪潮一扫而空"。

作业治疗专业人员逐渐意识到有些事情必须去做，作业治疗学缺乏一种专业独有的科学、实践理论及证明作业治疗有效性的研究。此时，各种作业治疗的理论和模式开始出现。加里·基尔霍夫纳及其同事创立的人类作业模式就是其中之一，支持作业实践的基础科学——作业科学领域应运而生。

加里·基尔霍夫纳：回归作业活动

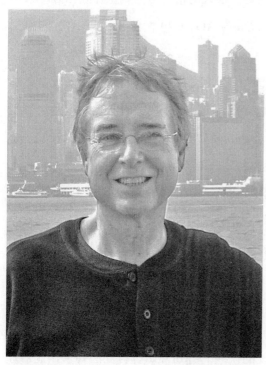

图 2-11 Gary Kielhofner, DrPH, OTR/L, FAOTA（图片由勒妮·泰勒（Renee Taylor）博士提供）

我们体验自己完成那些寻常事情的过程，便是所谓现实。在现实中，生活的每分每秒都有意义。

——加里·基尔霍夫纳

加里·基尔霍夫纳（Gary Kielhofner）博士（1949 年 2 月 15 日~2010 年 9 月 2 日）在南加州大学作业治疗教授玛丽·赖利（Mary Reilly）博士的指导下，作为研究生开发了人类作业模式（Model of Human Occupation, MOHO）（图 2-11）。30 多年来，基尔霍夫纳博士不断发展和改善这一模式。他是一位高产的学者，共出版了 19 本教科书，发表了 140 多篇期刊文章。他听取了学生、同事和临床工作者的反馈，发展出一个让各级作业治疗师能更有效处理与服务对象相关的重要问题的模式。基尔霍夫纳博士的做法为专业提供了证据，以支持基于作业的实践及评估服务对象的工具（21 项评估）。MOHO 是作业治疗中最以循证为本的实践模式。在撰写本书时，已有 400 多篇有关 MOHO 的研究文章。基尔霍夫纳博士从未忘记他的目标即改善残障人士的生活。他是一个有远见卓识的人，他卓越的学术成就促进了作业治疗专业的发展。

基尔霍夫纳博士在圣路易斯大学获得心理学学士学位，在南加州大学获得作业治疗硕士学位和公共卫生博士学位，在波士顿大学及弗吉尼亚联邦大学任教，后来在伊利诺伊大学芝加哥分校担任教授和韦德·迈耶资助教席（Wade Meyer chair）30 年。通过社区的参与性研究工作，他推进了实践模式的学术研究，跨越了临床与学术间的鸿沟。这一实践模式有助于发展有效的治疗方案及研究，以支持在临床中使用 MOHO，从而改善许多服务对象的生活。值得注意的是，基尔霍夫纳博士致力于帮助艾滋病患者重新参与有意义的作业，体验更高质量的生活。他与来自世界各地的同事一起，设计了各种方案帮助精神病患者及有身体障碍的儿童和成人。他是一位充满活力的领导者，能鼓励所有人取得成就。他指导过无数来自世界各地的学生、临床工作者和教师，总是激励及启发他人超越自我。他的创造力、激情和活力帮助专业向前推进以造福服务对象。他以作业活动为本的实践的信念将一直延续下去。

作业科学

创建作业科学是为了研究与作业相关的理论，伊丽莎白·耶尔克萨（Elizabeth Yerxa）在南加州大学创立了第一个作业科学博士学位，后来弗洛伦斯·克拉克（Florence Clark）博士成为该项目的主席。克拉克博士进行了一个随机对照试验，证明了作业治疗对健康老年人的重要性，该研究结果的相关论文发表于《美国医学会杂志》（Journal of American Medical Association，JAMA）上。作业科学的研究有助于学者和治疗师更好地理解作业治疗的独特性以支持这一专业。一年一度的作业科学研究（Study for the Science of Occupation，SSO）会议给治疗师和学者建立了平台，以讨论当前的研究并推动专业的发展。

20 世纪 90 年代至今

信息时代的特征就是手机、传真、个人电脑的应用及通过因特网形成的网络化，让我们只需点个按钮就能立即获取新闻和世界大事。在作业治疗中，电脑也被用作一种干预手段，例如使用电脑软件进行认知功能的再训练。服务账单及文书记录也通常利用电脑处理。

在现代社会中双收入家庭是常态。残疾人和 65 岁以上人口的数量都在不断增加。美国人口在文化上越来越多样化，许多个人和家庭负担不起健康照护费用。

20 世纪 90 年代通过的最重要的法案之一是 1990 年《**美国残疾人法案**》(ADA；PL 101-336)，赋予所有残疾人公民的权利，保障残疾人在就业、交通、公共设施、州和地方政府以及电信方面的平等机会。作业治疗师为私人和公立机构提供咨询，以帮助他们能符合这些规定。

1975 年《全体残疾儿童教育法案》(PL 94-142) 于 1991 年修正并更名为《**残疾人教育法案**》(*Individuals with Disabilities Education Act*，IDEA)。IDEA 要求，学区在限制最少的环境 (least restrictive environment，LRE) 中教育残疾学生。具体而言，IDEA 要求，各州制定制度以确保残疾学生与普通学生一样能得到最大程度的教育，还要求地方学区负责提供适合儿童教育的辅助技术设备及相关服务。1997 年，美国总统签署了《残疾人教育法修正案》(PL 105-17；IDEA 97)，进一步增加了残疾儿童的受教育机会，其重点是提高残疾儿童的教育成果。该法案明确提出 IEP 团队在制订儿童 IEP 时，必须考虑残疾儿童的辅助技术需求及其他特殊因素，还加强了父母在教育规划及代表子女做决定中的作用。IDEA 将作业治疗界定为可以提供给学生的相关服务，使学生能够在参与教育的过程中受益。基于该法案，作业治疗师在学校中的作用显著增加，一些治疗师直接受雇于学校，而另一些则与学校签订了私人执业合同。

在医疗领域，作业治疗服务受到保险公司承保范围的限制，同时为了控制不断上升的健康照护成本，其服务也受到持续的管控。作业治疗师必须不断地适应影响健康照护环境的规章制度及支付限制。此外，作业治疗师每天都为了与健康照护服务分配有关的伦理问题而挣扎。

1997 年《**平衡预算法案**》(*Balanced Budget Act*，BBA) 的目的是减少健康照护支出，刺激管理式照护计划的发展，鼓励加入管理式照护计划，并限制按服务量计酬的支付及方案。根据联邦医疗保险 B 部分的门诊康复给付，每人每年接受作业治疗的上限是 1500 美元，另外接受物理治疗和言语语言治疗两项服务合计上限是 1500 美元。

美国《平衡预算法案》的不确定性迫使治疗师拓宽视野，超越传统的实践领域。越来越多的治疗师在社区项目中工作，就业市场也在好转。美国劳工统计局（Bureau of Labor Statistics，BLS）预测，到 2024 年，作业治疗师的就业增长将远远快于所有职业的平均水平（增长 27%），作业治疗助理的就业增长也将远快于平均水平（增长 40%

或以上）。BLS 预计，由于残疾或功能受限人数的增加、婴儿潮一代步入中年（心脏病和中风发病率上升），以及 75 岁以上人口的增长，作业治疗师的需求将会上升。所有这些人群都将需要作业治疗服务。为了帮助应对提供老龄化人口服务的成本所带来的挑战，美国疾病预防控制中心（简称疾控中心，Centers for Disease Control and Prevention，CDC）鼓励社区和公共卫生机构提供促进老年人健康、预防残疾、维持能力和提高生活质量等服务。这些都是作业治疗师可以发挥作用的领域。

《平价医疗法案》：奥巴马医改

《患者保护和平价医疗法案》（*The Patient Protection and Affordable Care Act*，PPACA）或称《平价医疗法案》（*Affordable Care Act*，ACA），也称为奥巴马医改（ObamaCare），于 2010 年 3 月 23 日签署。ACA 的颁布是为了解决健康照护成本上升、健康照护者短缺及许多美国人缺乏保险的问题。奥巴马医改的目的是通过减少急诊室就诊和增加预防性措施（如向那些有健康保险的人提供服务）来降低联邦政府的医疗支出。美国人可以选择自己的保险计划（私人、通过雇主、医疗补助、州医疗保险），也可以选择联邦奥巴马医改计划。

奥巴马医改为所有人提供健康保险（没有基于性别或健康状况的歧视）。然而，那些没有保险的美国人可能会被征税。《平价医疗法案》限制自付费用，并涵盖所有预防保健项目。此外，奥巴马医改为保险公司制定了明确的规则，以防止滥用和欺诈。

《平价医疗法案》还为健康相关专业的学生提供奖学金和贷款偿还计划；促进了专业间的合作，并为社区卫生中心提供资金；鼓励作业治疗师自学该法案如何对作业治疗服务有利。具体来说，作业治疗师应该查看奥巴马医改对作业治疗服务的覆盖以及所期待的服务类型。该法案的目的是涵盖那些提高服务对象生活质量和减少发病的医疗服务，这与作业治疗的工作内容和目的是一致的。目前，尚不清楚该法案将如何影响作业治疗专业的发展和实践。AOTA 正在倡导将作业治疗纳入其中。

《2025 年愿景》

愿景（vision）引领一个组织或专业的未来方向，是随着时间的推移组织与成员一起谋划的，它阐明价值观，创造未来，并专注于使命。愿景帮助组织"拓展视野"，为未来描绘清晰的蓝图，并制订目标和目的。因此，愿景通过鼓励所有人朝着相同的目标努力，帮助组织朝着明确的方向前进。为了庆祝 2017 年作业治疗专业在美国成立一百年，经过成员、委托人和用户的大量讨论和协商，AOTA 通过了《百年愿景》：

"我们构想作业治疗是一个强大有力的、被广泛认可的、以科学为导向的、以循证为基础的职业，拥有能够满足社会作业治疗需求的全球性、多元化的工作团队。"该愿景强调了循证实践以及服务对象和治疗师的多元化的价值，突出了作业治疗师为满足社会需求所做的工作，并阐明了科学支持实践的必要性。

当前的《2025 年愿景》建立在《百年愿景》的基础上，并指出，"作业治疗通过有效的解决方案，促进人们参与日常生活，为所有个体、人群和社区实现健康、福祉和生活质量的最大化"。《2025 年愿景》强调无障碍（符合文化需求和定制的服务），协作（与服务对象合作并产生有效结果），有效（循证、以服务对象为中心、成本效益高）和领导力（不断变化的政策、环境和复杂的系统）。

作业活动

AOTA 的《2025 年愿景》承诺回归作业根源：作业活动；鼓励治疗师从事以作业活动为本的实践，侧重帮助服务对象重新参与作业活动，而不是特定技能元素；强调基于作业的实践在作业治疗文献中很普遍，包括《作业治疗实践架构》、5 项认证标准、会议计划、教科书和研究性出版物。教育项目围绕作业活动的独特性设计了课程。因此，回归作业活动的趋势仍然是研究、教育和学术工作的焦点。作业治疗师通过帮助人们做他们想做的事情的方式来接纳作业活动的独特性。此外，研究证实，参与真实的作业活动是有益的，并有利于身心和社会，参与作业活动能提升动力、泛化能力和改善运动学习。

作业治疗入门教育、持续发展能力和再认证

作业治疗专业仍然面临的问题包括：需要培养专业学者进行研究，需要收集和传播作业治疗研究，临床循证应用能力，以及治疗师的持续性能力（continuing competence）。

随着 2007 年作业治疗学士学位课程的取消，学生必须获得硕士研究生学位才有资格参加作业治疗师的认证考试。这一变化要求培养的知识和技能的作业治疗师必须具有胜任现今执业环境的能力，同时具备研究能力。截至 2015 年 1 月，AOTA 列出了159 个认证作业治疗师（OT）的课程和 213 个认证作业治疗助理（OTA）的课程。

州立许可证法通常要求治疗师证明在专业上保持与时俱进。AOTA 成立了持续性能力和专业发展委员会（Commission on Continuing Competence and Professional Development, CCCPD），以建议持续性能力的标准，并制订策略向作业治疗师及消费者传达有关影响作

业治疗持续发展能力问题的信息。NBCOT 实施了再认证，要求作业治疗师或作业治疗助理完成专业发展的学分，以保持资格认证（见第 6 章和第 9 章）。

作业活动为本的实践

在作业治疗中练习是令人振奋的。作业活动的丰富性和复杂性及其对服务对象影响的证据已通过研究证实。专业的学术领袖致力于创建一门作业科学，发展指导实践的理论，通过循证实践来确定最佳方案，并证实作业治疗的疗效研究。

AOTA 正式通过了一个专业实践架构——《作业治疗实践架构：领域与过程》，它描述了形容专业重点的语言和概念。该文件旨在让作业治疗师回顾现行的实践并思考新兴的实践领域。这个文件也用来帮助业外人士如第三方付费者，让他们了解作业治疗师对支持功能及健康的独特关注，以及实现目标的过程。该架构反映了对作业治疗专业根源的回归，因为其核心是利用作业来支持参与生活（见第 10 章）。

历史证明，作业治疗学是一个充满活力和不断发展的专业。许多已经确定的议题将继续推进。作业治疗专业和实践将会继续反应社会、文化及政治需求。

总　结

通过学习作业治疗专业的历史，我们获得提升现行实践的知识。作业治疗脱胎于 20 世纪初兴起的社会意识，于 1917 年 3 月成为一门专业。它是从精神病院的道德治疗、疗养院中的康复和战争中伤残士兵的康复发展而来，并将作业活动作为治疗方法。社会变迁往往使专业发生改变。作业治疗通过新兴理论和研究不断发展，同时关注健康与功能。作为一个实践专业，作业治疗的整体观和使用作业活动的历史，使这个专业不同于其他健康照护服务。

学习活动　Learning Activities

1. 参考框 2-1 和威廉·拉什·邓顿（William Rush Dunton）的"作业治疗原则"，你如何更新这些原则以反映当前的作业治疗实践？

2. 研究并撰写一篇关于 19 世纪道德治疗运动的短篇报告。查阅三四份资料，撰写简短的作业治疗创始人传记。

3. 搜索《美国作业治疗杂志》（*American Journal of Occupational Therapy*）过刊，如果能查得到，加上更早的《作业治疗文刊》（*Archives of Occupational Therapy*）以及

《作业治疗与康复》（*Occupational Therapy and Rehabilitation*）。制作文章标题的列表，以显示每隔十年的重点变化。

4. 研究并撰写一篇关于社会事件、立法或技术发展的短篇报告，阐述该事件如何影响作业治疗专业及实践。

5. 研究 AOTA 的历史，并制作一张带有时间线的挂图，描绘自成立以来 AOTA 发生的重大事件和改变。

6. 阅读埃莉诺·克拉克·斯莱格尔（Eleanor Clarke Slagle）的年度演讲，并简要讨论所提出的概念。

7. 研究当前学术领袖的工作和传记。如有可能，给其中一位发一封电子邮件或对他（或她）进行采访，以了解更多关于其个人及其对专业的影响。

复习题　Review Questions

1. 哪些重大社会事件导致了作业治疗专业的兴起？

2. 参与作业治疗专业发展演化的关键人物有哪些？

3. 在整个作业治疗专业历史中，有哪些核心概念一直存在？

4. 随着时间的推移，这个专业发生了怎样的变化？

5. 哪些关键的联邦立法影响了作业治疗实践？

马丽虹 译　施晓畅 审校

参考文献

1. American Occupational Therapy Association. *AOTA's Centennial Vision: Shaping the Future of Occupational Therapy*. http://www.aota.org/-/media/corporate/files/aboutaota/centennial/background/vision1.pdf; 2011.

1a. American Occupational Therapy Association. *Vision 2025*. http://www.aota.org/AboutAOTA/vision-2025.aspx; 2016.

2. American Occupational Therapy Association. *Directory Certified Occupational Therapy Assistants for the Year 1961*. New York, NY: Author; 1961.

3. American Occupational Therapy Association, Division of Academic and Scientific Affairs. *Academic Programs Annual Data Report Academic Year 2014–15*. Bethesda, MD: Author; 2015. Retrieved from, http://www.aota.org/-/media/corporate/files/educationcareers/educators/2014-2015-annual-data-report.pdf.

4. American Occupational Therapy Association. *History of AOTA Accreditation*; 2011, January25. Retrieved from, http://www.aota.org/education-careers/accreditation/overview/history.aspx.

5. American Occupational Therapy Association. Occupational therapy practice framework: domain and process (3rd ed.). *Am J Occup Ther*. 2014;68(Suppl. 1):S1–S48.

6. Bing R. Looking back, living forward: occupational therapy history. In: Sladyk K, Ryan SE, eds. *Ryan's Occupational therapy Assistant: Principles, Practice Issues and Techniques*. 4th ed.Thorofare, NJ: Slack;

2005:366–379.

7. Bing R. Living forward, understanding backward. In: Ryan S, ed. *The Certified Occupational Therapy Assistant: Principles, Concepts, and Techniques.* 2nd ed.Thorofare, NJ: Slack; 1993:3–20.

8. Bing R. Occupational therapy revisited: a paraphrasatic journey (Eleanor Clarke Slagle lecture). *Am J Occup Ther.* 1981;35(8):499–518.

9. Bureau of Labor and Statistics. *Occupational Outlook Handbook—Occupational Therapists.* Retrieved from, http://www.bls.gov/ooh/healthcare/occupational-therapists.htm; 2015.

10. Centers for Disease Control and Prevention. Public health and aging: trends in aging—United States and worldwide. *Morb Mortal Wkly Rep.* 2003;52(6):101–106. Retrieved from, http://www.cdc.gov/mmwr/preview/mmwrhtml/mm5206a2.htm.

11. Clark F, Azen SP, Zemke R, et al. Occupational therapy for independent-living older adults: a randomized controlled trial. *JAMA.* 1997; 278: 1321–1326.

12. Dunton WR. *Reconstruction Therapy.* Philadelphia, PA: Saunders; 1919.

13. Gutman SA. Influence of the US military and occupational therapy reconstruction aides in World War I on the development of occupational therapy. *Am J Occup Ther.* 1995;49:256–262.

14. Haglund L, Ekbladh E, Thorell LH, Hallberg IL. Practice models in Swedish psychiatric occupational therapy. *Scand J Occup Ther.* 2000; 7:107–113.

15. Kidner TJ. Occupational therapy: its development, scope, and possibilities. *Occup Ther Rehabil.* 1931; 10:1–11.

16. Kielhofner G. *A Model of Human Occupation.* Baltimore, MD: Williams & Wilkins; 1985.

17. Kielhofner G. *A Model of Human Occupation: Theory and Application.* 4th ed. Baltimore, MD: Lippincott Williams & Wilkins; 2008.

18. Licht S. The founding and founders of the American Occupational Therapy Association. *Am J Occup Ther.* 1967;21:269–277.

19. Low JF. The reconstruction aides. *Am J Occup Ther.* 1992;46:38–43.

20. Meyer A. The philosophy of occupational therapy. *Occup Ther Ment Health.* 1983;2(3):79–83 [Reprint from October 1921].

21. National Board for Certification in Occupational Therapy. A practice analysis study of entry-level occupational therapist registered and certified occupational therapy assistant practice. *Occup Ther J Res: Occupation, Participation, and Health.* 2004;24(Suppl. 1): S1–S31.

21a. ObamaCare: An Independent Site for ACA Advice ObamaCare Facts. http://obamacarefacts.com/obamacare-facts/

22. Peloquin S. Occupational therapy service: individual and collective understandings of the founders (part 2). *Am J Occup Ther.* 1991;45:733–744.

23. Punwar AJ, Peloquin SM. *Occupational Therapy Principles and Practice.* 3rd ed. Baltimore, MD: Lippincott Williams & Wilkins; 2000.

24. Quiroga V. *Occupational Therapy: The First 30 Years 1900 to 1930.* Bethesda, MD: American Occupational Therapy Association; 1995.

25. Reed KL, Sanderson SR. *Concepts of Occupational Therapy.* 4th ed. Philadelphia, PA: Lippincott Williams & Wilkins; 1999.

26. Schwartz KB. Reclaiming our heritage: connecting the founding vision with the Centennial Vision (Eleanor Clarke Slagle lecture). *Am J Occup Ther.* 2009;63:681–690.

27. Scott C, Jaffe D, Tobe G. *Organizational Vision, Values, and Mission: Building the Organization of the Tomorrow.* Menlo Park, CA: Crisp Publishers; 1993.

28. Shannon PD. The derailment of occupational therapy. *Am J Occup Ther.* 1977;31(4):229–234.

29. The Historical Unit, U.S. Army Medical Department. *Medical Department, United States Army Medical Training in World War II.* Washington, DC: Office of the Surgeon General, Department of the Army; 1974. Retrieved from, http://history.amedd.army.mil/booksdocs/wwii/medtrain/default.htm.

30. Tracy SE. *Studies in Invalid Occupation.* Charleston, SC: BiblioBazaar; 2010.

31. Yerxa E. An introduction to occupational science: a foundation for OT in the 21st century. *OT Health Care.* 1989;6(4):3.

32. Yerxa EJ, Clark F, Jackson J, Pierce D, Zemke R. An introduction to occupational science, a foundation for occupational therapy in the 21st century. *Occup Ther Health Care.* 1990;6(4):1–17.

第 3 章
作业治疗的哲学原理与价值观

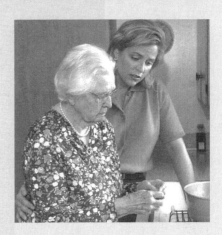

目的　OBJECTIVES

阅读本章后，读者将能够：

- 明白对专业而言哲学基础的重要性。
- 描述哲学的一般要素。
- 描述作业治疗的哲学原理。
- 阐述作业治疗的人类观。
- 解释在专业场景下作业活动的意义，以及作业治疗专业在作业表现和健康福祉中的角色。
- 陈述作业治疗专业的价值观。
- 描述适应生活在作业治疗中的应用。
- 区分"作业活动为手段"及"作业活动为目的"两种治疗策略。
- 描述"以人为本"的理念及其与作业治疗的关系。

关键词 KEY TERMS

主动的个体	形而上学
活动	作业活动
适应生活	作业活动为手段
利他	作业活动为目的
价值论	作业活动表现
以人为本的理念	专业哲学
尊严	审慎
认识论	生活质量
平等	角色
自由	还原论
整体论	任务
人本主义	真实
正义	意志

　　作业治疗是迄今为止最独特的辅助医疗专业。该专业基于艺术、科学和人类互动间的微妙平衡，这不仅使其独特，也使其在人的整个生命周期内都能提供有效的干预。

格伦·吉伦

（Glen Gillen）

EDD, OTR, FAOTA

哥伦比亚大学临床作业治疗学助理教授

纽约州，纽约

作业治疗师（OT）或作业治疗助理（OTA）课程的学生在熟悉专业的哲学基础后，能更好地理解这个专业。**专业哲学**（professional philosophy）即指导专业教育、实践和学术研究的一系列价值观、信念、真理和原则。作业治疗哲学定义了该专业的本质，指导治疗师的行动，并支撑专业（服务）范畴。指导作业治疗实践的理论、实践模式、参考架构和干预方法都来自该专业的哲学原理。本章在研究作业治疗哲学和描述作业治疗实践的核心概念之前，首先对哲学原理进行简要介绍。

了解哲学

哲学是指作为实践或行为基础的一套基本原则或概念。一个专业的哲学可以分为三个关注领域——形而上学、认识论和价值论——试图解决有关专业的价值观和信念的问题。

形而上学（metaphysics）关注人的本质，解决人如何参与、组织他们的生活，寻找意义和与他人互动的问题。

认识论（epistemology）与人类知识的本质、知识的来源和知识的有限性有关，研究诸如"我们如何认识事物？"和"我们如何认识我们的认知？"等问题。

价值论（axiology）关注的是对价值观的研究。因此，这一领域探讨了意图和伦理问题，如"正确行为的标准和规则是什么？"。这些问题是理解作业治疗专业的核心概念和哲学基础的指南。

作业治疗的哲学基础

作业治疗的哲学基础于 1979 年被采纳，最近一次更新是在 2011 年（框 3-1）。它通过解决有关形而上学、认识论和价值论的问题来解释作业治疗的价值观和信念。图 3-1 说明了构成作业治疗哲学基础的要素。核心价

框 3-1　The Philosophical Base of Occupational Therapy

Occupations are activities that bring meaning to the daily lives of individuals, families, and communities and enable them to participate in society. All individuals have an innate need and right to engage in meaningful occupations throughout their lives. Participation in these occupations influences their development, health, and well-being across the lifespan. As such, participation in meaningful occupation is a determinant of health.

Occupations occur within diverse social, physical, cultural, personal, temporal, or virtual contexts. The quality of occupational performance and the experience of each occupation are unique in each situation due to the dynamic relationship between factors intrinsic to the individual, the contexts in which the occupation occurs, and the characteristics of the activity.

The focus and outcome of occupational therapy are individuals' engagement in meaningful occupations that support their participation in life situations... Occupational therapy is based on the belief that occupation may be used for health promotion and wellness, remediation or restoration, health maintenance, disease and injury prevention, and compensation/adaptation. The use of occupation to promote individual, community, and population health is the core of occupational therapy practice, education, research, and advocacy.

From American Occupational Therapy Association. (2011). The philosophical base of occupational therapy. *American Journal of Occupational Therapy, 65*(Suppl. 6), S65.

值观（图示为树根）为专业的实践、教育和研究提供了依据（图示为树枝）。核心概念（框 3-2）进一步定义了这一哲学体系，本章将对这些概念进行更全面的描述。

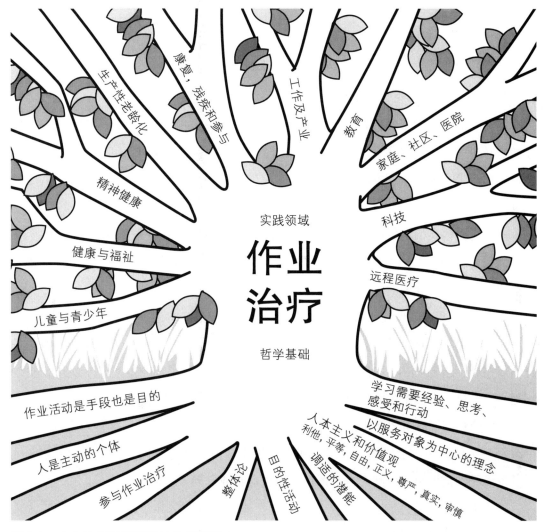

图 3-1　作业治疗哲学基础的构成要素

框 3-2　作业治疗的核心概念

- 将人看作一个整体。
- 作业治疗将人视为主动的个体，作业活动是个体健康的关键。
- 作业活动分为日常生活活动、工具性日常生活活动、自我护理、教育、工作、游戏和休闲以及社会参与活动。
- 学习需要经验、思考、感受和行动。
- 作业治疗将作业活动视为手段，也视为目的。
- 每个人都有调适的潜能。
- 服务对象、家庭和其他重要的人士是整个治疗过程中的积极参与者——以人为本的理念。
- 作业治疗以人本主义为基础，同时以利他、平等、自由、正义、尊严、真实和审慎的价值观为中心。

人是什么？

哲学的形而上学部分研究的问题是"人是什么？"，这个哲学问题成为理解作业治疗专业的基础，作业治疗的重点是提高人参与生活的能力。具体来说，作业治疗致力于整体论和人本主义的实践。

作业治疗将人看作一个整体

美国的健康照护系统通常使用**还原论**（reductionistic）方法，即把人还原为独立运作的身体部分。使用还原论方法的治疗师专注于某个特定领域，并单独治疗这些身体功能，以提高便利性和效率；他们的目的是区分、定义和治疗各个身体功能，并专注于某个特定的问题。

还原论方法在治疗方法和技术发展方面取得了成功。然而，服务对象对效率低下、成本高昂的健康照护系统仍然感到失望。因此，许多医疗人员正逐渐回归到允许他们解决服务对象身心问题的方法上（即以人为本的理念）。

作业治疗从一开始就坚持**整体论**（holistic）方法。整体论可以追溯到阿道夫·迈耶。在《作业治疗的哲学》（*Philosophy of Occupational Therapy*）中，他说："我们的身体不仅仅是一台拥有那么重的肉和骨头的机器，也注入了抽象的思想或灵魂（更确切地说，它是一个活生生的有机体），与它自己的本性和周围的自然界和谐相处。"

整体论强调了有机体及生命的各部分与整体之间的功能相关性。这种理念认为，一个人是一个整体——是生理、心理、社会文化和精神元素的互动。如果任何元素（或子系统）受到消极影响，则这个整体都会出现混乱或受到干扰。

整体论是作业治疗专业的一个核心概念。这意味着评估和干预计划要反映整个人的需求。如果作业治疗师只治疗身体（或身体的某些部分）或只治疗精神的话，是没有遵循整体论的承诺。在这种情况下，服务对象被迫拒绝了作业治疗的一个独特方面：整体论。

作业治疗将人视为主动的个体，作业活动是幸福感的关键

作业治疗将人视为**主动的个体**（active beings）。人积极参与控制和决定自己的行为，并能够根据自己的意图去改变这些行为。此外，人被看作一个开放的系统，人和环境之间存在着持续性的互动。人的行为影响物理性和社会性环境；反过来，人也受到环境变化的影响。

作业活动（occupation）是指"人们每天做的普通和熟悉的事情"。这个名词"刻画

了'日常生活活动'这个词的广度和意义"。作业活动是对个人有意义的活动，一起形成了人的日常生活。每个人都会投身于某些作业活动（例如：进食、穿衣、洗澡、社会参与、工作、教育、睡眠和放松、休闲娱乐）。

作业活动满足了每个人对安全感、归属感、身体尊严和自我实现的需求。作业治疗认为，参与作业活动对一个人的身份和幸福感至关重要。人们对从事有意义的作业活动有着天生的需求。参与作业活动是健康和幸福感的决定因素。

作业治疗对作业活动的分类

作业治疗将作业活动分为：日常生活活动，工具性日常生活活动，自我护理，教育，工作，游戏和休闲，以及参与社会活动。

作业治疗师在实践中探索作业活动的许多方面，包括：（1）构成人们生活的作业活动和活动的范围；（2）进行作业活动的技巧（表现技能）；（3）个人在进行作业活动时的习惯、生活惯例和角色（表现模式）；（4）进行作业活动时，足以影响表现的内部/外部环境或条件（文化的、个人的、物理的、社会的、时间性的和虚拟的）；（5）技巧或者影响成事的活动需求；（6）存在于个人内部影响作业活动成功的因素（个人因素），比如生理、心理、身体功能及解剖结构（器官和肢体）。作业活动的不同维度构成作业治疗师所关注的（服务）领域，将在第 10 章中进行详细描述。

有时候，一个人可能为了照顾好自己，忙于洗澡、穿衣或者吃饭；可能为了养家忙于生产性任务，比如有报酬的工作或者任务；此外，可能参与一些能自得其乐的活动，如打牌、看电影或运动。

这些活动背后都指向**作业活动表现**（occupational performance），或者说"日常生活活动的能力"。这些活动被归类为以下作业活动。

- 日常生活活动（例如：进食、穿衣、洗澡、如厕、清洁）
- 工具性日常生活活动（例如：备餐、理财、家务、照顾宠物、照顾他人）
- 休息和睡眠
- 教育活动（例如：上学、学习、正式或非正式的教育）
- 工作活动（例如：与就业和志愿者工作有关的活动）
- 游戏和休闲娱乐活动（例如：令人快乐和消遣的活动）
- 社会参与（例如：与他人互动有关的活动）

日常进行的作业活动也受到个人作业活动角色的影响。克里斯琴森（Christiansen）和汤森（Townsend）将**角色**（role）定义为"一种涉及某些权利和义务的行为模式，个体在特定的社会情况下被期望、被训练和被鼓励执行这些权利和义务"。

角色也被定义为"一种具有文化内涵而被定义的作业活动模式，反映了特定的日常生活惯例和习惯"。对个人文化的期望提供了关于何时扮演何种角色的微妙信息。

作业活动发生在各种背景下，包括社会的、物理的、文化的、个人的、时间性的和虚拟的。角色的持续时间长短，取决于扮演角色的情况。例如，角色可能是长期的，如父母或配偶，也可能是短期的，如医院里的病人。

某个特定的作业活动也可能在不同的角色和情境下进行，这将影响该作业活动的执行方式。例如，阅读活动可以从在家里给孩子读故事的父母角色中体现，也可以从在图书馆阅读书本的学生角色中体现，或者从在杂货店阅读食品标签的消费者角色中体现。不同活动中的角色有不同的作业意义。

人是如何认知其所知道的？

认识论研究人类知识的本质、知识的来源和知识的有限性，哲学的这一组成部分为理解动机、变化和学习提供了基础。作为治疗过程的一部分，作业治疗师要了解服务对象的动机、兴趣和价值观。

当服务对象有动力或感到这个活动有价值时，他们参与作业活动的时间更长、质量更高。基尔霍夫纳用**意志**（volition）一词来定义服务对象的意图、动机和兴趣。意志包括服务对象的动机和价值观。

学习需要经验、思考、感受和行动

作业治疗认为人们通过经验——思考、感受和行动——来学习。这一原则在本专业创始人的许多早期著作中都有体现。人类是独一无二的，有对过去、现在和未来的意识，这让人有能力将这些经历用于现在和未来的知识形成过程。例如，一个碰到烫炉子并伤到自己的孩子会从这次经历中迅速（并且痛苦）地学会不要再碰炉子了。经历也会影响人发现什么是有意义的。一个喜欢某个玩具发出的声音的孩子可能会有动力再次激活该玩具。

作业治疗强调，行动（doing）是学习和重新学习各种技能的主要机制。迈耶认为作业治疗师的作用是"提供机会而不是开处方"。他认为人需要"工作的机会、做事的机会、计划和创造的机会，以及学习使用材料的机会"。这便涉及使用目的性活动（作业活动）来改善或保持健康的哲学基础。

在广泛的层面上，作业治疗师使用作业活动（occupation）和活动（activity）这两个术语来描述日常生活的参与。然而，这些术语有重要的区别。作业活动是指那些有意义和有角色属性的日常生活活动，包括一个人的角色，如母亲、教师或运动员，是由许多活动组成的。

活动（activity）一词描述的是个人以目标为导向的一般行为。目标导向的行为意味着人专注于活动的目标。AOTA 将作业活动中的活动描述为个人愿意投身其中并可以实现目标的事情，但活动在人的生活中可能并不重要或者没有意义。

任务（tasks）被视为行为的基本单位，是行动的最简形式（如伸手拿球）。作业治疗师让服务对象参与作业活动，作为提升技能、能力和作业活动表现的一种方式，以便服务对象能够参与生活。作业治疗学的关注点和结果是参与有意义的作业活动，这些作业活动能支持服务对象参与自己的生活。

作业活动是手段也是目的

治疗性地使用作业活动和活动，服务对象便能参与很多层面。当一个人进行作业活动和活动时，他的感觉、运动、认知和社会心理系统之间的协调运行是必要的，这时协调运行便被激发出来。

作业治疗师将作业活动和活动作为一种手段，利用它们帮助服务对象学习新技能，补足缺失的能力，代偿功能障碍，维持健康状态或预防功能障碍。

通过"行动"，服务对象可以提高表现技能并参与日常生活。作业治疗师重视"行动"，并利用作业活动来促进目标的实现，帮助服务对象重新参与到日常生活中。吉伦强调了使用基于作业活动的干预活动在实践中取得有效成果的重要性。基于作业活动的活动允许服务对象在自然环境中整合各种技能、动作和感觉。这促进了运动学习和泛化。

在作业治疗实践中，作业活动同时被视为手段和目的。**作业活动为手段**（occupation as a means）是指利用某种作业活动来实现服务对象作业表现上的改变。当作业活动被视为方法时，它可能等同于一个（缺乏意义的）活动。**作业活动为目的**（occupation as an end）是指作业活动是干预的预想结果或成果（即服务对象认为这是构成生活和作业活动的重要活动或任务），它源于个人的价值观、经验及文化。举例见框 3-3。

作业活动可用于促进医疗和健康、补救或恢复、维持健康状态、预防疾病和伤害、补偿（功能）或适应（生活）。

治疗性使用作业活动和活动要求作业治疗师从多个角度分析这两个专业工具。活动分析和作业活动分析是作业治疗师特有的技能，将在第 14 章详细讨论。

作业活动	作业活动为手段	作业活动为目的
框 3-3 将作业活动视为手段和目的的比较		
备餐	通过备餐提升精细运动技巧	为一家三口准备午饭
玩耍	通过与同伴玩飞盘来提升姿势控制和平衡能力	与同伴玩 30 分钟
穿衣	通过穿衣来提升双手协调技巧	自己独立穿衣

每个人都有调适的潜力

作业治疗师相信，所有人都有调适（change）的能力。这一原则是基于人本主义的理论，其核心是看重人（的潜力）。人们通过"行动"来学习（如何）调适生活。作业治疗的哲学基础将个体适应（adaptation）定义为"促进生存和自我实现的功能变化"。

调适（生活）的概念可以追溯到阿道夫·迈耶（Adolf Meyer），他说精神病学中的疾病"主要是调适（生活）的问题"，"精神病学是最早认识到"人需要调适生活"和"有价值的工作是可助力调适生活"的学科之一。"在调节压力水平或改变的过程中，调适（生活）是人正常发展进程中的一部分。

在作业治疗中，作业活动和活动被用来推进人的调适。通过作业活动和活动，人实现对环境的掌控，这有助于其感到自己能够胜任（自己的生活）。

盖尔·菲德勒（Gail Fidler）和杰伊·菲德勒（Jay Fidler）描述了（个人）能力的发展。他们写道，"调适生活、应对日常生活中的种种问题和扮演好生活角色，这些能力都需要一个人在他/她的环境中，通过与人和（或）非人的客体产生接触，来汲取丰富的人生阅历""人正是通过这种与人和非人的客体之间的反馈，才会了解内在自我与外在环境的可能性及局限性，并获得能力及内在的价值感"。

作业治疗师设定干预措施来使服务对象经历成功，并产生"自己是有能力的"感觉。人会再现他们成功并熟练掌握的活动。

调适生活的过程被认为源自一个人的内在。服务对象会积极主动地参与（更多的）改变。在这个过程中，作业治疗师的作用是布置好周边事物、材料和情境，以促进特定的调适反应。作业治疗师乐观地认为，每个人都有成长、改变和调适生活的潜力。

什么是令人满意的？

价值论研究的是专业的价值观，以及从作业视角被认为是正义和正确的东西。对作业治疗来说，以服务对象为中心的照顾、生活质量及伦理等概念都属于价值论范畴。

服务对象、家庭及其他重要的人士是积极参与者

专业人士理解在整个治疗过程中让服务对象、家庭和其他重要的人士积极参与的重要性。服务对象积极参与的，不仅有（服务）模式本身，还有确定个人的治疗目标和喜好方面。这使治疗师能够理解（每个人）对生活质量的个性化看法。作业治疗师认为，**生活质量**（quality of life）很重要。什么是有意义的，什么是可以为一个人提供满足感的，是由个人经历决定的。因此，作业治疗师让服务对象、家庭和其他重要的人士参与到作业治疗过程中，以确保他们正在（一起）关注（如何）提高服务对象的生活质量。

作业治疗力求改善任何功能受损或者受限人士的生活质量。这一目标是通过帮助服务对象在参与任何领域的作业活动时，发展出更强的独立性来实现的。

例如，干预的目标可能是让服务对象能够独立刷牙、管理账簿或注意身体力学以避免工作时受伤。同样，干预的目标还可能是确保服务对象在执行必要任务时增加身体力量，或在所有活动中达到更佳的协调性，或通过培养爱好更好地享受生活，或通过发展社交技能更充分地参与生活。

作业治疗师与服务对象一起确认能改善后者生活质量的有意义的作业活动，一起将干预重点放在最大化提升后者各方面的作业活动表现上。**以人为本的理念**（client centered approach）是作业治疗实践的核心，因为只有服务对象能决定自己的生活质量，因此，他（或她）必须帮助作业治疗师了解他（或她）的经历。

什么是正确的行为准则？

正如第 2 章所讨论的，作业治疗专业产生于道德治疗时代，它重视对精神障碍人士进行人本主义治疗。作业治疗以**人本主义**（humanism）为基础，认为服务对象应该被视为人而不是物。

作业治疗以人本主义为基础

从这种人本主义的角度来看，作业治疗的核心价值观和态度也在不断发展。在《作业治疗实践的核心价值观和态度》（*Core Values and Attitudes of Occupational Therapy Practice*）中，美国作业治疗协会（AOTA）将利他、平等、自由、正义、尊严、真实和审慎等概念作为作业治疗的核心价值观和态度。

利他（altruism）是对他人福祉的无私关注，作业治疗师以关怀、奉献、响应和理解服务对象来表现对专业的承诺。**平等**（equality）是指以公平和公正的态度对待所有

个体，并在日常互动中尊重每个人的信念、价值观和生活方式。

作业治疗师也重视**自由**（freedom），即个人行使选择权和"展示独立性、主动性和自我导向"的权利。自由是通过培育（他人）来体现的，这与控制或指导（他人）的理念是完全不同的。作业治疗师通过提供支持和鼓励来培育他们的服务对象，为每个服务对象能够发展他（或她）的潜力赋能。培育鼓励服务对象独立发展，而不是将所有的（治疗）方向和（对生活的）控制权保留在治疗师手中。

正义（justice）是所有作业治疗师遵守职业规范，尊重服务对象合法权利的需要。**尊严**（dignity）这一价值观强调每个个体的独特性。作业治疗师通过对每个人的共情和尊重来体现这一价值观。**真实**（truthfulness）也是一种价值观，通过负责任、讲诚信和求精深的行为，以及提高自己的专业能力表现出来。**审慎**（prudence）是表现出合理判断、谨慎和辨别的能力。这些价值观和态度将在《作业治疗的伦理规范》（*Occupational Therapy Code of Ethics*）中进行反思（见第 8 章）。

总　结

本章简单地介绍了作业治疗的哲学及其在形成专业知识基础和实践中的作用。专业的哲学基础代表其核心信念、价值观及原则，专业的哲学涉及有关人的本质、道德实践和行为规则的问题。

作业治疗师在各种场所服务于不同的服务对象。所有作业治疗从业者都必须遵守专业的哲学原则，包括重视整体论和以人为本的理念、作业活动、目的性活动、调适和生活质量。

作业治疗师之间的（思维）纽带是作业活动的重要性和对作业活动表现的促进。从整体的角度来看，作业治疗师将人视为鲜活的生命，作业活动被视为人存在的必要部分，也是人参与的所有日常活动。

作业治疗的基本目标是提高人在任何作业表现领域的独立性。因此，作业治疗师必须认识到活动的抑制因素，并能够设计以人为本的干预计划。人在实践中学习，通过调适过程发展自我掌控感及胜任感。

改善服务对象的生活质量（尤其是提高一个人的独立性）是作业治疗师提供服务的重点。作业治疗通过为服务对象提供调适的机会以促进其调适生活及提高生活质量。

学习活动　Learning Activities

1. 确定你的价值观和信念。它们与作业治疗专业的价值观和信念有关吗？

2. 回顾第 2 章，研究其他作业治疗历史资源，以追踪本专业早期哲学和当前哲学之间的一致性。

3. 从研究服务对象的文献中，收集在作业治疗干预影响下生活质量得以改善的例子。

4. 用你自己的话描述作业治疗。

5. 在小组（讨论）中，明确每个人发挥作用的各种角色。讨论你的各种角色如何为你所参与的活动赋予个性化的意义。

6. 列出作业治疗的核心信念。采访一位作业治疗师，指出他或她是如何展现专业信念和实践的。

复习题　Review Questions

1. 作业治疗对人的看法是什么？

2. 作业活动、活动和任务之间的异同点是什么？

3. 以作业活动为手段和目的分别是什么意思？

4. 作业治疗实践的核心概念是什么？提供每个概念的例子。

5. 作业治疗的哲学基础是什么？

施晓畅　译　　马丽虹　审校

参考文献

1. American Occupational Therapy Association. Occupational therapy practice framework: domain and process (3rd ed.). *Am J Occup Ther*. 2014;68(suppl. 1):S1–S48.

2. American Occupational Therapy Association. Core values and attitudes of occupational therapy practice. *Am J Occup Ther*. 1993;47:1085–1086.

3. American Occupational Therapy Association. Position paper: purposeful activity. *Am J Occup Ther*. 1993;47: 1081–1082.

4. American Occupational Therapy Association. The philosophical base of occupational therapy. *Am J Occup Ther*. 2011;65(suppl. 6):S65.

5. Christiansen CH, Townsend EA, eds. *Introduction to Occupation: The Art and Science of Living.* Upper Saddle River, NJ: Prentice Hall; 2004.

6. Fidler GS. From crafts to competence. *Am J Occup Ther*. 1981;35:567–573.

7. Fidler GS, Fidler JW. Doing and becoming: purposeful action and self-actualization. *Am J Occup Ther*. 1978;32:305–310.

8. Fisher A. Uniting practice and theory in an occupational framework (Eleanor Clarke Slagle Lecture). *Am J Occup*

Ther. 1998;52:509–521.

9. Gillen G. A fork in the road: an occupational hazard? (Eleanor Clarke Slagle Lecture). *Am J Occup Ther.* 2013;67:641–652.

10. Kielhofner G. *The Model of Human Occupation: Theory and application.* 4th ed. Philadelphia, PA: Lippincott Williams & Wilkins; 2008.

11. King LJ. Toward a science of adaptive responses. *Am J Occup Ther.* 1978;32:14.

12. Meyer A. The philosophy of occupation therapy. *Arch Occup Ther.* 1922;1:1–10 [Reprinted in 1977 in American Journal of Occupational Therapy, 3, 10].

13. Mroz TM, Pitonyak JS, Fogelberg D, Leland NE. Health policy perspectives: client centeredness and health reform: key issues for occupational therapy. *Am J Occup Ther.* 2015;69:1–8.

14. Pierce D. Untangling occupation and activity. *Am J Occup Ther.* 2001;22:138–146.

15. Shannon PD. Philosophy and core values in occupational therapy. In: Sladyk K, Ryan SE, eds. *Ryan's Occupational Therapy Assistant: Principles, Practice Issues, and Techniques.* 4th ed.Thorofare, NJ: Slack; 2005:24–32.

16. Townsend EA, Polatajko HJ. *Enabling Occupation: An Occupational Therapy Perspective.* Ottawa: Canadian Association of Occupational Therapists; 2007.

17. Trombly CA. Occupation: Purposefulness and meaningfulness as therapeutic mechanisms (Eleanor Clark Slagle Lecture). *Am J Occup Ther.* 1995; 49:960–972.

18. The Free On-line Dictionary. (n.d.). *Philosophy.* Retrieved from http://dictionary.reference.com/browse/philosophy?s=t.

第 4 章
当前问题与新兴实践领域

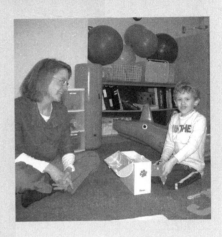

目的 OBJECTIVES

阅读本章后，读者将能够：

· 明确作业治疗专业当前面临的问题。

· 概述《百年愿景》。

· 描述新兴实践领域。

· 讨论循证实践的价值。

· 讨论政策对实践的影响。

· 明确作业治疗的独特价值。

关键词 KEY TERMS

平价医疗法案

居家养老

辅助技术

《百年愿景》

独特价值

驾驶康复专家

人体工效学

循证实践

基层医疗

远程医疗

《2025 年愿景》

我们似乎听到了孩子们的呼声，但情况并非总是如此，有很多声音被我们忽略了。社会和实际参与及包容依然是我们必须努力为之奋斗的事情。我从 1974 年开始从事作业治疗，见证了作业治疗的成长，目睹它变得越来越重要，并成为一个可爱的专业。对我而言，首先也是最重要的，作业治疗要做的是帮助人们做日常生活中的事情。它的出发点是人们可以做什么，能够做什么，想要做什么。它适用于所有人，包括那些身体存在困难的人，尤其是儿童。从始至终，我的心一直与那些有特殊需要的孩子在一起。在治疗干预中，我们需要考虑到每个孩子的呼声和需求，并且接纳所有涉及孩子们健康与福祉的声音。

马尔琼·滕韦尔登

（Marjon Ten Velden）

MSC, OT

阿姆斯特丹应用科学大学健康科学学院

作业治疗学系作业治疗讲师

荷兰，阿姆斯特丹

从最初的重建助理工作至今，作业治疗师的角色得到了显著的发展。在医院、学校、康复诊所、私立公司、社区机构和日间治疗中心等场所，作业治疗师为各年龄段（从儿童到老年人）及各种诊断的服务对象提供服务。随着科学技术的进步，作业治疗师在当前研究的支持下，能够为服务对象提供广泛的技术支持和以作业活动为本的服务。作业治疗师擅长解决问题、运用治疗思维和人际互动（也称为治疗性使用自我）。如今，作业治疗师成了研究的获益对象，在研究的支持下，他们能够为服务对象提供高质量、基于循证的服务。他们倡导服务对象的权利，并参与政治进程，协助相关政策的拟定以帮助有需要的人。总的来说，在今天，作业治疗师是一群博学多识、积极活跃的专业人士。他们关注其所服务的服务对象，致力于为大众、专业和个体服务。本章概述了该专业在实现《**百年愿景**》（centennial vision）方面的进展，探讨了新兴的实践领域，提出了作业治疗所面临的政策问题，并列举了未来的议题。

愿景

愿景（vision）引领着专业或组织的未来方向。愿景由其组织成员历经时日发展一同制定，它阐明价值观、描绘未来景象、着眼使命担当。愿景能够帮助组织"拓展视野"，为未来描绘清晰的蓝图，并制订奋斗目标。因此，在愿景的鼓励和指引下，所有治疗师朝着相同的目标努力，使组织朝着明确的方向前进。

《百年愿景》

2017 年是作业治疗专业诞辰百年。经过成员、委托人和用户的多次讨论和协商，美国作业治疗协会（AOTA）通过了《百年愿景》。

AOTA 在《百年愿景》中声称："我们构想作业治疗是一个强大有力的、被广泛认可的、以科学为导向的、以循证为基础的职业，拥有能够满足社会作业治疗需求的全球性、多元化的工作团队。"作业治疗专业的愿景强调循证实践以及服务对象和治疗师多元化的价值。它突出了作业治疗师为满足社会需求所做的工作，并阐明了科学支持实践的必要性。

《2025 年愿景》

AOTA 的《2025 年愿景》以之前的工作为基础，指出"作业治疗通过有效的解决方案，促进人们参与日常生活，为所有个体、人群和社区实现健康、福祉和生活质量的最大化"。这一愿景强调该行业在提供具有文化响应性和定制性服务方面的作用；与服务对象在系统内协同工作，以产生有效的结果；开展循证的、以服务对象为中心且具有成本效益的服务；并在不断变化的政策、环境和复杂系统中发挥影响力。

作业活动

AOTA 的愿景体现了其回归专业之本的承诺：作业。AOTA 鼓励治疗师投身于以作业活动为本的实践（occupation-based practice），专注于帮助服务对象重新参与作业活动，而不是一味强调某一种特定的技能。作业治疗领域的文献普遍强调以作业活动为本的实践，包括《作业治疗实践架构》（*Occupational Therapy Practice Framework*，OTPF）、认证标准、会议计划、教科书和研究类出版物。教育课程也围绕作业的独特性进行设计。因此，"回归作业"这一趋势仍然是研究、教育和学术著作的重点。作业治疗师通过帮助人们做他们想做的事情来彰显该专业的独特性。此外，研究支持的前提是：参与实际作业活动是有益的，并会带来身体、心理和社会效益。参与作业活动可以提高动力、泛化能力，以及促进运动学习。

新兴实践领域

随着健康照护和社会需求的变化，作业治疗实践的新机遇和新领域也随之涌现。婴儿潮一代（1946~1964 年出生的人）的老龄化、技术的进步以及健康照护政策的变化等为作业治疗师提供了许多新机遇。AOTA 前主席卡罗琳·鲍姆（Carolyn Baum）提出了以下 6 个新兴实践领域：

1. 居家养老。
2. 驾驶评估和训练计划。
3. 社区健康与照护。
4. 儿童和青少年的需求。
5. 人体工效学咨询。
6. 技术和辅助设备开发与咨询。

这些实践领域说明了作业治疗师所从事专业的广泛性和所提供服务的多样性。除这些实践领域外，作业治疗师还在医院、专业护理机构、社区机构、康复诊所、私人诊所、学校、日托中心和心理健康机构等场所中提供服务。作业治疗师为弱势群体（包括无家可归者、外来务工人员和灾难受害者）提供服务，也致力于为退伍军人服务，他们通过研究这些退伍军人面临的主要问题，更好地解决他们的特殊需求。

居家养老

随着医学和健康照护的进步，人们的寿命越来越长，更多的老年人希望留在家中独立生活（或仅用最少的支持）。这种趋势被称为**居家养老**（aging in place）。作业治疗师为老年人提供广泛的服务，使他们能够在家中生活并继续活跃在社区中。这些服务包括居家环境改造、咨询、社区移动、能量节约、教育和修复矫正。居家安全包括药物管理、拨打紧急电话、执行应急操作的能力，同样包括对日常生活表现出足够的判断和认知（如烹饪安全意识）、确保在家中的人身安全以及保护自己免受陌生人侵害的能力（图4-1A 和 B）。作业治疗师不仅要评估服务对象的技能、能力和居家安全性，还要对服务对象的支持系统和资源情况进行了解。

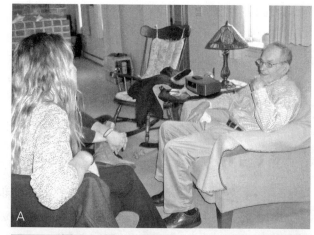
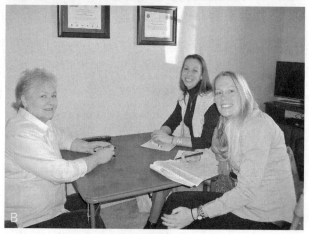

图 4-1A，B 为居家养老的老年人提供支持（老年人可能需要支持才能居家养老）。

与他人交往对居家生活者的心理健康十分重要。作业治疗师可以指导老年人参加新的社交活动，也可以通过任务改造或提供协助帮助服务对象继续参加以前的活动。作业治疗师在制订创造性计划以满足老年人的需求中扮演着关键角色。克拉克（Clark）等人在一项大型随机对照试验中检验了作业治疗服务对健康老年人的作用。该项研究的结果显示，作业治疗干预作为一种具有成本效益的服务，在改善老年人的健康和生活质量方面具有积极作用。作业治疗师通过提高关于阿尔茨海默病及其他认知症、低视力或社区移动和驾驶方面的专业知识水平来满足老年人的需求。

驾驶评估和训练计划

安全驾驶受到诸多因素的影响（如判断力、反应时间、逻辑顺序、视觉感知能力）。作业治疗师通过评估认知功能与生理功能来确定服务对象在创伤、疾病或功能退化后的驾驶能力。作业治疗干预旨在矫治服务对象在能力上的不足或进行调整以适应薄弱或存在功能障碍的驾驶技能。作业治疗师和治疗团队负责评估服务对象能否安全驾驶。州立法规对驾驶执照的管理做了规定。某些情况下，服务对象可能需要对车辆进行特殊改装才能上路（图 4-2）。

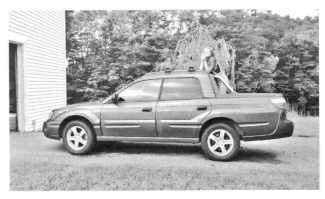

图 4-2　驾驶对青少年来说是一项重要的作业活动。图中的少女急于获得驾照（机动车驾驶证），这样她便可以驾驶家庭汽车了 [①]。

作业治疗师对服务对象进行必备基本技能的训练以确保驾驶安全。作业治疗师一直以来被训练以全人的方式（holistic manner）对服务对象进行评估，正因如此，作业治疗师非常适合担任**驾驶康复专家**（driver rehabilitation specialists），即作业治疗师评估并介入影响服务对象驾驶技能的生理、社会、认知和社会心理层面。必要的时候，作业治疗师可以向技术专家或汽车改造机械师咨询来为存在功能障碍的服务对象提供帮助。

社区健康与照护

作业治疗旨在帮助服务对象参与日常生活活动、工作、教育、休闲、娱乐和社交。因此，作业治疗师可以制订计划以维持服务对象和社区的健康。这些计划着重于健康和预防功能障碍，能够帮助功能障碍者和慢性病患者融入社区并为社会作贡献（如职业康复计划）。

健康照护的进步让许多人能够在影响功能的病症中存活下来。政策制定者和消费者逐渐意识到使个体在社区中保持活跃的益处。作业治疗师通过开展教育项目和为个人或团体提供服务来促进社区的健康和福祉。为社区提供服务可以促进居民健康、提高生活质量，如奇迹联盟棒球、改编的滑雪或帆船节目、舞蹈和戏剧以及艺术团体的节目等都可以进行调整，以便每个人都可以参与（图 4-3A 和 4-3B）。

---

① 在中国，年满 18 周岁才能申请机动车驾驶证——编者注。

个人的生活质量取决于许多因素，包括生活水平、财务、自由、幸福以及获得商品和服务的机会。因此，帮助老年人或慢性病患者获取医疗保障、融入社会团体、参与交通和日常生活活动可以提高他们的生活质量。例如，作业治疗师可以与社区的老年人群体进行交流讨论身体活动的好处，或者就各种主题（如居家安全、驾驶技巧、烹饪改良、药物管理等）对老年人的支持团体进行宣讲。

作业治疗师可以制订活动方案来增进社区居民的整体生活福祉，或是解决某些特定问题，如儿童肥胖症，或是对社区中的无家可归者、外来务工人员或灾难受害者的需求进行考量和相应处理。作业治疗师还可以作为顾问与社区合作，共同为功能障碍者创造无障碍环境（如游乐场、公共建筑等）。作业治疗师逐渐在预防性项目的设计中发挥越来越大的作用。此外，作业治疗师在协助服务对象进行慢性疾病管理方面也发挥着重要作用。

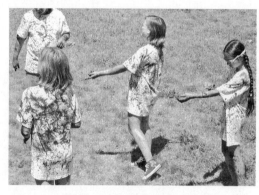

图 4-3A　作业治疗师为儿童提供帮助，使其能够与社区中的同龄人一起玩耍。这些孩子喜欢玩"扎染"的捉人游戏。

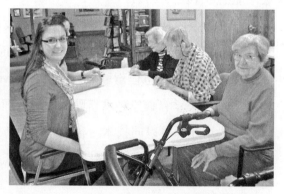

图 4-3B　作业治疗师为老年人提供帮助，使其能够参与社区中的社交活动。下棋等休闲活动对老年人来说十分有趣，并可促进他们进行社交。

儿童和青少年的需求

对作业治疗师而言，儿童和青少年的需求是一个不断发展扩大的领域。儿童肥胖症是这一群体中备受关注的问题。实际上，《健康人 2020》（*Healthy People 2020*）将儿童肥胖症列为美国主要健康问题之一。导致儿童肥胖症的相关因素有很多，因此作业治疗师非常适合为儿童制订解决健康照护问题的方案（图 4-4A 和 4-4B）。

作业治疗师从婴儿出生起即担任提供早期干预服务的角色。虽然联邦法律规定这些计划适用于从出生到 3 岁的儿童，但服务的具体实施由各州负责。由于资金有限但服务的需求增加，从事早期干预的作业治疗师可能需要为他们所服务的儿童发声。目前，该领域仍然需要培训和规划。

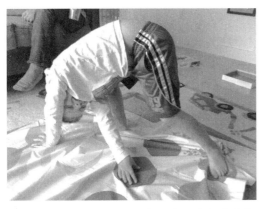
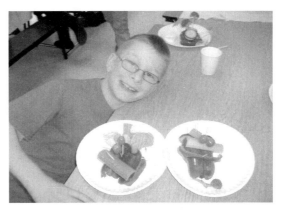

图 4-4A　作业治疗师通过设计活动方案来提高儿童和青少年的身体活动量和营养水平。图中的孩子正在玩名为"扭转"的游戏。

图 4-4B　图中的孩子在制作"蔬菜外星人"的过程中了解了许多健康的零食。

当有特殊需要儿童转入公立学校系统中时，作业治疗师会在教育环境中为他们提供帮助。尽管需求庞大、资金有限，作业治疗师仍尽力在系统内为其提供服务。他们可能会为儿童和青少年组织课后辅导或晚间社交活动。此外，还需要其他有创造性的解决办法来进一步解决儿童和青少年的需要。目前，与心理健康需求、霸凌和向成年期过渡等相关的问题，扩宽了作业治疗师在学校环境中向儿童和青少年提供服务的范畴。

简·凯斯－史密斯博士

简·凯斯-史密斯（Jane Case-Smith）博士（1953~2014）是一位勤恳敬业的作业治疗专家、教育家和研究者，她倾注毕生心血为儿童、青少年及其家庭的需求而奋斗（图 4-5）。她曾在 5 个版本的《儿童和青少年的作业治疗》（*Occupational Therapy for Children and Adolescents*）中担任主编。她主张治疗师进行以作业活动为本的干预，并取得了明确的、可衡量的结果。Case-Smith 博士通过一系列研究证明了作业治疗干预对儿童和青少年的有效性，她的丰硕研究成果彰显了作业治疗的**独特价值**（distinct value），在作业治疗专业中影响深远。她参与了一项全国性研究，检验儿科限制－诱导运动疗法的有效性。Case-Smith 博士完

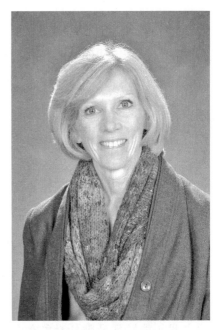

图 4-5　Jane Case–Smith 博士。（照片由 Greg Smith 提供）

成了一项与自闭症相关的系统回顾，检验了书写治疗方案的有效性，并探索了基于感官的训练。此外，她向儿童和青少年推广作业治疗实践，强调家庭的重要性，为全国各地的治疗师、学生和教师提供指导，她的研究成果造福了儿童及其家庭的工作和生活。她的伙伴安德鲁·佩尔施（Andrew Persch）博士曾发出呼吁，号召所有的作业治疗师和学者效仿 Case-Smith 博士，投身作业治疗工作、推动作业治疗发展，将这份使命传承下去。

人体工效学咨询

人体工效学（ergonomics）是研究使人与工作环境相适应的一门学科。人体工效学咨询包含向个人及公司提供有关工作环境配置的建议，以提高工作的安全性、效率和舒适性，进而预防与工作相关的肌肉骨骼损伤。对坐姿、摆位、抬举和其他生理功能的检查正是作业治疗师的专业领域。适当运用人体工效学可以预防服务对象受伤，从而减少病假、旷工情况，为公司和服务对象节约成本。通过人体工效学咨询和对员工日常工作流程及习惯的评估，作业治疗师正在为劳动人口老龄化的问题寻求出路。此外，作业治疗师也会利用新兴科学技术手段来为员工提供帮助。

技术和辅助设备开发与咨询

辅助技术（assistive technology）或适应性技术，通常指"用于维护、增强或改善功能障碍人士功能的产品、装置或设备，包括商业购买的、个人改造的和私人定制的"。辅助技术包括协助通讯、使用计算机、日常生活、教育和学习、听力和听觉、移动和交通、娱乐和休闲、坐姿和摆位、视力和阅读的设备，以及假肢和矫形器，它们极大地改善了功能障碍人士的生活。作业治疗师使用技术手段帮助服务对象在许多表现领域独立执行功能。因为擅长分析活动，如完成活动所需的运动模式，所以许多治疗师在辅助设备的开发中担任顾问。治疗师可以参与创造、开发和评估新兴技术的有效性，将这些技术应用于伤员及儿童和青少年的康复、照护。一些作业治疗师参与了与接受过手移植的服务对象的合作，这些服务对象可能正在使用仿生肢体。

作业治疗师常常会向团队咨询辅助设备的类型，以及服务对象使用该设备所需的生理、认知或心理条件。作业治疗师是团队的重要成员，因为通常由他（或她）来确定设备是否能够帮助服务对象在合理的时间内完成日常生活活动。作业治疗师和服务对象经过谨慎分析后方可确认设备是否实用、有效。

技术应用

电脑、手机或平板电脑为接受作业治疗的服务对象提供了许多机会。作业治疗师通过开发一些应用程序（即 Apps），来帮助服务对象参与日常生活。例如，服务对象可能需要一个提醒何时服用药物并提供用药指导的应用程序；也可能需要一个能朗读公共汽车时刻表的应用程序。除此以外，这些技术领域还存在着无限的可能性。

远程医疗

远程医疗（telehealth）是指应用技术手段为服务对象提供健康照护服务，如作业治疗。例如，治疗师可以通过视频电话与服务对象连线，与服务对象一家人共同查看家庭康复计划。这可能成为提供作业治疗服务的一种有效方法，并督促治疗师关注各州的要求和报销政策、与其他治疗师交流讨论，并谨慎考量这种服务提供模式。

教育趋势

教育工作者一直在思考如何教导作业治疗师和作业治疗助理学生在实践中取得成效，他们知道，治疗师进入各种工作场所后将面临广泛的实践需要，需要养成终身学习的习惯，并批判性地对待研究成果。治疗师需要找到现有的研究证据来支持他们的决定，想要证明干预的合理性和证据的有效性，治疗师需要具有批判性分析的能力。基于目前最佳可用研究证据的实践被称为**循证实践**（evidence-based practice），保险公司、消费者和雇主需要包括作业治疗师在内的专业人士为他们的工作提供证据支持。鉴于在医疗照护上的选择如此之多，治疗师必须能够证明其是有效且经济的。

在 2007 年，这种必须进行批判性研究的需求使得硕士学位成为治疗师的入门门槛。此学位反映出现在的治疗师所需的进阶的批判性分析能力和整合能力，尤其是在分析实践研究方面。副学士学位（associate's degree）依然是作业治疗助理（OTA）的教育要求。教育工作者努力教导作业治疗专业学生成为具有批判性和创新性的思想家，进而能够与服务对象和同行进行治疗互动。教育工作者希望能够弥合临床实践和理论之间的差距，从而使学生在实践中能够利用最新的研究成果、做出合理的判断，为服务对象谋求福祉。目前，作业治疗教育面临的问题主要包括对师资的需求、远程学习和为希望重新进入该专业学习的人提供教育。

基于当前健康照护的需求、跨专业工作的趋势及对作业治疗师成为主要转诊力量的期望，专业人士曾考虑将作业治疗专业的入门门槛调高至临床博士学位（OTD），计划在

2025 年进行调整。经过成员的交流讨论，最终作业治疗教育认证委员会（Accreditation Council on Occupational Therapy Education，ACOTE）决定，入门门槛将继续保留在硕士和博士学位上。有关作业治疗师教育水平的更多信息，请参阅第 6 章。

政策和报销

政策对包括作业治疗在内的健康行业具有影响。例如，1983 年的预付制度导致住院时间普遍缩短，但作业治疗师继续在其他场所（如专业护理机构和居家医护服务机构）对这些服务对象进行治疗。虽然联邦法律授权提供服务，但需要州立法规来确定如何执行法律。作业治疗师在政策制定和颁布之初，便需知悉这些政策，并积极主张为功能障碍人士提供服务。框 4-1 列举了部分对作业治疗服务带来影响的政策法规。

作业治疗师通过参与政策的制定来为本专业发声。治疗师的这些呼吁通常在地方、区域或国家层面进行。应对这些挑战的第一步便是让作业治疗师知悉实践所涵盖的领域及其基础。为了提高对影响该专业议题的认识，治疗师可以通过阅读专业期刊、新闻讯息及联邦或州新闻来保持对最新议题的关注。通过积极参与州和国家级别的作业治疗协会、组织，治疗师可以掌握健康照护政策的最新情况。有关专业组织的更多信息，请参阅第 9 章。

2010 年《患者保护和平价医疗法案》

2010 年颁布的《患者保护和平价医疗法案》[*Patient Protection and Affordable Care Act*，PPACA，简称《平价医疗法案》(*Affordable Care Act*，ACA)] 旨在减少医疗支出、提高照护质量，通过对预防医院获得性疾病（如跌倒）、防止再次入院、提供令服务对象满意的优质服务的机构进行奖励来满足民众的医疗需求。作业治疗师尤其适合在提高照护效率和质量方面发挥关键作用，因为他们的职责就是使用有效的评估经验提供以服务对象为中心的照护，并得到明确、可量化的结果。作业治疗师擅长对服务对象的技能进行分析进而鼓励其参与日常活动、增加运动量，借此预防医院获得性疾病、避免因此导致的卧床不起。

AOTA 一直与联邦政策制定者保持密切的合作关系，以保证作业治疗在健康照护领域中被视作关键的一环，并被 ACA 所覆盖。但是，保险的范围和性质由每个州决定，因此作业治疗师必须记录在 ACA 的政策下进行支付的情况。相关的研究、成果及对作业治疗效果的记录显得十分重要，是为这些必须服务提供资金支持的关键。

框 4-1 对作业治疗服务产生影响的法律

---

1. 1973 年《康复法案》第 504 条:"在美国,任何残障人士……均不得仅因……残疾而被拒绝参与联邦财政援助的任何计划或活动,被剥夺合法利益,或是受到歧视"明确了残障人士的权利和福利,以及向学校中可能不符合《残疾人教育法案》规定的接受服务的资格的儿童提供服务。该法案要求,联邦财政援助的任何计划或活动都应提供合理的便利条件,以便残障人士可以参与。

---

2. 1990 年《美国残疾人法案》(ADA):保护残障人士免受歧视。该法案维护并将 1973 年《康复法案》中第 504 条规定的标准扩展到就业实践、沟通交流及影响残障学生待遇的所有政策、程序和实践中。此外,ADA 还将服务范围拓展至工作场所和公共场所。该法案要求,公共场所要保证所有残障人士均可进入。例如,作业治疗师与建筑设计师和雇主合作为残障人士提供便利的工作环境。

3.《残疾人教育法案》(原 PL94-142,或 1975 年《全体残疾儿童教育法案》):要求公立学校向所有符合条件的残疾儿童提供免费、适当的公共教育,并在限制最少的环境中满足他们的个人需求。所有在学校系统中工作的作业治疗师须在本法案规定下工作。因此,作业治疗师的作用是为儿童提供干预,使其能够正常参与教育活动,并保证在限制最少的环境中进行符合儿童需要的干预。

---

4. 1997 年《平衡预算法案》:通过设置治疗服务的上限来控制健康照护成本,进而导致作业治疗工作岗位减少。许多作业治疗师在此期间进入其他工作场所或转向私人诊所工作,这种管理式照护推动了生产力的发展。

5.《医疗保险》:此医疗健康保险计划适用于 65 岁及以上的人和符合特定诊断的残障人士。该计划由联邦政府资助,限制了作业治疗服务的花销和报销范围。

---

6. 2010 年《患者保护与平价医疗法案》(PPACA,PL111-148):该法案旨在提高现有医疗保险的可及性、选择性、成本和覆盖范围,将覆盖范围扩大至所有未参保的美国人。该法案包括一系列基本健康福祉,如康复及相关服务和设备中可能包括的作业治疗服务,决定权在各州。

作业治疗在基层医疗中的作用

基层医疗(Primary care)是指由负责解决大部分人健康照护需求,与服务对象建立持续的合作关系,并在家庭和社区环境中执业的临床医生提供的,综合的、可及的健康照护服务。随着《平价医疗法案》得到认可,新的实践模式正在开发中。这些模式具有以下目标:

1. 改善个人照护体验。

2. 改善人口健康。

3. 降低照护费用。

因此,这些模式能够激励作业治疗师协调照护服务和费用的关系,在保证干预效果的同时降低成本。作业治疗在基础医疗中占据重要地位,因为它认识到并解决了服务对象的生活习惯和日常活动对慢性病管理和健康生活方式的影响。在提高服务对象的自我效能感、减少功能障碍、改善健康状况和降低就医率方面，作业治疗发挥着重要作用。作业治疗师通过提供干预来保障服务对象的安全，如预防跌倒、为驾驶和社区移动提供便利、控制病情、改善生活方式、提供药物管理教育、进行环境改造，并为家庭和照顾者提供支持。《平价医疗法案》为作业治疗师彰显其在健康照护领域中的独特贡献提供了许多机会。

作业治疗的独特价值

作业治疗师必须通过参考具有高等或中等证据力度的干预措施来佐证和记录作业治疗的价值，并为服务对象提供有效、高质量且具有成本效益的服务。有证据支持，基于作业的干预对有中风等神经系统疾病、自闭症、心理疾病的服务对象有积极作用。大量研究证据支持作业治疗在驾驶、校园活动和认知方面的作用。在研究证据和评估工具（具有一定的信度和效度）支持下进行基于作业的干预遵循了作业治疗专业的原则，并且彰显了作业治疗的独特价值。在跨专业团队中体现作业治疗的重要性和独特性，可以让其他专业的人知晓作业治疗的作用，并进一步提升作业治疗的独特价值。在证明作业治疗干预对服务对象及其家庭的作用方面，作业治疗专业人士开展了大量的研究并取得了长足的进步，未来将有更多该专业领域的研究进一步证实基于作业的干预的作用和价值。作业治疗干预使服务对象能够继续参与到他们认为有意义并让他们找到自我的事情中。将这些作业治疗在改善服务对象生活中发挥作用的案例记录下来，有助于为后人提供信心和帮助，将这份事业延续下去。

总　结

作业治疗的《百年愿景》刻画了该专业的成长历程并为未来发展提供了支持。一系列支持作业治疗实践的证据为治疗师的工作提供了帮助并确保该行业的蓬勃发展。服务对象和治疗师的多样性，使该行业在不断变化的健康照护系统中充满生机、彰显价值。作业治疗师需要继续支持并为该专业发声，积极参与到政策的制定和报销事宜中。

学习活动　Learning Activities

1. 回顾近 5 期的《作业治疗实践》（*OT Practice*）杂志，列举当前的议题。向同学们展示你的发现。

2. 回顾 AOTA 全国会议计划，确定当前的议题。

3. 从 6 个新兴实践领域中选择一个，描述作业治疗师在该领域中的角色，以及你认为如何制订未来的计划。

4. 从 6 个新兴实践领域中选择一个，制订一份资源清单。

5. 选择一项健康照护政策，通过讨论其由来和意图对其进行深度剖析。在小组中描述该项政策在实践中是如何实施的。

6. 采访一位作业治疗师，询问《平价医疗法案》对病例记录和实践操作的影响。

复习题　Review Questions

1. 作业治疗专业目前面临哪些问题？

2. 新兴实践领域有哪些？

3. 什么是循证实践？

4. 政策如何影响作业治疗实践？

5. 当前作业治疗教育的趋势是什么？

6. 什么是 ACA，它对作业治疗实践有何影响？

崔滢 译　施晓畅 审校

参考文献

1. Accreditation Council for Occupational Therapy Education. *ACOTE's Statement on the Entry-Level Degree for the OT and OTA*; 2015, August. Retrieved from, http://www.aota.org/Education-Careers/Accreditation/acote-entry-level-degress.aspx.

2. American Occupational Therapy Association. *AOTA's Centennial Vision: Shaping the Future of Occupational Therapy*. Retrieved from, http://www.aota.org/-/media/corporate/files/aboutaota/centennial/background/vision1.pdf; 2007.

2a. American Occupational Therapy Association. *Vision 2025*. Retrieved from, http://www.aota.org/AboutAOTA/vision-2025.aspx. 2016.

3. American Occupational Therapy Association. Occupational therapy practice framework: domain and process (3rd ed.). *Am J Occup Ther*. 2014;68(suppl. 1):S1–S48.

4. American Occupational Therapy Association. The role of occupational therapy in primary care. *Am J Occup Ther*. 2014;68(suppl. 3):S25–S33.

5. Arbesman M, Lieberman D, Metzler CA. Health policy perspectives—using evidence to promote the distinct value of occupational therapy. *Am J Occup Ther*. 2014;68:381–385.

6. Arbesman M, Mosley LJ. Systematic review of occupational therapy and mental health promotion, prevention, and intervention for children and youth. *Am J Occup Ther*. 2012;67:277–283.

7. Assistive Technology Act of 1998. (2004 revised). Retrieved from http://www.parentcenterhub.org/repository/ata/#defs.

7a. Cason J. An introduction to telehealth as a service delivery model within occupational therapy. *OT Practice CE Article*. 2012.

8. Case-Smith J, Holland T, White S. Effectiveness of a co-taught handwriting program for first grade students. *Phys Occup Ther Pediatr*. 2014;34:30–43.

9. Case-Smith J, Weaver LL, Fristad MA. A systematic review of sensory processing interventions for children with autism spectrum disorders. *Autism*. 2015;19:133–148.

10. Clark F, Azen SP, Zemke R, et al. Occupational therapy for independent-living older adults: a randomized controlled trial. *JAMA*. 1997;278 (16): 1321–1326.

11. DeLuca SC, Case-Smith J, Stevenson R, Ramey SL. Constraint-induced movement therapy (CIMT) for young children with cerebral palsy: effects of therapeutic dosage. *J Pediatr Rehabil Med*. 2012;5:133–142.

12. DeLuca SC, Ramey SL, Trucks MR, Wallace DA. Multiple treatment of pediatric constraint-induced movement therapy (PCMIT): a clinical cohort study. *Am J Occup Ther*. 2015;69. Retrieved from 69066180010, http://dx.doi.org/10.5014/ajot.2015.019323.

13. Fisher G, Friesema J. Health policy perspectives—implications of the Affordable Care Act for occupational therapy practitioners providing services to Medicare recipients. *Am J Occup Ther*. 2013; 67(5): 502–506.

14. Hall L, Case-Smith J. The effect of sound-based intervention on children with sensory processing disorders and visual-motor delays. *Am J Occup Ther*. 2007; 61:209–215.

15. Law M, Polatajko H, Baptiste W, et al. Core concepts of occupational therapy. In: Townsend E, ed. *Enabling Occupation: An Occupational Therapy Perspective*. Ottawa, Canada: Canadian Association of Occupational Therapists; 1997:29–56.

16. Metzler C, Tomlinson J, Nanof T, Hitchon J. Health policy perspectives—what is essential in the essential health benefits? And will occupational therapy benefit? *Am J Occup Ther*. 2012;66:389–394.

17. Office of Disease Prevention and Healthy Promotion (ODPHP). (n.d.). *Healthy People 2020*. Retrieved from http://www.healthypeople.gov/2020/leading-health-indicators/2020-lhi-topics/Nutrition-Physical-Activity-and-Obesity/data.

18. Patient Protection and Affordable Care Act. (2010). Pub. L. No. 111–148 3502. 124 Stat. 119, 124. Retrieved from www.healthcare.gove/law/full/index.html.

19. Persch AC. Guest editorial: paying it forward: honoring Jane Case-Smith for commitment to occupational therapy education and research. *Am J Occup Ther*. 2015;69:6906170010. http://dx.doi.org/10.5014/ajot.2015.696004.

20. Schaff RC, Case-Smith J. Sensory interventions for children with autism. *J Comp Eff Res*. 2014; 3:225–227.

21. Scott C, Jaffe D, Tobe G. *Organizational vision, values and mission: building the organization of the tomorrow*. Menlo Park, CA: Crisp Publishers; 1993.

22. US Department of Justice, Civil Rights Division, Disability Rights Section. *A Guide to Disability Rights Laws*; 2009, July. Retrieved from, http://www.ada.gov/cguide.htm.

23. Webster's New World College Dictionary. *Ergonomics*. Cleveland, OH: Wiley Publishing, Inc; 2010. Retrieved from, http://www.yourdictionary.com/ergonomics.

24. Yamkovenko, S. (nd). *The emerging niche: What's next in your practice area?* Retrieved from http://www.aota.org/Practice?Manage/Niche.aspx.

第 5 章
全球视野下的作业治疗

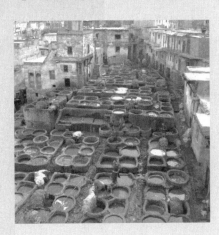

目的　OBJECTIVES

阅读本章后，读者将能够：

· 描述全球视野下作业治疗的重要性。

· 认识到文化对作业表现的影响。

· 描述如何培养文化能力。

· 理解跨专业教育和实践的重要性。

· 列举世界各地作业治疗实践的实例。

· 掌握作业公平的定义并举例说明。

关键词 KEY TERMS

背景

文化能力

文化敏感性

文化响应性照护

文化

跨专业教育（IPE）

作业公平

多发性创伤

世界作业治疗师联盟

无论是生理上还是心理上，作业和利用作业活动增强服务对象的幸福感，是吸引我从事作业治疗的主要原因。在做作业治疗师之前，我在一家精神病医院的封闭病房工作，为有严重心理健康问题的人提供帮助。在工作期间，我注意到，每周有那么几天，有一个人会推着装满不同活动物品的推车，供服务对象使用。许多服务对象除了吃饭便不再离开他们的房间，甚至连吃饭时也不一定会从房间里走出来。然而，当我看到这些人会走出来和这个人一同参与活动时，我十分震惊，我想知道这个人究竟是谁，他在做什么，以及他为什么能给这些服务对象的生活带来如此大的改变。后来我知道了，他是一名作业治疗师，他的工作是为服务对象提供有意义的活动，让他们参与到他们想进行的作业活动中。从那时起，我便深陷其中，立志成为一名作业治疗师。在我的整个职业生涯中，我一直在努力追寻我在那个封闭病房里所看到的东西。人类作业模式（Model of Human Occupation，MOHO）无疑是我在试图理解作业治疗师工作背后的"根据"时的"最佳助手"。

帕特里夏·鲍耶

（Patricia Bowyer）

EdD, MS, OTR, FAOTA

得克萨斯女子大学休斯敦分校

作业治疗学院得克萨斯医疗中心

副主任、教授、博士项目协调员

得克萨斯州，休斯敦

引言

世界作业治疗师联盟（World Federation of Occupational Therapists，WFOT）和美国作业治疗协会（American Occupational Therapy Association，AOTA）共同支持着一个全球互联、满足不同社会需求的专业。《作业治疗实践架构》（*Occupational Therapy Practice Framework*，OTPF）指出了文化对作业表现的影响。因此，作业治疗专业人士往往会考虑到服务对象的文化习俗、信仰和期望。此外，了解其他国家的作业治疗实践基于何种理论及如何开展和衡量，能够让作业治疗师通过对照、比较来考虑最佳实践途径，做出更有利于服务对象的决定。即便一名作业治疗师从未走出国门，仍然会遇到来自不同文化背景的服务对象。意识到并理解不同的文化期待，有助于治疗师与服务对象建立良好的治疗性关系并避免可能阻碍干预进程的失误。

本章通过概述全球范围内的作业治疗实践来探讨作业治疗的全球化，从论述理解文化背景对作业治疗师的重要性开始展开讨论，描述了文化能力和文化响应性照护，以及如何提高与来自不同文化背景的人交流合作的知识和技能。当前的教育课程中设计了多种可以提高学习者文化意识的环节，包括文化沉浸性项目和跨专业教育体验。本章的最后讨论了世界各地的作业治疗实践。

文化在了解作业治疗服务对象中的重要性

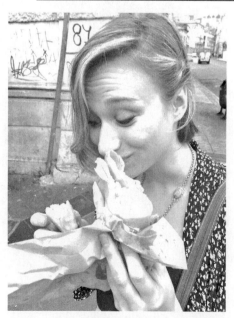

图 5-1　作业治疗师需要考虑文化是如何影响人们参与如吃饭等的作业活动的。

作业治疗师有机会为各种文化背景的、各个年龄段的服务对象提供服务。**文化**（Culture）对作业治疗的各个方面均有影响。它被看作一种"情境"，被定义为"服务对象所在社会所接受的习俗、信仰、活动模式、行为准则和期望"。文化背景影响着服务对象的身份和活动选择。文化是一种行为模式，包括种族、民族、宗教或社会群体的思想、交流方式、行动、习俗、信仰、价值观和制度。一个人的信仰会影响其对所从事的活动及其类型的选择。作业治疗师对活动选择的关注要求他们必须了解文化背景对服务对象的影响（图 5-1）。由文化背景决定的行为准则为作业治疗师制订干预计划提供了许多有用的信息，例如，许多文化背景对餐桌文化有着特定的准则和要求。善用文化背景和文化观念往往是一个成功作业治疗师的标志。作业治疗师在进行活动分析时也会考虑文化背景因素，并在制订干预计划时充分考虑并尊重服务对象的文化价值观和信仰。

虽然个人所属的群体（如种族、民族、宗教或社会）会对其行为和作业期望产生影响，但每个人的行为并非千篇一律，可能会超出既定范围。因此，作业治疗师可将对某一文化群体的普遍了解作为基础信息，需要花费更多时间去了解个人对群体习俗的阐释及其独特的行为呈现。对文化和群体习俗的普遍认知能够帮助作业治疗师了解服务对象的动机、对作业活动的选择及行为准则和期望。治疗师可将对某一特定文化群体的一般性认知作为出发点，制订干预计划并与服务对象建立良好的治疗性关系。

文化对作业表现的影响

文化蕴涵着一个群体的价值观、习俗和惯例。所谓价值观，是人们感兴趣或认为有意义的事物。惯例，是人们为履行个人角色而遵循的常规活动或习惯。角色通常被文化所定义。文化定义了一个角色的期望、责任及准则。上述因素及完成作业活动所需的治疗师的行为、技能和服务对象因素（需要进行的活动）均会对作业表现产生影响。

梅格是一名来自新英格兰中产阶级家庭的 25 岁学生，目前她正在南方的一家大型医疗中心进行二级临床实习。梅格之前没有出去旅行过，因此在面对来自不同文化背景的服务对象时常常感到紧张，尽管如此，她很乐意去了解并体验新的文化背景中的生活。为了提高文化能力，梅格采取了以下措施：

· 她会对有可能遇到的文化进行调查研究，对健康照护、家庭、工作和休闲等方面的文化观念和信仰进行了解，或是与之前在当地进行过临床实习的学生交流、讨论，发现更多细节，以便更深入地理解当地文化。

· 进行一次自我文化敏感性评估，以此判断自己的能力和技能水平。

· 阅读有关各种文化背景的书籍和讯息，特别是关于健康照护观念和信念的。

· 观察她的导师是如何与不同文化背景的人进行互动的，并记录下面对来自不同文化背景的服务对象时需要考虑的具体干预方案。

· 向她的导师求助，让导师来观察她与服务对象的互动。并特别提出让导师在如何进一步提高她的文化敏感性方面提供反馈意见。

·借助文化敏感性评估工具（如人类作业模式评估和加拿大作业表现评估），因为它们不仅为治疗师呈现了服务对象是如何参与日常活动的，而且适用于来自各种文化背景的人。

·更重要的是，梅格在上述各个步骤中都进行了自我反思，并且乐于了解来自不同文化背景的服务对象并为他们提供服务。

文化能力

文化能力（Cultural competence）指一个人对其他文化保持敏感性的能力。文化能力要求治疗师了解不同文化的起源和文化习俗。在作业治疗实践中，往往意味着需要考虑到种族、所接触的科技水平、文化习俗和所使用的语言。例如，在秘鲁的一个节目中，人们通过亲吻双颊来打招呼，工作人员、参与者和家庭成员对外来者表现得十分热情好客。但是，与秘鲁的常态不同，当地工作人员日常通过电子邮件进行沟通。

在国外工作的作业治疗师想要提高文化能力并深入了解当地情况和国家文化**背景**（contexts），可以从检索文献并与熟悉当地文化的人进行讨论开始。此外，还可以从研究地方和国家政府有关健康、教育和残障的政策，当地的健康观念和残障污名化、文化习俗和期望开始。作业治疗专业人士（学生、教师和从业人员）可以查阅 WHO 提供的材料来获取信息。一旦到达东道国，作业治疗师可以通过走访社区和当地的文化历史景点来提高文化敏感性（图 5-2）。为防止所制订的干预计划有悖于当地的文化背景，学生及治疗师在制订干预计

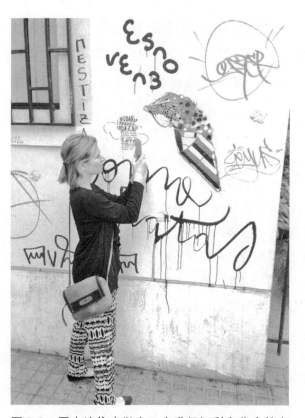

图 5-2　图中这位大学生正在进行智利文化中特有的娱乐活动（绘画艺术）。随着人们的艺术性开发和创造，这面墙上的艺术作品每周都在变化。

划之前可以观察当地治疗师的治疗，并与他们交流讨论当地的治疗策略，这会非常有帮助。

文化响应性照护

作业治疗师在对拥有同样文化背景（种族、民族、语言或宗教）的一群人的态度、感受和境况做出反应时，通常以对其文化群体的认识作为出发点。**文化敏感性**（Cultural sensitivity）是指一个人理解自己和他人文化需求和情感的能力。

苏亚雷斯 - 巴尔卡萨尔（Suarez-Balcazar）等人曾提出一个可用于培养文化敏感性的模式，其中有 3 个要素：

认知（认识 / 知识）：培养文化敏感性的关键在于对理解和学习不同文化的渴望和好奇，并能将其与自己的文化观念相结合，可以通过参与自我反思活动（如日记、讨论、探索有用资源）来提高文化能力。

行为（培养有用的技能）：培养与来自不同文化背景的服务对象沟通的能力是一个动态的过程，需要进行仔细审慎地思考、反思、分析和内省。作业治疗师可以通过与当地人（包括服务对象）进行讨论、查看教育资源以及与他人分享经验来了解当地文化。学生和治疗师可以进行文化敏感性评估来提高自己的文化能力（评估工具参见本章末尾的学习活动）。

组织（为文化能力提供支持）：组织可以为治疗师提高文化能力提供支持。例如，一个能够接受文化差异的组织可能有工作坊（workshops）、研讨会和其他资源来为治疗师提供多元化的实践体验。

米诺（Munoz, 2007）根据作业治疗师的反馈，进一步将**文化响应性照护**（culturally responsive care）分为以下 5 个部分：

- 建立文化意识
- 产生文化认知
- 运用文化技能
- 参与不同文化背景
- 探索多元文化

建立文化意识，是指通过阅读、讨论和反思来认识和理解不同的文化。产生文化认知，可以借助半结构化访谈和文化敏感性评估工具，如人类作业模式和加拿大作业表现评估。通过与来自不同文化背景的服务对象相处，可以使治疗师更好地了解文化价值观、信仰和习俗以运用技能。参与不同文化背景可以进一步培养治疗师的技能，并鼓励治疗师将其运用到各种情境中。获得文化敏感性和文化能力是终生的修为。作业治疗师通过接触多元化的文化背景并进行反思，可以迅速成长并达到触类旁通的效果。

案例研究

托马斯是一名作业治疗师，目前在一家康复中心工作，他非常热爱这份工作，并十分乐意与不同的服务对象打交道，他经常因为自己能够为他们提供以服务对象为中心的干预而感到自豪。有一天，在结束一整天的忙碌后，他突然想起了一个特别的服务对象——玛丽亚，一位遭受过创伤性脑损伤的年长女士。她对托马斯的所有建议均点头表示认可，并且根据要求参与干预活动，在整个治疗期间都表现得很有礼貌。然而，托马斯认为，她并没有全身心地投入治疗。当托马斯询问她对自己的治疗活动有何建议时，她沉默不语。因此，托马斯不能确定目前的干预活动对于玛丽亚来说是否有意义，他在想自己能为此做点什么。

玛丽亚刚从多米尼加共和国来到美国。在了解了她的文化背景后，托马斯发现，一般来讲，来自这种文化背景且处于这个年龄段的人通常将专业人士视作专家，并习惯全盘接受并遵循来自专家的建议。他们通常不会参与到自己的治疗计划中，这一点在美国和加拿大十分常见。此外，这种文化强调女性对男性的遵从，这也解释了为何玛丽亚在被问及她的治疗目标时会做出那样的反应。托马斯意识到，正是他一直遵循的"以服务对象为中心"，让玛丽亚感到十分不适应和困惑。在这种情况下，服务对象的行为反映了她所在文化背景的常态。

在对玛丽亚的文化背景进行讨论和反思之后，托马斯决定在玛丽亚进行治疗时始终有一名女性治疗师在旁。他向玛丽亚解释说明，希望能够帮她制订最适合的治疗目标。对玛丽亚听从专业人士建议的价值观，托马斯表示尊重，并认真仔细地提出契合她文化背景的建议。例如，托马斯向玛丽亚的丈夫演示治疗技术。此外，他还请玛丽亚描述她在目前状态下会进行的文化活动，以更深入地了解她的需求。在这一过程中，托马斯发现玛丽亚平时喜欢烹饪传统美食，于是他们将这一发现纳入干预计划中。谈论她故乡的传统文化能时常唤起她的回忆，并能陪她度过这段初到美国的过渡期。

促进全球视野的教育举措

教师和研究人员已经制订了多项举措，以促进不同文化之间的融合和相互理解。全球性的合作关系涉及不同机构之间达成的共识。这些互惠互利的合作关系丰富了学生的学习生活，并为社区提供了丰富的资源。这类合作关系往往是为了促进资源匮乏国家的个体健康与福祉的发展。但合作关系对双方都有利才是最理想的状态（如图 5-3 所示，一名教师正在为埃塞俄比亚的学生提供教育和有用的资源）。因此，作业治疗教育工作者、学生和从业人员致力于建立这种合作关系。例如，伊利诺伊大学芝加哥分校与秘鲁安沙利文中心（CASP）达成合作，一起开展一项基于社区的研究。埃利奥特（Elliot，2015）对参加短期国际沉浸式体验的学生的反思进行了研究，发现许多学生在反思中提到"希望做一些好事"。这种在不了解他人文化背景的情况下便希望能为他人做一些好事的态度更偏西式（即更富裕的一方去帮助那些相对而言不幸的一方），但并不利于长期合作关系的达成。Elliot 认为，互惠互利的合作关系才会更稳健、持久。

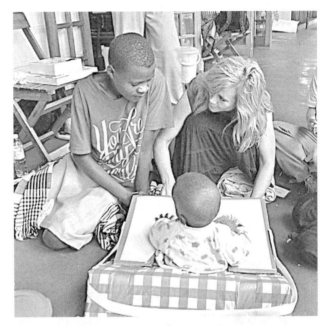

图 5-3　图中所示即互惠合作关系的建立。在这种合作关系中，教师与学员共同完成研究和训练，同时与儿童及其家人通力合作，使参与其中的所有人都从中受益。

良好的合作关系始于开诚布公的沟通、清楚的目标及明确各合作伙伴的贡献和需求。苏亚雷斯 - 巴尔卡萨尔（Saurez-Balcazar，2013）等人和维彻格 · 汉森（Witchger Hansen，2015）提炼了下列对建立和维系合作关系来说关键的要素：

- 进行充分沟通
- 明确目标和期望
- 保证沟通的公开性、诚实性
- 保持一致并以服务对象为中心
- 传承并弘扬文化习俗

- 尊重文化及习俗、价值观和庆祝方式

- 建立信任和尊重的关系

- 了解东道国的地方和国家文化背景

- 建立互惠学习型社区

- 双向帮扶（也称作"行善"）

- 保证资源和学习机会的平等

- 做当地社区要求的事情

- 与合作伙伴分享机会

- 解决社区需求

- 支持当地为解决问题制订的方案

- 研究地方和国家政府关于健康、教育和残障的政策，当地的健康观念和残疾污名化，以及文化习俗和期望

　　作业公平（Occupational justice）是指所有人无论能力、年龄、性别、社会阶层或经济地位如何，均有平等的权利参与日常生活活动。每个人都拥有参与各种有意义的、丰富的社会活动的机会，人人都能参与到满足个人健康和生活质量的活动中。作业治疗师的职责就是让所有人都能参与其中或为其争取平等参与的机会。

全球实践下的跨专业教育和团队合作

　　当今的健康照护环境要求各专业的治疗师紧密合作，共同为服务对象谋求最佳利益。**跨专业教育**（interprofessional education，IPE）是作业治疗教育中的重要组成部分，能够帮助学生为临床实践做好准备。目前，一些学术机构将全球范围内的实践作为跨专业学习的机会（图 5-4A 和 B）。许多机构会安排学生前往其他国家，以了解全球范围内的健康议题，也有些学术课程会安排一些特殊的课堂教学、工作坊、研讨会，以及强调全球化主题的跨专业体验活动。学生们可以通过这些跨专业教育项目了解不同的文化。

　　在跨专业团队中，就全球健康问题进行汇报的学生说，"拥有同样的目标、角色轮廓和团队合作观念"是影响跨专业合作的关键因素。学生们乐于了解他人的专业，并向他人传授自己所学专业的知识。全球健康问题这一话题对团队中的每位学生来说都是陌生的，因此没有哪一专业占据绝对优势。当学生用自己的话来表达自己的独特想法并倾听他人发言时，他们往往会感到更加自信。通过相互倾听，团队成员能够了解对不同职业产生影响的理论根源。而这往往要求他们清楚地了解自己的价值观、哲学

观和理论基础，并将知识作为决
策的基础。团队合作的形式能使
大家更加积极地响应，并能培养
成员们重要的协作技能。诸如
此类的经验能够让学生们看到
"全局"。

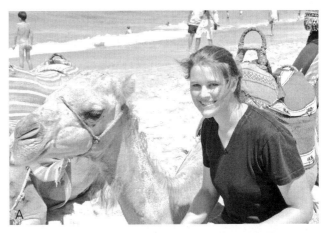

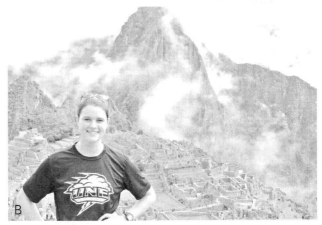

　　例如，在一次 IPE 活动中，
一位服务对象刚刚从苏丹移民到
美国。他讲述了自己的旅程，以
及他来到美国后所面临的挑战。
跨专业团队对他目前的社会需求
和社区资源进行了讨论，然后制
订了一套干预计划，该计划考虑
了健康照护系统及服务对象目前
面临的环境和个人问题。当听到
这名男子在苏丹曾是一名医生
时，大家感到十分惊讶。因所在
的村庄被占领，他逃到了难民
营，和其他几位苏丹男孩一起

图 5-4A，B　一名学生在摩洛哥学习期间获得了信心。

被送到美国，他们没有任何资源或者交通工具，也没有任何家人可以为他们提供支持。
跨专业团队在对这一案例的社会性质进行讨论时，对全球健康照护情况有了深入的了
解，这也从侧面说明了影响人类作业活动的复杂因素。通过讨论，他们对其他专业有
了更深刻的理解，并明确了不同专业的人能够为这位服务对象的干预计划做出什么贡
献、提供何种资源或帮助。

文化沉浸

　　文化沉浸式课程（cultural immersion programs），如作业治疗学生的国际临床实习
机会，能够促进个人和专业的成长和发展（图 5-5）。通过沉浸在另一种文化中，学生
可以深入了解自己，反思自己的文化背景，并能比较和分析政治、社会和环境问题。
这些沉浸式课程对转换学生思维而言至关重要（图 5-6）。通过这些课程，作业治疗专
业的学生可以直接了解当地的健康照护系统及文化观念中对残障、健康和幸福的看法。

想要融入一个新的文化环境，学生往往需要自我反思、有解决问题的能力和一定的觉悟，从而建立信心并为自己赋能。学生通过不同场所下的作业治疗实践机会来逐渐培养文化敏感性。随着在不同环境中进行实践，学生的意识、反思和熟练程度不断得到提高，服务对象所接受的照护质量也随之提升。

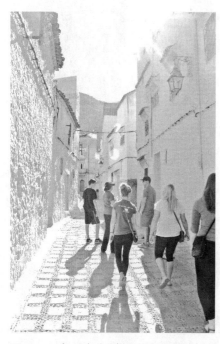

图 5-5　生活在乡村使学生能够通过与当地人相同的方式来参与日常生活活动，进而了解其文化及环境。图中这些学生正走在智利圣地亚哥的鹅卵石街道上。

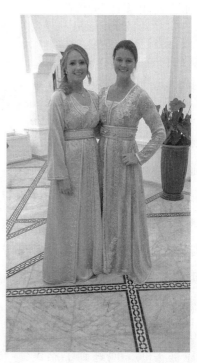

图 5-6　两位学生体验穿着摩洛哥服饰。

国际临床实习经验

一些学生可能会选择通过国际临床实习进行实地调查。作业治疗教育认证委员会（ACOTE）为国际临床实习提供了准则。具体而言，作业治疗专业的学生必须进行"不超过 12 周"的国际临床实习，而作业治疗助理学生在国际临床实习中的时间"不超过 8 周"。学生必须在一名毕业于 WFOT 批准认证的课程项目且具有一年工作经验的作业治疗师督导下完成临床实习。临床实习的场所必须符合教育计划要求（例如免疫接种、犯罪背景调查、职业责任保险）以及国际准则。为了确保学生清楚地理解执业要求（如 NBCOT 认证）并做好充分准备，国际临床实习通常被列为额外的临床实习备选项。国际临床实习中可能面临的挑战具体包括：对异地督导（或远程督导）的质量和形式的担忧，旅途中和住房产生的费用，物流，通讯（可能受到时区影响），难以适应异国环境，语言问题，以及可能很少接触到某些特定病例或病例数低。因而，通过阅读文献、讨论及反思等批判性反思过程可以提升治疗思维。框 5-1 中提供了一系列建议，均来自成功的国际临床实习经验。

框 5-1　关于国际临床实习的建议

- 在安置前、安置中和安置后与实习场所建立有效的合作关系。
- 整个过程中，持续不断地进行对话、调整、后续反馈，以及对价值观和信念的重新审视。
- 确定并记录互惠互利的合作目标。
- 传达清晰明确的期望。
- 明确传达在居住条件、社会支持、熟练程度和学术期望方面的要求。
- 对实习地点进行全面了解。
- 熟悉食物、交通选择、文化规范、当地活动和政府系统等方面的情况。
- 如有必要，考虑聘请一名翻译人员。
- 与合作伙伴进行有效沟通。
- 确定并讨论学生和导师的准备水平。

引自 Cameron, D., Cockburn, L., Nixon, S., Parnes, P., Garcia, L., Leotaud, J., ... Williams, T. (2013). *Global partnerships for international fieldwork in occupational therapy: Reflection and innovation*. Occupational Therapy International, 20(2), 85–93. http://dx.doi.org/10.1002/oti.1352.

全球范围内的作业治疗实践

作业治疗师帮助服务对象参与到他们认为有意义且与自身文化相关的事情中。在制订基于作业的干预计划时，他们会考虑服务对象的价值观、信仰和文化期望。教师和治疗师经常去不同的场所授课或为那里的治疗师提供资源。专家顾问前往资源相对匮乏的地方往往是为了向当地治疗师传授技能，而这些技能在顾问离开或回国后还可以继续为当地治疗师提供帮助。例如，帕蒂·科克尔－博尔特（Patty Coker-Bolt）博士曾在埃塞俄比亚向当地治疗师教授限制－诱导运动疗法（constraint-induced movement therapy，CIMT）的原理及如何制作低成本的椅子。如图 5-7A 和 B 所示，她正在为治疗师及（服务对象的）家人传授知识。

许多国家强调社区实践的重要性。全球的治疗师都在努力应对健康照护拨款所带来的现实压力。这可能会限制临床中作业治疗师的数量。他们必须在报销服务覆盖的系统内工作，如美国的医疗保险（Medicare）和医疗补助（Medicaid）。当一项技术的有效性在一个国家得到证明和承认时，可通过在其他国家开展来进一步为该技术提供证据。通过对来自世界各地的证据进行研究可以进一步促进作业治疗实践的开展。作业治疗循证实践是基于对当前研究证据的分析所做出的实践决策。这要求作业治疗师谨慎对待研究证据，在活动分析的基础上使用治疗思维去做实践决策，并检查干预结果。治疗师

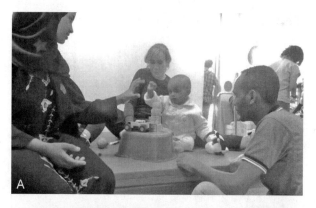

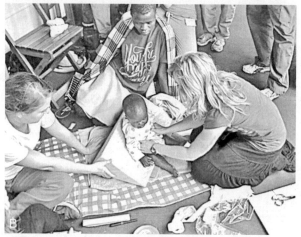

图 5-7 A，B Coker-Bolt 博士与治疗师及家人一起工作，教给他们 CIMT 和低成本的身体摆位操作（low-cost positioning options）。

使用证据来支持治疗思维和干预计划，以确定治疗结果并监督治疗过程。世界各地的循证研究均可被作业治疗师用以支持干预计划。

随着人们逐渐接受世界卫生组织（WHO）提出的关于生活质量和健康保健的理念，一些国家的作业治疗师开始由医院转入社区开展工作。例如，在丹麦，作业治疗服务被视作在家庭和工作环境中所需要的社会服务。在战乱国工作的作业治疗师经常接触到多发性创伤，且可利用的资源有限。**多发性创伤**（Polytrauma）是指受到可能危及生命的多种伤害，最初的干预以药物治疗为主。这种类型的伤害通常需要细致的、长期的作业治疗服务。

许多实践方法是某一国家所独有的，如泰国的大象辅助疗法。麦格拉思（McGrath）和奥卡拉汉（O'Callaghan）（2014）通过一项研究收集了爱尔兰当地在认知症照护方面的许多最新实践数据。研究发现，大多数受访者在基础医疗机构工作，并为早期或轻度认知症患者提供照护。47 位治疗师报道了目前在提供作业治疗服务中存在的障碍，如治疗师时间匮乏（n=42，89.4%）、成本高（n=12，25.5%）、环境对角色产生的限制（n=10，21.3%），以及工作人员缺乏有关认知症的知识和技能（n=7，14.9%）。

加拿大作业治疗协会（Canadian Occupational Therapy Association，CAOT）有一个综合性网站，提供家庭所需的最新资源并重点介绍当前的研究议题。英国在作业治疗应用于精神卫生领域方面已经做了大量的工作，尤其是人类作业模式（MOHO）的应用。

作业治疗师可以通过检索文献了解某一国家在作业治疗实践方面的现状，参加国际会议（如 WFOT 筹办的会议）与来自世界各地的治疗师建立联系。学习其他文化背景下的作业治疗实践，可以让治疗师学习到在其他国家有用的创造性解决方案。这些资源的共享能够使服务对象及其家人受益。

世界作业治疗师联盟

世界作业治疗师联盟（World Federation of Occupational Therapists，WFOT）始于 1952 年，旨在促进和推进作业治疗的开展，维护职业道德和利益，促进信息交流、治疗师的教育和培训，并举办国际会议。WFOT 的使命是"将作业治疗发展为一门国际化的艺术和科学。联盟支持全球范围内作业治疗的运行、实践和发展，以彰显其对社会的意义和贡献"。

作业治疗师和学生可以通过他们的国家协会申请成为 WFOT 的会员，须支付年度会员费。WFOT 提供的作业治疗国际外展网络（OT international outreach network，OTION）论坛，成为会员、出版物和大会承办方的交流平台。

总 结

作业治疗实践遍布世界各地。了解不同的文化并培养技能以在文化背景方面对服务对象做出响应，有助于营造良好的互信的治疗性关系。理解可能对服务对象及其家庭产生影响的因素，使作业治疗师能够倡导作业公平并满足服务对象需求，同时为其他人提供更优质的资源。在当今国际社会中，治疗师必须不断提升文化能力并知悉世界各地的作业治疗理论和实践。

学习活动 Learning Activities

1. 了解一项你自己故乡以外的文化习俗。描述这种文化如何影响特定作业活动。这种文化所特有的作业活动是什么？

2. 在你的学校通过线下或线上形式体验一次跨专业教育。你从其他专业人士那里学到了什么？它是如何丰富学习体验的？

3. 采访来自另一个国家的人，探索其对健康和残疾的看法。

4. 调查另一个国家的作业治疗实践。哪些社会、政治或环境因素会影响健康照护？

5. 在以下文化敏感性测试中选择一项完成，对自己的优势和劣势进行反思。制订一个计划，以提高你的文化敏感性水平。

- 文化能力评估工具（Cultural Competence Assessment Instrument，CCAI）：

  http://www.excellenceforchildandyouth.ca/ support-tools/measure-profile?id = 362

- 文化能力健康治疗师评估（Cultural Competence Health Practitioner Assessment）：

  http://www4.georgetown.edu/uis/keybridge/ keyform/form.cfm?formID = 277.

- 质量和文化测验（Quality and Culture Quiz）：

  http://erc.msh.org/ mainpage.cfm?file = 3.0.htm&modue = provide& language = English

- 自我反思文化敏感性量表（Self-Reflection Cultural Sensitivity Scale）：

  http://cirrie. buirfalo.edu/culture/curriculum/activities/scale.php

复习题　Review Questions

1. 全球视野下，作业治疗的重要性是什么？
2. 文化如何影响作业表现？
3. 作业治疗师可以参与哪些活动来提高对文化能力的技能和态度的认识？
4. 何为作业公平？在作业治疗实践中有哪些相关的例子？
5. 跨专业教育和实践对服务对象和团队成员有何益处？
6. 有哪些策略可以培养在跨专业团队中工作的技能？

崔滢 译　施晓畅 审校

参考文献

1. Accreditation Council for Occupational Therapy Education. *ACOTE Standards and Interpretive Guide*. 2011. Available online at http://www.aota.org/Educate/Accredit/StandardsReview.aspx.

2. American Occupational Therapy Association. *AOTA's Centennial Vision*. Retrieved from, 2006. http://www.aota.org/News/Centennial/Background/36516.aspx?FT = pdf.

3. American Occupational Therapy Association. Occupational therapy practice framework: domain and process (3rd ed.). *Am J Occup Ther*. 2014;68:S1–S48. Retrieved from, http://dx.doi.org/10.5014/ajot.2014.682006.

4. Cameron D, Cockburn L, Nixon S, et al. Global partnerships for international fieldwork in occupational therapy: reflection and innovation. *Occup Ther Int*. 2013;20(2):85–93. http://dx.doi.org/10.1002/oti.1352.

5. Coker-Bolt P, DeLuca S, Ramey S. A partnership model to adapt and implement pediatric constraint-induced movement therapy (CIMT) in Sub-Saharan Africa. *Occup Ther Int*. 2015;22(3):141–151. http://dx.doi.org/10.1002/oti.1932.

6. Cooper B, MacMillan B, Beck R, Paterson M. Facilitating and evaluating a student-led seminar series on global health issues as an opportunity for interprofessional learning for health science students. *Learning Health Soc Care*. 2009;8(3):210–222.

7. Cooper C. Student perspectives: global health issues fostering interprofessional collaboration at Queen's University. *Occup Ther Now*. 2012;14(2):24–26.

8. Depoy E, Gitlin L. Introduction to research. In:

Understanding and Applying Multiple Strategies. St. Louis, MO: Elsevier Mosby; 2011:316–318.

9. Elliot ML. Critical ethnographic analysis of "doing good" on short-term international immersion experiences. *Occup Ther Int*. 2015;22(3):121–130. http://dx.doi.org/10.1002/oti.1390.

10. Goode T, Sockalingam S, Bronheim S, Brown M, Jones W. *A Planner's Guide*. Retrieved from, http://nccc.georgetown.edu/documents/Planners_Guide.pdf; 2000.

11. Hilderand K, Lewis L, Pizur-Barnekow K, et al. *How Can Occupational Therapy Strive Towards Culturally Sensitive Practices?* Bethesda, MD: AOTA; 2013.

12. Hume C. Why a global perspective can benefit occupational therapy. *Br J Ther Rehabil*. 2002; 9(6):205.

13. Karhula M, Harra T, Kanelisto K, Heiskanen T, Kronlöf GH. An overview of the current status of evidence-based occupational therapy in Finland. *WFOT Bulletin*. 2011;64:24–28.

14. McGrath M, O'Callaghan C. Occupational therapy and dementia care: a survey of practice in the Republic of Ireland. *Aust Occup Ther J*. 2014;61(2):92–101. http://dx.doi.org/10.1111/1440-1630.12081.

15. Munoz JP. Culturally responsive caring in occupational therapy. *Occup Ther Int*. 2007;14:256–280.

16. Quick C, Judkins J, Prudencio T, et al. *Occupational therapy in polytrauma*. Fact Sheet, Bethesda, MD: AOTA; 2014.

17. Suarez-Balcazar Y, Hammel J, Helfrich CA, Thomas J, Wilson T, Head-Ball D. A model of university–community partnerships for occupational therapy scholarship and practice. *Occup Ther Health Care*. 2005;19:47–70.

18. Suarez-Balcazar Y, Hammel J, Mayo L, Inwald S, Sen S. Innovation in global collaborations: from Student placement to mutually beneficial exchanges. *Occup Ther Int*. 2013;20(2):94–101. http://dx.doi.org/10.1002/oti.1341.

19. Suarez-Balcazar Y, Harper G, Lewis R. An interactive and conceptual model of community–university collaborations for research and action. *Health Educ Behav*. 2005;32:84–101.

20. Suarez-Balcazar Y, Witchger Hansen AM, Muñoz JP. Transformative nature of global partnerships. *Occup Ther Int*. 2015;22(3):117–120. http://dx.doi.org/10.1002/oti.1406.

21. National Center for Cultural Competence. (nd). *Curricular enhancement module series: Glossary*. Georgetown University Center for Child and Human Development. Retrieved from). http://www.ncccurricula.info/glossary.html.

22. Waite A. OT around the world: profiles of occupational therapists in South America, Europe, the Middle East, Africa, and Asia. *OT Practice*. 2015; 21(1):8–12.

23. Witchger Hansen AM. Crossing borders: a qualitative study of how occupational therapy educators and scholars develop and sustain global partnerships. *Occup Ther Int*. 2015;22(3):152–162. http://dx.doi.org/10.1002/oti.1401.

24. World Federation of Occupational Therapists. *Fundamental Beliefs*. Retrieved from, http://www.wfot.org/AboutUs/FundamentalBeliefs.aspx; 2011.

25. World Health Organization. *World health Report 2004: Changing history*. Retrieved from, http://www.who.int/whr/2004/en/index.html; 2004.

第二部分

作业治疗：作业治疗师
Occupational Therapy：The Practitioner

第 6 章

从学生到作业治疗师：
教育准备与资格认证

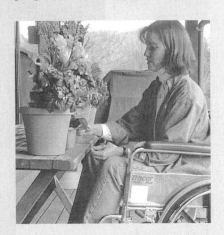

目的 OBJECTIVES

阅读本章后，读者将能够：

· 了解作业治疗课程的认证流程。

· 确定三类作业治疗相关人员。

· 了解作业治疗相关人员的角色。

· 了解每一类作业治疗相关人员的教育与专业要求。

· 了解一级与二级临床实习的目的。

· 了解作业治疗学博士（OTD）与哲学博士（PhD）学位。

关键词 KEY TERMS

认证

作业治疗教育认证委员会

注册作业治疗助理

作业治疗学博士

临床实习

一级临床实习

二级临床实习

执照法

全国作业治疗认证委员会

作业治疗师

作业治疗助理

作业治疗助手

注册作业治疗师

服务能力

监督

　　在我的作业治疗教育生涯中，最令人难忘的是有幸结识了一群非常优秀的学生，并且有机会与他们分享我对有益健康的作业活动价值的信念与哲理。我的学生们也教会了我很多关于生活、教和学方面的事情。协助并见证一名学生成长为专业作业治疗师真的是一种收获丰富的经历。

洛兰·威廉斯·佩德雷蒂

（Lorraine Williams Pedretti）

理学硕士，注册作业治疗师（已退休）

圣荷西州立大学作业治疗学系名誉教授

圣荷西，加利福尼亚

向服务对象提供作业治疗的人员可分为三类，这三类人员所接受的训练类型、训练时长及所履行的职责各不相同。第一类是**作业治疗师**（occupational therapist），在专业水平上训练程度最高；第二类是**作业治疗助理**（occupational therapy assistant，OTA），需接受技术层面的训练，并在作业治疗师的**监督**（supervision）下工作；第三类是**作业治疗助手**（occupational therapy aide），他们在实地工作之前不接受专门训练，但需要接受在职训练。

本书所使用的术语与美国作业治疗协会（AOTA）的一致，作业治疗相关人员（occupational therapy personnel）一词是指所有协助提供作业治疗服务的人员（包括作业治疗学生和助手）。作业治疗从业人员（occupational therapy practitioner）一词是指任何"最初被认证为作业治疗师或作业治疗助理，或者经州、区、自治区或美国属地许可或监管可从业的作业治疗师或作业治疗助理，并且未因纪律处分而被撤销认证、执照或监管的个人"。当需要区分这三类人员时，则使用相应的称谓。

本章重点介绍了作业治疗师和作业治疗助理的教育准备和认证流程，并介绍了作业治疗相关人员的角色和职责。

作业治疗师和作业治疗助理的角色

作业治疗师是提供作业治疗服务的独立从业人员，负责提供全面的作业治疗，并对作业治疗服务的安全和效果负责，指导评估过程、解释数据、制订干预计划并衡量结果。他们监督作业治疗助理和作业治疗助手的工作，并决定何时分配职责。作业治疗师是寻求监督和指导以促进其职业成长的专业人员。他们知道自己何时需要进阶训练，并寻找机会提升自己的能力，以造福服务对象及其家庭。

作业治疗助理接受作业治疗师的监督，并与其合作提供作业治疗服务，通过完成一部分评估来参与一部分评估过程（一旦服务能力得以实现）。**服务能力**（service competency）是指作业治疗师和作业治疗助理在衡量服务对象表现时以同样的方式执行某项技能，或者获得同样结果的能力。如图 6-1 所示，作业治疗师可能会要求作业治疗助理进行一部分评估，来看看其能否得到相似的结果。当作业治疗助理和作业治疗师获得相同结果或者以相同方式做事时，他们就拥有了服务能力，这使得二者能够确信他们做的是一致的。虽然作业治疗助理可以为评估提供信息，但他们不负责解释数据。作业治疗师负责最终制订和实施计划，作业治疗助理通过直接与服务对象合作完成活动来执行干预计划，二者在整个干预过程中进行合作。例如，作业治疗助理可通过治疗中的一些想法形成治疗思维，并汇报这一过程。他们可以讨论服务对象迄今为止的进展情况，以获得反馈或建议，从而提高某一阶段作业治疗的有效性。作业治疗师可以观察作业治疗助理执行新策略的情况，以提供反馈和支持。作业治疗助理有责任寻求并获得质量、频率都适当的监督，以便提供合适的作业治疗服务。作业治疗师和作业治疗助理都应遵循国家实践法案，这些法案为监督、记录和干预提供了具体的指导方针。如果在政府的、专业的或保险的指南之间存在差异，作业治疗师必须遵循最严格的指南。作业治疗助手为作业治疗师和作业治疗助理提供支持性服务，他们不提供技巧性强的作业治疗服务，但接受作业治疗师或作业治疗助理的培训，以执行专门设计的任务或活动。

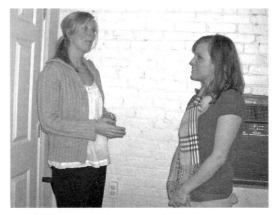

图 6-1　作业治疗师和作业治疗助理讨论他们在近期观察中的发现，以提高服务能力。

教育课程认证

美国作业治疗协会（AOTA）的**作业治疗教育认证委员会**（ACOTE）负责规范美国作业治疗师和作业治疗助理的入门教育课程。1935 年以来，AOTA 为该课程制订了标准，并且由不同的相关团体、教育课程负责人和公众每 5 年审查和修订一次。2011年，作业治疗师和作业治疗助理课程标准完成了一次修订，并于 2013 年生效（这意味着教育课程必须在 2013 年之前符合新标准），这些标准发布在《作业治疗师认证教育课程标准》（*Standards for an Accredited Educational Program for the Occupational Therapist*）和《作业治疗助理认证教育课程标准》（*Standards for an Accredited Educational Program for the Occupational Therapy Assistant*）中。

作为认证过程的一部分，ACOTE 评估每个教育课程是否符合标准，只有符合ACOTE 标准的课程才能获得认证并保持认证资格；审查教育课程以确定它们是否达到ACOTE 标准的最低要求。所有的教育课程必须显示达到最低标准才能获得认证。该标准包括行政流程、教育内容和临床实习过程。例如，开设该课程的学校必须将他们开设新课程的意图告知 ACOTE，并且需要设计一个符合该标准且包含课堂作业的教育课程。认证需要对课程设计进行审查并进行现场评估，现场评估包括对校友、在校学生、教师和行政管理人员的访谈。待达到这些能力要求的最低标准之后，该课程才得到完全认证，并于日后进行定期审查。为了保持认证资格，学校必须在该课程上一次认证到期前提交一份"自查报告"（Report of Self-Study）并接受实地考察，评审委员会有权批准或不批准。

ACOTE 标准的前言概述了博士、硕士和学士级别的毕业生必须具备的条件。博士毕业生从事研究和领导工作，并准备提供直接的护理，他们被训练担任顾问、教育者、管理者、领导者、研究者，以及行业和消费者的倡导者等职位。硕士毕业生也具备护理服务对象的基本技能，可以担任顾问、教育者、管理者、研究者，以及行业和消费者的倡导者。作业治疗助理的培养目标是"具备作为一个直接的提供者、教育者及行业和消费者的倡导者的基本技能"。这些人员都为作业治疗专业提供重要的服务。

认证（accreditation）表示一个作业治疗教育课程已达到本专业所建议的最低教育标准，且学校已得到 ACOTE 的正式批准。这一批准确保完成该认证课程的毕业生达到了最低入门标准，并且具备国家认证考试的应考资格。截至 2016 年，美国经过认证的作业治疗师课程有 196 个、作业治疗学博士课程有 40 个、作业治疗助理课程有 272 个。目前，所有课程的明细都可以在 AOTA 网站上找到（www.aota.org）。

许多课程正在开发过程中（24 个作业治疗师课程，47 个作业治疗助理课程）。因此，建议未来的学生在选择学校时，应该了解学校的认证情况，其毕业生在国家认证考试中的成功率、就业率，办学宗旨和理念，以及教育课程的设计和重点等信息。

入门教育准备

表 6-1 总结了不同级别作业治疗教育准备的特点。实际上，作业治疗师和作业治疗助理的角色是相辅相成的，因此，二者的入门准备课程由相似的课堂教学和临床实习经验组成，这反映了当前的实践情况。作业治疗师和作业治疗助理级别的学生学习解剖学、生理学、病理学、运动学及通识教育课程，最终获得各自学院或大学颁发的学位，专业领域科目的课程在内容上也大致相同。这两个级别的学生都要学习作业治疗原则、实践和过程。与作业治疗助理教育的不同之处在于，作业治疗师教育在核心的专业课程中提供了更为详细的理论，且更加强调评估、解释和研究。

每个层级的训练都需要实践经验，称为**临床实习**（fieldwork），目的是促进学生在从学生到作业治疗师的角色转变过程中的思考、推理、表现和专业化。参与实习工作的经历巩固和深化了学术课程的知识，使学生能够整合材料，以便学以致用。因此，临床实习是作业治疗课程和培养有能力的入门级别作业治疗师的重要组成部分。

学生们的技术和治疗思维能力与日俱增（图 6-2），因此，作业治疗师和作业治疗助理的教育课程都需要两个层级的临床实习。入门级别称为一级临床实习，与学术课程同时完成，包括观察和参与作业治疗过程的选定（图 6-3），其目的是向学生介绍专业和各种干预的应用。**一级临床实习**（level I fieldwork）允许学生跟随作业治疗师学习，观察服务对象的互动和干预，参与实践，完成强化专业学习的任务。例如，学生在课堂上学习以主观、客观、评估、计划（SOAP）的格式写治疗记录，并且在一级临床实习中完成一个他们观察的服务对象的 SOAP 治疗记录。一级临床实习所需的时间和作业类型因课程不同而异。

二级临床实习（level II fieldwork）是学生实际操作的临床实践，旨在为学生提供监督下深入实践作业治疗服务的机会。作业治疗师课程的学生在一个实习单位至少要完成 24 周的全职二级临床实习，而作业治疗助理学生则需完成 16 周。进入二级临床实习的学生将全方位参与作业治疗实践，在实习结束时，学生将具备成为入门级别作业治疗师的能力，学生要完成两次独立的二级临床实习。例如，学生可以分别在一个大型医疗机构和一个社区精神健康中心完成二级临床实习。在不同的单位实习可以为学生提供最佳的学习经验，并为学生在各种情况下的工作做好准备。

表 6-1　各层级作业治疗教育准备的特点

学位	独特的课程特点	入学条件	平均课程年限	附加要求
副文学学士 / 副理学学士（需要作为作业治疗助理执业）	注重与作业治疗方法和程序相关的技术能力	高中文凭	2 年	16 周二级临床实习
初级理学硕士 / 文学硕士 / 作业治疗学硕士（需要作为作业治疗师执业）	深入的理论；更强调评估，解释和干预计划；强调对实践研究的批判性分析	作业治疗，健康科学或其他领域的学士学位	获得学士学位后 2 年	24 周二级临床实习；基础研究项目或论文
进阶理学硕士或文学硕士	培养进阶研究技术和专科实践能力	作业治疗专业学士学位	获得学士学位后 1~3 年	硕士论文或高级研究项目；可能需要额外的临床实习
入门级别作业治疗学博士	进阶实践能力，临床领导能力，学术成就	任何领域的硕士学位	获得学士学位后 3 年	需要临床研究项目或实习
专业后作业治疗学博士	进阶实践能力，临床领导能力，研究和学术成就	作业治疗学硕士学位	硕士毕业后 2~3 年	需要临床研究，领导能力，学术成就
博士学位（哲学博士，教育学博士，公共卫生学博士）	为专业提供研究和知识	硕士学位	3~5 年	博士论文

注：副文学学士：Associate of Arts，AA；副理学学士：Associate of Science，AS；文学硕士：Master of Arts，MA；作业治疗学硕士：Master of Occupational Therapy，MOT；理学硕士：Master of Science，MS；作业治疗：occupational therapy，OT；作业治疗学博士：Doctor of Occupational Therapy，OTD；哲学博士：Doctor of Philosophy，PhD。

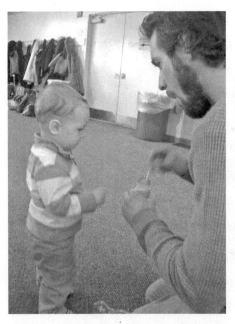

图 6-2　作业治疗专业的学生进行临床实习，以提高实践中的治疗思维。

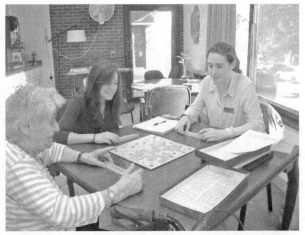

图 6-3　作为一级临床实习经历的一部分，作业治疗专业的学生让一位老年人参与一个游戏，以促进其社会活动的参与。

作业治疗师的教育分布分析

劳动力数据显示，作业治疗师主要是女性，大多数作业治疗助理拥有专科（相关学士）学位（93%），大多数作业治疗师拥有硕士学位（60%），入门级别博士课程正在兴起。根据《平价医疗法案》，人们可以预测，未来对作业治疗助理的需求会更大，这样作业治疗师就可以实施评估。事实上，作业治疗师和作业治疗助理职位的增长率"远远高于预期"，这一点由作业治疗助理教育课程 5 年内的增长率达 70% 可以证明。

作业治疗师的教育准备

2007 年以来，作业治疗师必须完成硕士学位才能从业，因此近年来硕士水平作业治疗师的比例有所上升。2007 年以前，持有学士学位的作业治疗师享有可继续从业的"特权"。有些大学提供了相关课程以帮助这些有学士学位的作业治疗师进一步获得硕士学位，这些课程通常在晚上和周末进行，以配合治疗师的工作时段。在相关领域（如心理学、儿童发展学）获得学士学位的学生可以学习入门级别硕士学位（有时也称为基础硕士学位）课程，我们鼓励学生通过与当地大学和学院的沟通来探索各种教育选择。

入门级别作业治疗学博士

拥有非作业治疗学科学士或硕士学位的学生可以选择取得入门级别（entry-level）**作业治疗学博士**（Doctor of Occupational Therapy，OTD）学位，该学位旨在教导作业治疗师能够为成果研究、项目评估和循证实践做出贡献。因此，OTD 可以帮助作业治疗师作为跨专业团队成员参与其中，并为该专业所需的结果证据做出贡献。这个学位也被称为临床博士学位。

专业后作业治疗学博士

作为作业治疗师的学生可以决定参加一个专业后作业治疗学博士（Postprofessional Doctor of Occupational Therapy）课程，以提高他们的临床专业水平、发展研究技能，培养强大的领导能力和 / 或教育技能，从而推动职业发展，增加专业学术成就。

专业后教育

哲学博士（PhD）学位是传统的研究生学位，是以研究为基础的学位。教育学博士（EdD）、理学博士（ScD）和公共卫生学博士（DrPH）均是基于研究的学位类型。有些学术机构提供作业治疗、作业科学和其他相关领域的博士学位，如心理学，这对专业人员很有吸引力。拥有博士学位者被培养成独立的研究者，其重点是对知识的探索。

作业治疗入门级别学位

由于医疗保健的需求和行业循证研究的需要，专业间的团队协作越来越重要，AOTA 理事会建议，到 2025 年将作业治疗师入门级别学位调整为 OTD 单一入口。然而，经过成员和利益相关者的大量讨论和研究，理事会于 2015 年 8 月发表了一份声明，指出他们的立场是硕士和博士入门级别学位仍是作业治疗师进入专业的选择。他们列举了维持这两个入门选择的原因：这两个学位之间存在着有限的差异，学术机构可能没有足够的作业治疗学博士老师来满足需求，额外的临床实习预期存在问题，以及两个入门选择允许该专业灵活应对不断变化的卫生保健需求。只有代表大会才能制定作业治疗的官方专业政策或标准。

作业治疗助理的教育准备

1965 年，AOTA 规定在专科或社区学院设立作业治疗助理课程。作业治疗助理教育课程由 9 个月逐渐延长到 12 个月，再延长到 2 年。自 1977 年开始，作业治疗助理学生也必须参加资格认证考试。目前，作业治疗助理学生必须在社区学院、专科学院或技术训练学校所开设的认证课程中完成至少 2 年的高中后教育，同时必须成功完成一级和二级临床实习。至于所取得的学士学位（理学或文学）类型，则视其就读的学校而定。学生在完成所有教育要求和二级临床实习后，即有资格参加作业治疗助理全国资格认证考试。作业治疗助理的课程通常较少关注理论，而是侧重该领域的"实践"方面，如作业治疗中使用的方法和程序。

作业治疗助理学生可以选择进修相关领域的学士学位，然后再攻读作业治疗入门级别硕士学位。有些大学为作业治疗助理学生提供非传统课程，使其能够根据完成的工作获得学分以取得进阶的学位。例如，周末和线上课程可以帮助作业治疗助理提高教育水平，我们鼓励有意于提升学历的学生与各院校联络，进行多方选择。

AOTA 理事会决定，作业治疗助理的入门级别学位将同时提供副学士学位和学士学位，委员会认为这两个入门级别学位可以更好地为个人进一步的学术成就和担任领导职务做准备，并增加实践的机会，以便有更大的灵活性来应对服务对象和全民不断变化的卫生保健需求。

入门资格认证和各州执照认可

认证出具证书是指承认个人具备成为入门级别作业治疗师的资格，无论是**注册作业治疗师**（OTR）或**注册作业治疗助理**（COTA）。在完成教育和临床实习的要求后，每个教育级别的毕业生都有资格参加由**全国作业治疗认证委员会**（NBCOT）举办的全国认证考试。该认证考试时间为 4 小时，题型为选择题，涵盖实践、伦理、服务提供制度及基础的作业治疗原则所有领域的评估和干预计划。通过认证考试的考生有权在其姓名后使用相对应的专业头衔——OTR 或 COTA。一旦通过考试，便可以申请执业所需的州执照，未能通过考试的考生可以重考。然而，每一次考试都需要缴费。通常情况下，持有临时许可证的考生若未通过考试则不能继续承担作业治疗师的工作，在通过考试之前，他们可以担任作业治疗助手。

州立法规

执照法通常用来规范作业治疗实践的行为，保护公众免受不道德、不称职或未经授权的作业治疗师的伤害。州**执照法**（licensure laws），也称为实践法，规定了作业治疗的法律定义和作业治疗区别于其他专业的实践领域。这些法律为消费者、机构和服务提供人员提供了重要的指导，特别是在从业者的最低资格方面。州实践法涉及监督、服务能力和实践范围，要求专业人员通过参与继续教育显示出持续性能力。

作业治疗师必须随时了解其所在州执照法的最新状况及任何规章的修改建议，因为政府领导和其他专业组织可能反对这些保护和支持作业治疗从业人员的执照法，作业治疗师必须参与制定并倡导这些指导方针和实践法，州立执照将在第 8 章中进一步讨论。

资格认证与登记制度的历史

作业治疗资格认证**注册**（registration）始于 1931 年，当时 AOTA 列出了完成经核准的专业训练且具有一年工作经验的作业治疗师的名单，这些符合条件的人就是注册作业治疗师（OTR）。第一份登记册刊登于 1932 年，列出了 318 位作业治疗师。1939 年，注册的标准包括通过短文写作考试。1947 年，短文写作考试改为客观的选择题考试，并沿用至今。

20 世纪 50 年代后期，对毕业于已批准的教育课程的作业治疗助理实施注册。最初，在失能领域具备两年以上工作经验的人，即使毕业于未经批准的课程也可进入本行业。该方案于 1963 年被取消。第一次作业治疗助理认证考试于 1977 年举行。

1980 年，AOTA 为希望获得认证的非其成员的作业治疗师设立了一个称为"仅认证"的类别。该认证过程于 1986 年进行了一次重大行政改革，成立了一个独立的认证委员会，将 AOTA 的成员资格和认证分开。这个委员会最初被命名为美国作业治疗认证委员会（American Occupational Therapy Certification Board，AOTCB）。1988 年，AOTCB 成为法人团体，独立于 AOTA。1996 年，AOTCB 更名为全国作业治疗认证委员会（National Board for Certification in Occupational Therapy，NBCOT）。NBCOT 由 15 名成员组成，包括 8 名作业治疗师和 7 名社会成员。NBCOT 独立执行初次认证的所有业务，也建立了认证更新方案的程序并已实施，其中包括创建一个电子档案（e-portfolio）以确定持续性能力，敦促作业治疗师完成 NBCOT 提供的专业发展工具（Professional Development Tool，PDT）。

总　结

　　作业治疗师和作业治疗助理是作业治疗专业的两个正式级别，每个人都受过作业治疗理论、哲学和过程方面的正规教育。作业治疗师和作业治疗助理的正规教育内容相似，但是作业治疗师接受了更深的理论知识和研究。作业治疗助理的教育课程通常需要 2 年时间来获得相关学士学位，而作业治疗师需要硕士学位（5~6 年的学习）。完成规定的作业治疗师或作业治疗助理课程的学生即有资格参加全国认证考试，并能申请州执照。作业治疗师可以通过参加继续教育来提高实践能力。

学习活动　Learning Activities

1. 准备一份关于全国作业治疗认证委员会（NBCOT）考试的报告。

2. 写一篇关于作业治疗教育历史的短文。

3. 采访一位作业治疗师，了解他进入这个领域的动机。他是如何得知作业治疗的？他为什么决定从事这一行业？他的学历背景是什么？请他描述一下自己的临床实习经历。

4. 比较两所大学的作业治疗课程，描述它们各自的教育等级、课程要求和时间要求。

5. 了解作业治疗师（OT）、作业治疗助理（OTA）、作业治疗学博士（OTD）和哲学博士（PhD）课程的教育要求。

6. 完成美国作业治疗协会（AOTA）专业发展工具（PDT），创建一个专业计划。

复习题　Review Questions

1. 作业治疗相关人员有哪些类别？

2. 各类人员的学历要求是什么？

3. 各类人员的专业要求是什么？

4. 什么是作业治疗教育认证委员会？

5. 作业治疗师和作业治疗助理的认证流程是什么？

6. 作业治疗师和作业治疗助理的临床实习要求是什么？

肖伯恒 译　施晓畅 审校

参考文献

1. Accreditation Council for Occupational Therapy Education. *Standards and Interpretive Guide: August 2015 Version*. 2011. Retrieved from, http://www.aota.org/-/media/Corporate/Files/EducationCareers/Accredit/Standards/2011-Standards-and-Interpretive-Guide.pdf.

2. Accreditation Council for Occupational Therapy Education. *ACOTE's Statement on the Entry-Level Degree for the OT and OTA*. 2015, August. Retrieved from, http://www.aota.org/Education-Careers/Accreditation/acote-entry-level-degrees.aspx.

2a. Accreditation Council for Occupational Therapy Education (ACOTE). *ACOTE October 2016 Accreditation Actions*. 2016. Retrieved from, http://www.aota.org/~/media/Corporate/Files/EducationCareers/Accredit/Announcements/Actions/October2016ACOTEActionsforWeb.pdf.

3. American Occupational Therapy Association. Eye on the profession: AOTA: chronology of certification issues dated through January 29. *OT Week*. 1997; 11(7): 9–12.

4. American Occupational Therapy Association. Occupational therapy fieldwork education: value and purpose. *Am J Occup Ther*. 2009;63(6):821–822.

5. American Occupational Therapy Association. *Advisory Opinion for the Ethics Commission: OT/OTA Partnerships: Achieving High Ethical Standards in a Challenging Health Care Environment*; 2010. Retrieved from, http://www.aota.org/-/media/corporate/files/practice/ethics/advisory/ot-ota-partnership.pdf.

6. American Occupational Therapy Association. Guidelines for the supervision, roles, and responsibilities during the delivery of occupational therapy services. *Am J Occup Ther*. 2014;68(suppl 3):S16–S22.

7. American Occupational Therapy Association. *Academic Programs Annual Data Report: Academic Year 2014–2015*. Bethesda, MD: AOTA; 2015. Retrieved from, http://www.aota.org/-/media/corporate/files/educationcareers/educators/2014-2015-annual-data-report.pdf.

8. American Occupational Therapy Association. *Salary & Workforce Survey: Executive Summary*. 2015. Retrieved from, http://www.aota.org/education-careers/advance-career/salary-workforce-survey.aspx.

9. American Occupational Therapy Association. Standards of practice for occupational therapy. *Am J Occup Ther*. 2015;69(suppl 3):http://dx.doi.org/10.5014/ajot.2015.696506 6913410057p1-6913410057p6.

10. American Occupational Therapy Association. *Reference Manual of the Official Documents of the American Occupational Therapy Association, Inc*. 20th ed. Bethesda, MD: Author; 2015.

第 7 章

作业治疗师：角色，主要责任及其关系

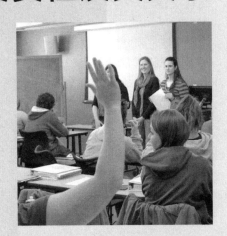

目的 OBJECTIVES

阅读本章后，读者将能够：

- 明白作业治疗师可能担任的不同角色。
- 描述作业治疗师的工作表现水平。
- 解释活动指导者的角色。
- 如实践范围所述，讨论实践标准中作业治疗师及作业治疗助理提供服务时的最低责任。
- 了解督导的等级及影响这些等级的参数。
- 明白有助于成功建立督导关系的做法。
- 描述服务能力。
- 描述在健康照护中不同类型的团队及认识跨学科团队合作的重要性。
- 了解终身学习及专业发展的重要性。
- 描述那些可以用来保持及记录持续性能力的工具。

关键词 KEY TERMS

活动指导师

高级治疗师

委员会认证

职业发展

服务对象相关任务

紧密督导

持续性服务能力

直接督导

初级治疗师

日常督导

交叉学科团队

中级治疗师

多学科团队

非服务对象相关任务

专业发展

关系

角色

例行督导

服务能力

专科认证

督导

跨学科团队

专业角色

顾问

　　我喜欢帮助别人！好吧，也许这听起来有点简单，但这是事实。我喜欢解决问题，用资源把人们连接起来，工作时与人们进行目光交流，设定并实现目标。我不仅喜欢看"森林"，还喜欢看"每棵树"，并把"每棵树"都看作不同的个体，发现他们身上具有的唯一而独特的品质。我喜欢以尊敬和尊重的方式来待人，我通过作为一名作业治疗师所拥有的专业知识和技能，帮助服务对象实现对他来说有意义的生活，这一目标是由服务对象所定义的，并不是我。我喜欢以整体视角看待个人，不单是某一身体部分或某一功能，而是作为一个对社会来说珍贵的、复杂的、动态的资源来看待。我喜欢看到服务对象意识到他可以在与作业治疗师合作之前完成比他想象的要多得多的事情时脸上的表情。我喜欢当"不能"成为"能"，以及当"不行"成为"行"的时候。我喜欢帮助别人，我喜欢当一名作业治疗师。

吉尔·J. 佩奇

（Jill J. Page）

OTR/L

Ergo 科学公司工业化康复顾问

亚拉巴马州，伯明翰

　　当学生毕业于已认证的教育课程并通过了全国作业治疗认证委员会（NBCOT®）的考试，他就有资格申请州立执照。自此，他就被认为是初级作业治疗师，这意味着其具备基础的能力水平。这对想成为作业治疗师和作业治疗助理的学生来说是一个激动人心的时刻，他们有许多的就业机会和可以学习的经验。本章首先确定了作业治疗师可能担任的各种角色，列出初级作业治疗师提供服务时的责任及督导的指导方针。其次，论述了在提供服务时所呈现的关系，讨论了作业治疗师如何在这些关系中有效地工作。最后，论述了初级治疗师如何拓展知识和技能，以获得进阶的能力来使服务对象受益。通过了解可担任的角色、职责和需求，初级作业治疗师可以明确职业生涯的方向。

专业角色及职业发展

　　专业角色（professional roles）及关系是指职位或一系列规定的与工作有关的责任。每个**角色**（role）都对工作表现和责任有一定的期望，个人在角色中发挥作用的能力取决于教育准备、职业责任和以往的角色经验。在组织中工作的作业治疗师与许多专业人员互动，并且具备多重角色，不同角色间的相互联结就是一种**关系**（relationship），工作组织由许多关系组成，而医疗保健人员的角色和关系的相互作用在不同组织间也有所不同。

　　服务对象的直接照护者是作业治疗师在初入行时最常担任的角色，然而，作业治疗师和作业治疗助理还可以担任另外 10 种职业角色：教育者、实践机构临床实习教育者、督导、实践机构管理者、顾问、实习联络官、教师、课程负责人、研究者 / 学者和创业者。对这些角色主要功能的描述如表 7-1 所示。作业治疗师可以担任多个角色，在同一份工作中亦如此。例如，作业治疗师可以提供直接的服务，同时担任管理者；作业治疗助理可以同时担任教职员工和临床治疗人员的职位。

　　随着职业生涯的发展，作业治疗师可能希望在提供服务的道路上更上一层楼，或者转向服务提供者以外的角色，即所谓的**职业发展**（career development），这取决于一个人对职位、角色和关系的选择。

　　作业治疗师的职业发展可能有以下几种情况：在一个环境中发展（垂直发展），在不同环境中发展（横向发展），以及在某一角色中的极致提升（成熟）。就垂直发展而言，作业治疗师在组织内逐步晋升到更高的职位，这些职位涉及更多的责任和更高的技能。例如，一名作业治疗师可能从实习教育者的角色转变为部门督导，最终转变为康复诊所的管理者；就横向发展而言，一名临床专家可能转变为大学讲师；第三种方式是个人在特定角色内的提升，一名作业治疗师可以从初级到中级再到高级临床专家。作业治疗师明白自己的角色和责任后，可以发展自己的能力，并就自己的职业道路做出明智的选择。

表 7-1　Occupational Therapy Roles

Role	Major Function
Practitioner—occupational therapist	Provides quality OT services, including evaluation, intervention, program planning and implementation, discharge planning–related documentation, and communication. Service provision may include direct, monitored, and consultative approaches.
Practitioner—OTA	Provides quality OT services to assigned individuals under the supervision of an occupational therapist.
Educator (consumer, peer)	Develops and provides educational offering or training related to OT to consumer, peer, and community individuals or groups.
Fieldwork educator (practice setting)	Manages level I or II fieldwork in a practice setting. Provides OT students with opportunities to practice and carry out practitioner competencies.
Supervisor	Manages the overall daily operation of OT services in defined practice area(s).
Administrator (practice setting)	Manages department, program, or agency providing OT services.
Consultant	Provides OT consultation to individuals, groups, or organizations.
Academic fieldwork coordinator	Manages student fieldwork program within the academic setting.
Faculty	Provides formal academic education for occupational therapist or OTA students.
Academic program director	Manages the educational program for occupational therapist or OTA students.
Researcher/scholar	Performs scholarly work of the profession, including examining, developing, refining, and evaluating the profession's body of knowledge, theoretical base, and philosophical foundations.
Entrepreneur	Entrepreneurs are partially or fully self-employed individuals who provide OT services.

OT, occupational therapy; OTA, occupational therapy assistant.

Adapted from American Occupational Therapy Association. (1993). Occupational therapy roles. *American Journal of Occupational Therapy, 47*(12), 1087–1099.

工作表现水平

作业治疗师分为初级、中级或高级三个水平。一个人的工作表现水平不是基于多年的经验，而是基于通过工作经验、教育和专业的社会化达到的更高技能。**初级治疗师**（entry-level practioner）应负责与国家许可证相关法律规定的角色的专业活动；**中级治疗师**（intermediate-level practioner）有更多的责任，通常在一个特定实践领域内追求专业化；**高级治疗师**（advanced-level practioner）被视为各自角色中的专家或资源，通过实践和教育获得知识和专长，通过反馈来反映和发展技能。

每个人以不同的速度按照连续的步骤进步，一些人在一个特定的角色中从未进阶超过初级，或是一个人可能转任一个新的角色，而他的工作表现水平被归类为初级。例如，一位曾经担任高级职位的作业治疗师可能转任一个初级行政职位，一位中级作业治疗助理可以转任初级教师的角色。即使在初级阶段，担任新职位的个人也可能需要获得更多的知识和技能，才能圆满完成新职位的要求。一个人也有可能以不同的等级担任两个角色。例如，一位中级作业治疗助理可能承担作为临床实习教育者的全新责任，在新的功能角色中，这位作业治疗助理将从初级开始执行工作要求。

对角色级别提升或转任，作业治疗师必须了解角色的预期要求，并做好相应准备。有关角色级别提升的各种方法，将在本章关于专业发展的部分进一步讨论。

专门角色

作业治疗师可以担任一些特殊的角色，包括服务对象管理师、专职医疗保健专业人员督导、顾问和活动指导师，这些角色是作业治疗师的高级职位。

服务对象管理师

服务对象管理师（case manager）是医疗团队的重要成员，与各种治疗师一起工作，提供资源、组织复杂的干预措施；帮助服务对象及其家庭获得所需的服务和设备，帮助服务对象进行财务报销。他们了解并擅长获取社区内的可用资源，可以为日程安排、预约、服务和转介给其他专业人员提供便利。他们与团队其他成员建立关系，并了解他人的角色，这样就能为服务对象及其家庭提供最好的服务。

专职医疗保健专业人员督导

作业治疗师可以担任专职医疗保健专业人员督导（supervisor of other allied health-care professionals），这个角色需要了解治疗场所的有关政策和程序，需要对其他人员的工作表现提出反馈，还必须了解医疗保健专业人员的具体角色和责任。此外，因为在员工协商和冲突管理中扮演着重要角色，督导必须了解团队每位成员的实践范围。他们会进行绩效评估，支持员工并提供反馈。他们可以督导一个或多个专业人员。

顾问

顾问（consultant）提供关于咨询话题或问题的具体信息。例如，作业治疗师可以咨询学校系统来为残疾儿童和非残疾儿童设计一个健康计划；可以就书写的问题咨询老师；可以就干预的新证据咨询医院的康复科；作业治疗师和作业治疗助理教师可以就研究及项目开发的问题咨询从业人员。提供咨询服务关键是培育某一领域的专业技能。顾问提供建议、反馈和教育，并经常随访以评估咨询结果。

活动指导师

活动指导师（activity director）是作业治疗助理具有充分资格并能独立担任的角色之一，通常受雇于社区家园、智能障碍者的生活机构和老年人长期护理机构。在此类机构中的人可能会变得孤独或者与社会脱节，活动指导师负责计划、实施和记录一个正在进行的、可以满足居民需求的活动项目。活动指导师需要注意并遵守医疗保险、州政府卫生部门及执照颁发机关对活动项目和人员的规定。

全国活动专家协会为服务对象提供支持性、维持性及赋能性的活动。支持性活动主要针对那些没有认知或身体能力来参加团体项目的个人，目的是为他们提供一个舒适的环境并给予他们一定的活动刺激，例如，在服务对象的房间里放置有意义的物体或播放背景音乐等。维持性活动是维持服务对象生理、认知、社会、情感和精神健康的活动，如团体训练、推圆盘游戏、创造性写作和合唱等。赋能性活动旨在促进自尊，并提高自我表达能力、个人责任感及社会责任感，如编写机构简报或成立一个专门解决居民问题的委员会等。

提供服务时的角色和责任

AOTA 从四个方面概括了作业治疗师提供服务的最低工作要求：（1）专业地位和责任；（2）筛选、评价和再评价；（3）干预；（4）结果。作业治疗师负责指导评估全过程，作业治疗助理可以在监督治疗师的授权下工作。作业治疗师指导评估的所有方面，并与作业治疗助理合作进行干预。作业治疗助理负责选择、修改、实施治疗活动和干预措施以达到服务对象的目标。作业治疗师可以为作业治疗助理提供干预措施或监督，根据作业治疗助理的意见来评估干预措施并进行结果评估。作业治疗助理提供有关结果成效及出院资源的资料。

这些要求经常被州政府用来制定执照相关法律。州政府的执照相关法律为该州的实践提供了法律根据，并明确了作业治疗师和作业治疗助理在角色描述、监督、文书记录和实践进阶方面的责任，作业治疗师根据执业所在州的法律或规章提供服务。其他监管机构如美国医疗保险和医疗补助服务中心（Centers for Medicare and Medicaid Services，CMS）的法规有可能取代这些要求。

作业治疗师有责任通过以下方式维持其专业地位和责任：（1）提供反映作业治疗哲学基础的服务；（2）按照美国作业治疗协会（AOTA）的标准、政策及指导方针及州和联邦管理法规提供服务；（3）根据需要维护现有的执照、注册或认证；（4）遵守AOTA《作业治疗伦理规范》及《持续性服务能力标准》；（5）掌握关于立法、政治、社会、文化和报销问题的最新知识；（6）了解循证研究。

作业治疗师还负责筛选、评估和再评估。作业治疗师接受并回应转介，启动筛选、评估和再评估过程，负责分析和解释评估数据。作业治疗助理通过执行作业治疗师授权的评估来为这一过程做出贡献，以口头或书面形式与作业治疗师沟通对评估结果和服务对象能力的观察。然后，作业治疗师完成并记录评估结果，作业治疗助理也参与记录。作业治疗师建议是否需要额外的咨询，或者根据需要将服务对象转介给合适的资源。

在服务提供的治疗阶段，作业治疗师的主要责任是记录并实施干预措施，这些措施是基于实践评估、服务对象目标、研究最佳证据和治疗思维的。作业治疗助理可以选择、实施和修改治疗活动（与其表现出的能力、被委派的责任和干预计划相一致）。在作业治疗助理的参与下，作业治疗师在整个干预过程中修改干预计划，并记录服务对象的反应和对干预产生的任何变化。

作业治疗师选择、评估、记录和解释结果，这些结果与服务对象参与作业治疗的能力相关。作业治疗师负责记录服务对象表现的变化及中止服务。根据服务对象的需求、目标、表现和后续服务，作业治疗师会同作业治疗助理准备好服务对象的中止计划或过渡计划。任何一个作业治疗师都可以与服务对象、家庭成员和其他重要的人合作促进过渡过程。作业治疗师评估作业治疗过程及干预中的安全性和有效性，作业治疗助理也参与其中。

督导

AOTA 将**督导**（supervision）定义为"两个或多人共同参与以建立、保持及提升能力水平和工作表现的合作过程"，是督导者指导、指引和监督被督导者的行为。重要的是，作业治疗师和作业治疗助理合作制订并实施一项监督计划，以确保安全及有效地提供服务，并促进专业能力的发展。

获得认证和州政府执照后，初级治疗师能够独立提供作业治疗服务。入门级别的治疗师需要更有经验的作业治疗师的监督和指导，以促进专业成长并开展最佳实践。作业治疗助理在提供作业治疗服务时，需要作业治疗师的监督。作业治疗助理、作业治疗助手或作业治疗学生提供的所有服务，最终由作业治疗师负责。

在督导方面，作业治疗师应遵守州和联邦法规、《作业治疗伦理规范》（*Occupational Therapy Code of Ethics*，见第 8 章）以及工作场所的政策，熟悉州政府有关督导的法规。外部认证机构和第三方支付机构也有与督导有关的具体要求，例如，CMS 规定了关于学生提供服务的要求。任何涉及医疗保险补偿的机构都必须遵守具体要求。

督导等级及其影响因素

督导可以通过提供督导的时长和督导的水平或强度来量化，督导工作是一个持续的过程（如图 7-1 所示），范围涵盖直接的面对面沟通及一般的日常沟通。持续督导的最高级形式是**直接督导**（direct supervision，或称连续督导），即督导作业治疗师在现场，可在有需要时为服务对象或被督导者提供及时帮助；**紧密督导**（close supervision）需要每日进行直接沟通；**例行督导**（routine supervision）包括每两周至少进行一次直接沟通，以及根据需要提供临时督导；**日常督导**（general supervision）是指每月至少一次面对面沟通。

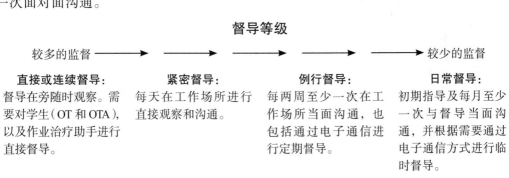

督导等级

较多的监督 ━━━━━▶ ━━━━▶ ━━━━▶ ━━━━▶ 较少的监督

直接或连续督导：	**紧密督导：**	**例行督导：**	**日常督导：**
督导在旁随时观察。需要对学生（OT 和 OTA），以及作业治疗助手进行直接督导。	每天在工作场所进行直接观察和沟通。	每两周至少一次在工作场所当面沟通，也包括通过电子通信进行定期督导。	初期指导及每月至少一次与督导当面沟通，并根据需要通过电子通信方式进行临时督导。

图 7-1 作业治疗督导等级

督导和被督导者之间的沟通可以面对面进行，也可以通过电子通信。一些州立法规对不同级别进行当面沟通的数量有明确的规定。例如，各州可以使用诸如"每天""每 7 次治疗督导一次""每作业治疗 40 小时督导 1 小时""每 21 个日历日"等描述来界定面对面沟通的次数。州立法规可能会明确规定当作业治疗助理在治疗服务对象时，作业治疗师若不提供直接督导，则必须随时通过其他方式（如电子通信）与服务对象沟通。通讯方式可以是使用手机、语音邮件和具有共享服务对象数据及电子邮件功能的笔记本电脑。见案例 7-1。

案例 7-1 伊莱恩

伊莱恩是一位拥有超过 10 年居家照护经验的作业治疗助理，她在作业治疗师的督导下工作，但每个月只见面一次。每次居家访谈时，她都随身携带手机和笔记本电脑。每日完成第一个访谈后，她会用笔记本电脑查看电子邮件。她收到了一封来自督导作业治疗师的电子邮件，邮件内容是一个新服务对象的资料，其评估已完成，需要安排治疗。伊莱恩随后通过笔记本电脑进入机构的资料库搜索新服务对象的电子档案，找到后浏览了作业治疗师的评估报告和干预计划。伊莱恩找到了服务对象的电话号码，并安排在当天下午晚些时候见面。伊莱恩有一个关于上一次干预会议的问题，所以她给督导发了一封电子邮件，以便他们能在下一次预定会议之前讨论这个问题。这个案例描述了如何通过电子通信的方式进行直接督导。

美国规定了作业治疗师在任何时候可以督导的作业治疗助理的数量。有些州政府还会规定，作业治疗师需要具备多少年的督导经验才能监督作业治疗助理。

督导是一个会随环境和相关人员变化而持续变化的过程。督导的频率、方法和内容取决于以下几个因素：首先，必须确定与督导有关的工作场所的相关规范和要求。其次，督导和被督导者还需要了解彼此的能力水平、经验、教育程度及证书。在确定这些因素之后，督导工作则基于以下因素：

- 服务对象需求的复杂性；
- 服务对象的数量及多样性；
- 作业治疗师和作业治疗助理的技能；
- 工作场所的类型。

如果（1）服务对象的需求和作业治疗过程复杂且波动，（2）在工作场所向大量有不同需求的服务对象提供作业治疗，以及（3）为了提供安全和多样的有效作业治疗服务，作业治疗师和作业治疗助理认为需要额外的督导，在这些情况下，工作场所和管理机构所要求的最低等级的督导频率可能增加。基于这些因素，作业治疗师和作业治疗助理共同决定合适的督导频率和类型，合作制订并记录督导计划。

督导工作应记录在案，包括督导联系的频率、督导的方法或类型、联系过程中涉及的内容领域、支持领域的证据和能力水平，以及参与督导过程的个人签名和证照资料。

保存这些符合规定要求的记录，使督导和被督导者都能够观察取得的进展，根据需要调整工作预期，并为双方提供专业发展活动的证据。

另一种记录督导工作的方式是督导和被督导者共同签署由后者完成的治疗记录。一般来说，由作业治疗师或作业治疗助理学生写的文件都需要督导签字，持有临时执照或有限许可证的个人（作业治疗师和作业治疗助理）也必须要有共同签署的文件，作业治疗助理并不一定需要共同签署文件。督导过程是互动的，所需要的不仅仅是文件的回顾和共同签署。

服务能力

因为作业治疗师负责作业治疗助理的工作表现水平，所以他必须相信作业治疗助理在提供服务时会取得相同的结果。**服务能力**（service competency）是一种确保提供同一级别服务的有效机制，两个人执行相同或等同的程序将获得相同或等同的结果。这在评估设计中，被称为评估者间信度（interrater reliability）。

建立服务能力的方法和标准根据所涉及的任务或程序而有所差异。例如，标准化评估的独立评分、观察及录像记录，以及共同治疗等方法都可以使用。对经常使用的程序更容易建立服务能力（图 7-2），对不经常使用的程序则可能需要较长的时间。当作业治疗师连续 3 次达到可接受的表现时，即具备某一特定程序的服务能力。为每个程序建立服务能力是很重要的。

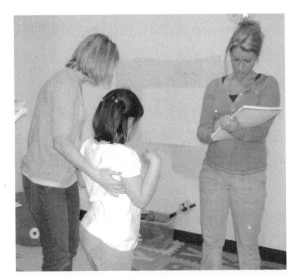

图 7-2　作业治疗助理和作业治疗师共同努力解决服务对象的需求并建立服务能力。

对作业治疗助手的督导

作业治疗助手又称恢复助手、服务外包或康复助手 / 技术人员，通过执行特定任务来协助作业治疗师和作业治疗助理。根据州立法规，作业治疗师或作业治疗助理都可以督导作业治疗助手，而作业治疗师对作业治疗助手的行为负有最终责任，并指导督导计划的拟定、记录和执行。作业治疗助手不需要接受任何特别的训练，通常从作业治疗师那里接受在职培训，由于培训水平有限，保持紧密督导是很重要的。

作业治疗助手被指派执行其能力所及的，经选择、委派、与服务对象相关或非相关的任务。**非服务对象相关任务**（non-client-related tasks）包括准备工作场地及设备、文书工作及维护活动，这些类型的任务包括建立一个小组活动、制订日常计划并清洁设备。作业治疗助手可以提供常规**服务对象相关任务**（client-related tasks），在任务中他们与服务对象互动，但不是作业治疗服务的主要提供者。这些任务必须有一个可预测的结果，并且发生在服务对象和环境都稳定的情况下，而且不需要助手进行判断、解释或适应。服务对象需要事先证明有执行任务的能力，并遵循明确建立的任务程序和流程。督导确保助手有能力执行选定的任务及使用相关设备，指导助手如何与特定的服务对象执行任务，并知晓服务对象可能表现出需要帮助的情况的预防措施、迹象或症状。治疗师记录对助手的督导。

成功建立作业治疗师—作业治疗助理督导关系的策略

除了确定适当的职责和督导的实际需要外，每个作业治疗师都应明白，其与作业治疗助理的角色是有意相互关联的。这种关系是一种伙伴关系，要使这种关系行之有效，需要相互尊重和信任。

一段成功的督导关系涉及很多因素。督导首先要具备与作业治疗实践和督导要求相关的扎实的知识基础。督导必须了解个人学习的不同方式，以及自己和被督导者的学习风格。沟通是成功督导关系的关键因素，双方都必须积极倾听，提出和接受建设性的反馈，坚定自信，机智灵活，并解决冲突。对于被督导者提出的问题，督导并不是提供快速简单的答案，而是提供资源和方向以提升解决问题和治疗思维的能力。

有几种方法可以促成建立成功的督导关系。设置一个指定的会议时间和一份书面议程来确定问题和优先事项，有助于促进督导关系的有效沟通。创建一个一周内发生的话题列表是很有帮助的。成功的督导工作需要督导和被督导者的积极参与。双方应积极参与评估和讨论能力水平，寻求工作表现反馈，设定未来目标，并跟进专业发展的最新内容。清晰和开放的沟通可促进有效督导，并帮助每个治疗师发展得更专业。

健康照护团队和团队合作

治疗师也需要在健康照护团队中处理许多关系。框 7-1 列出了一些可能与作业治疗师共同组成团队的专业人员。在当今的健康照护环境中，这是一个**跨学科团队**（interprofessional team）成员的常态。初级治疗师首先要在自己的专业及其独特性中建立坚定的认可。作业治疗师学习其他健康专业人员的角色与责任，发展良好的人际关系、沟通及团队建设的技巧，这个角色包括组织及主持团队会议、管理服务对象资料并将结果同医生和行政人员沟通。

框 7-1　与作业治疗师共同组成团队的专业人员

活动指导师	医师（初级保健医师、康复科医师、神经科医师、精神科医师、眼科医师、骨科医师、心脏科医师）
适应体育教师	
听力师	
生物医学 / 复建工程师	医师助理
服务对象管理师	心理学家
牙科医生	康复咨询师
营养师	呼吸治疗师
长期使用医疗设备的供应者	娱乐治疗师
移动专家	社会工作者
护理师	特殊教育教师
矫形师和修复师	语言病理学家
药剂师	职业咨询师
物理治疗师	视觉专家

改编自 Cohn, E.S.（2009）. Interdisciplinary communication and supervision of personnel. In E. B. Crepeau, E. S. Cohn, & B. A. B. Schell（Eds.）, *Willard and Spackman's occupational therapy*（11th ed.）, Philadelphia, PA: Lippincott Williams & Wilkins.

团队合作可以发挥多学科、交叉学科和跨学科（也称跨专业）团队的作用。在一个**多学科团队**（multidisciplinary team）中，各种学科的专业人员在同一个环境中一起工作。然而，团队成员之间的关系并不是互动的。**交叉学科团队**（transdigciplinary team）的成员会跨越专业界限并互相分享角色和功能，在这种方法中，治疗师的角色模糊不清。**跨学科团队**（interdisciplinary team）的成员保持自己的专业角色，同时采用互动的合作方式，并以解决共同的问题为中心。

在跨学科团队方法中，各学科成员满足并计划对服务对象的整体照顾，保持对服务对象的需求、反应和目标的认识。在治疗过程中，团队成员相互提供信息，相互支持，使用这种方法共同治疗服务对象（团队成员在同一时间提供治疗）并不罕见。例如，团队中作业治疗师和语言病理学家可以在进餐时间共同治疗有吞咽障碍的服务对象，作业治疗师专注于帮助其学习将食物送入口中和咀嚼的技巧，而语言病理学家则专注于如何促进有效的吞咽。在这个例子中，所有的专业人员都在为改善服务对象的吞咽障碍进行喂食，每个成员都专注于各自最擅长的事情，并在干预过程中支持对方。

当每个成员表现出有效的沟通技巧，并理解其他人的角色、专业界限和干预过程时，团队成员就能很好地发挥作用（图7-3）。成员思想开放、愿意倾听和尝试新事物并能接纳改变，这样的团队是最能达到预期目标的。

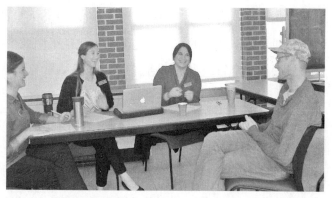

图7-3　团队会议包括各种专业人士共同为某个服务对象制订计划。

终身学习及专业发展

本章的重点是具有最低技能基础的初级治疗师的角色和责任。健康照护环境在不断变化，技术、新的研究和当前证据的改变都影响临床思维和实践，治疗师必须随时了解这些变化以便为服务对象提供最佳实践。雇主、第三方支付机构和消费者都会寻找那些使用当前的研究证据来进行实践的治疗师。每个治疗师都有责任掌握当前最佳、最新的实践方法，以提供最优照护。

作业治疗师不断获得新的知识和技能，这些影响着干预策略的制订。作业治疗师负责实现和保持持续性服务能力，以进行合乎伦理道德的执业。**持续性服务能力**（continuing competence）是一个动态的过程，涉及许多因素，专业人员在这个过程中发展和保持必要的知识水平、工作表现技能、人际交往能力、治疗思维和伦理思维能力，以履行其职业责任。因此，作业治疗师必须致力于终身学习以确保他们有能力进行实践，组织并亲自管理一系列工作，积累教育经验，以增长自己的知识水平、端正服务动机、总结学术观点、提升技能和工作表现水平，这被称为职业发展或**专业发展**（professional development）（图7-4）。

AOTA制订了在知识、批判性思维、人际交往能力、工作表现技能和伦理思维方面

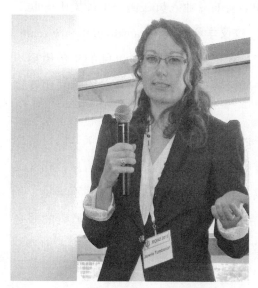

图7-4　作业治疗学生和作业治疗师可以享受教育下一代治疗师的乐趣，他们扮演教育者的角色，为参会者进行内容翔实的演讲。

的持续性服务能力标准。表 7-2 概述了这些标准。治疗师回顾这些标准，并反思他们的工作表现与其职位的关系，这种反思是专业发展的基础。

表 7-2　Standards of Continuing Competence for Occupational Therapists and OTAs

Standard	Description
Knowledge	Understand information required to fulfill responsibilities such as OT theory and principles, OT process, evidence for practice, conditions and populations served, legislative, legal and regulatory issues.
Critical Reasoning	Develop sound reasoning to make decisions related to roles and responsibilities, including analyzing occupational performance, reflecting on one's performance, synthesizing information for practice, problem-solving, and applying evidence, research findings and outcomes.
Interpersonal abilities	Develop professional relationships with colleagues and clients, including using effective communication, interacting with people from diverse backgrounds, responding to feedback, collaborating with others and sustaining team relationships.
Performance skills	Demonstrate expertise, aptitude, proficiency and ability to fulfill roles and responsibilities. Develop skills required to practice occupational therapy, including therapeutic use of self, occupations and activities, consultation, and education to bring about change. Integrate current practice techniques and technologies and update performance based on up current evidence.
Ethical Reasoning	Identify, analyze and clarify ethical issues or dilemmas to make reasonable decisions. Understand and adhere to the AOTA Code of Ethics and use ethical principles in practice. Make and defend decisions based on ethical reasoning.

Adapted from American Occupational Therapy Association. (2015). Standards for continuing competence. American Journal of Occupational Therapy, 69, (Suppl. 3). 6913410030. doi: http://dx.doi.org/10.5014/ajot.2015.696303

专业发展及持续性服务能力的策略

AOTA、NBCOT 和州监管委员会的任务是保护公众和确保优质服务。作业治疗师通过参与继续教育活动、州协会活动或其他专业活动来证明自己的持续性服务能力，在这个过程中，获得一定数量的联系时间或继续教育学分。每个州的许可证法都规定了必需的联系时间。有许多途径和资源可用于作业治疗师的专业发展，作业治疗师有责任决定做什么和使用哪些资源。

每个作业治疗师都有责任管理其专业发展和持续性活动，为职业道路制订目标，并设计活动来实现这些目标。有各种活动可以满足专业发展和持续性服务能力的要求。例如，治疗师可以通过其工作地点、会议、大学或以在线的方式参与专业发展活动，还可以通过阅读文献、参与研究项目、评论总结和提供学术反馈来保持持续性服务能力。他们接受专业发展单位的邀请参加国际、全国和地区会议，出席会议能与其他治疗师建立联系，并学习这一专业的最新实践和研究。专业发展活动的例子列于框 7-2。

AOTA 开发了专业发展工具（Professional Development Tool，PDT）来促进治疗师的专业发展过程。PDT 为治疗师提供了一个管理其专业活动的方法，并可以帮助作业治疗师做以下几点：

- 评估学习需求和专业发展活动，以解决自我认定的专业或职业成果。
- 寻找和追求专业发展机会，增加实践和职业机会。
- 提升专业质量，促进专业发展。
- 践行个人责任，促进持续性服务能力的发展。

治疗师使用 PDT 来确认个人和专业发展的兴趣和需求，创建专业计划，并在专业发展历程的档案中记录活动的完成情况，许多治疗师在学生时期就开始建立活动档案。

框 7-2 专业发展活动示例

符合 NBCOT® PDU 资格的专业发展活动示例如下：
- 参加外部研习会、研讨会、讲座和专业讨论会。
- 完成自我评估和专业发展计划。
- 设计讲解教材，如培训手册。
- 完成外部自我研习课程或远程在线课程。
- 在特定领域寻求研究训练。
- 作为客座讲师教授作业治疗师或作业治疗助理的专业课程。
- 完整的独立学习、研究，可包括或不包括评估部分（如继续教育文章、录像、录音和/或在线课程）。
- 出席州、国家或国际研习会、研讨会和其他会议。
- 为地方机构、协会演讲。
- 就特定的治疗方法或服务对象研究做同行介绍。
- 担任学术研究的主要调查人员。
- 回顾期刊或教科书的专业手稿。
- 参加专业研究小组、网上研究小组。
- 提供专业的在职培训。
- 在没有同行审稿制度的出版物上发表作业治疗的文章。例如，《作业治疗实践》（*OT Practice*）、《SIS 季刊》（*SIS Quarterly*）、《进阶》（*Advance*）、《社区通讯》（*Community Newsletters*）。
- 在作业治疗或相关专业教科书出版时负责撰写某些章节。
- 与有高级认证的作业治疗同事合作进行反思性实践。
- 为机构、社群或个人提供志愿服务。

请参阅 NBCOT® 网站获取完整的最新信息：http：//www.nbcot.org。

NBCOT 证书续期

NBCOT 证书（NBCOT®）更新是促进专业发展和持续性服务能力的另一种机制，治疗师必须每 3 年更新一次 NBCOT 认证，才能继续使用注册作业治疗师（OTR）或认证作业治疗助理（COTA）证书。尽管 NBCOT 证书是自愿更新，但是雇主或者申请州执照可能需要该认证。在更新时，治疗师须在每 3 年的证书续期内提交已完成的至少 36 个专业发展单位（professional development units，PDUs）的证明，其中至少 50% 的单位必须与作业治疗服务直接相关。框 7-2 列出的专业发展活动也适用于 NBCOT 证书的更新。

专科认证

获得高级实践证书或专科认证是追求和证实能力的另一个途径。许多作业治疗师在专科领域获得了先进的知识、技能和经验。获得高级实践证书或完成专科认证要求的作业治疗师，可以向雇主、第三方支付机构和消费者表明自己有某种程度的专业知识和在专业领域执业的资格。表 7-3 列出了作业治疗师可获得的高级实践证书或专科认证。

目前，AOTA 为作业治疗师和作业治疗助理提供驾驶和社区移动、环境改造、进食、喂养和吞咽及低视力方面的**专科认证**（specialty certification），并对每个领域的独特能力有所界定。一般来说，治疗师必须记录过去 3 年中在认证领域的经验小时数，申请人提交申请书、就业证明和可以展示成就的反思性活动档案。

AOTA 还为老年学、心理卫生、儿科和物理康复领域的作业治疗师提供**委员会认证**（board certification）。认证是基于认证完成、同行评审、专业发展计划及一个严格的自我评估。要申请委员会认证，治疗师必须在认证领域过去 7 年内完成至少 5000 小时的作业治疗师服务，并在认证领域过去 5 年内至少有 500 小时（有偿或自愿）的服务经验。

一些其他机构的认证则包括考试合格、从业经历证据或两者兼有（见表 7-3）。国际感觉统合（Sensory Integration International，SII）提供感觉统合（SI）专科认证。美国手部治疗师协会（American Society of Hand Therapists，ASHT）为进行手部治疗的个人提供认证，凡通过考试者可以在其名字后冠上认证手治疗师（CHT）的称谓。北美复健工程和辅助科技协会（Rehabilitation Engineering and Assistive Technology Society of North America，RESNA）提供辅助技术的专科认证，那些提交一定数量工作经验证明和通过考试的人可以在他们的名字后面冠上辅具服务提供者（ATP）的称谓。这些只是目前众多可取得的专科认证中的几个例子。

表 7-3 高级实践证书和专科认证

高级实践证书和专科认证示例	授予证书	授予机构*
高阶治疗师（针对作业治疗助理）	AP	AOTA
儿科领域委员会认证（针对作业治疗师）	BCP	AOTA
心理卫生领域委员会认证（针对作业治疗师）	BCMH	AOTA
老年领域委员会认证（针对作业治疗师）	BCG	AOTA
康复领域委员会认证（针对作业治疗师）	BCPR	AOTA
辅助技术从业人员	ATP	RESNA
认证服务对象管理师	CCM	CCMC
认证驾驶康复师	CDRS	ADED
认证手治疗师	CHT	ASHT
认证专业人体工程师	CPE	BCPE
认证职业评估专家	CVE	CCWAVES
神经发展治疗培训	NDT	NDTA
认证感觉统合与实践测试	SIPT	WSP/USC；SII
专科认证（OT 和 OTA）：		
驾驶和社区活动	SCDCM&SCDCM-A	AOTA
环境改造	SCEM&SCEM-A	AOTA
喂养、进食和吞咽	SCFES&SCFES-A	AOTA
低视力	SCLV&SCLV-A	AOTA
学习系统	SCSS&SCSS-A	AOTA

* 驾驶康复师协会：Association for Driver Rehabilitation Specialists，ADED；针对专业人员人体工效学认证委员会：Board of Certification in Professional Ergonomics，BCPE；个案管理师认证委员会：Commission for Case Manager Certification，CCMC；工作调整与职业评估师认证委员会：Commission on Certification of Work Adjustment and Vocational Evaluation Specialist，CCWAVES；神经发育疗法协会：Neuro-developmental Training Association，NDTA；南加利福尼亚大学（应用）西方途径的心理服务：Western Psychological Service/University of Southern California，WSP/USC。

改编自 Schell，B. A. B.，Crepeau，E. B.，& Cohn，E. S.（2003）. Professional development. In E. B. Crepeau，E. S. Cohn，& B. A. B. Schell（Eds.）.（2003）. *Willard and Spackman's occupational therapy*（10th ed.，p. 143）. Philadelphia，PA：Lippincott Williams & Wilkins.

总　结

初级作业治疗师的主要角色是提供服务，当作业治疗师提高了其专业水平和知识，就可以承担或过渡到作业治疗以外的其他角色。对健康照护专业人员来说，参与终身学习和专业发展对保持实践能力非常重要。

学习活动　Learning Activities

1. 根据你所受的教育制订一个职业规划。你希望 5 年、10 年、15 年内，分别担任什么样的角色，获得怎样的工作水平？

2. AOTA 发表了一些论文，介绍在特定领域开展工作所需的专门知识和技能。查找这些文件，并确定已形成特殊知识基础和技能的实践领域，阐明所需的知识和技能。

3. 一些州的执照法规定了高级实践领域中作业治疗师必须具备的专业知识和技能。研究你所居住的州的规章制度，找出需要高级专业知识和技能的领域。

4. 框 7-1 列出了作业治疗师可以合作的许多专业人员。描述每个专业人员的角色，并确定每个专业人员在健康照护团队中的主要功能。

5. 采访一位作业治疗师。描述他的工作要求、督导和在团队中的角色，提供作业治疗师发挥作用的工作表现等级的例子。

6. 观察一起工作的作业治疗师和作业治疗助理，描述他们之间的关系及作业治疗师对作业治疗助理的督导类型，对每一位治疗师进行采访，了解这种关系是如何运作或改进的。就你的发现写一篇总结，并把它呈现给全班同学。

7. 在一篇短文中比较作业治疗师在多学科、交叉学科及跨学科团队中工作时的作用的相同点和不同点。

8. 制订一个关于你所在州专业发展机会的报告。完成 AOTA 专业发展工具，总结你的发现。

复习题　Review Questions

1. 描述作业治疗师在获得经验后所达到的 3 个工作表现等级。

2. 作业治疗师及作业治疗助理在提供服务方面的最低要求（提示：标准）是什么？

3. 什么是服务能力，如何获得？

4. 描述作业治疗师、作业治疗助理的关系。

5. 描述作业治疗师在多学科、交叉学科及跨学科团队中的角色。

肖伯恒 译　施晓畅 审校

参考文献

1. American Occupational Therapy Association. *Professional Development Tool*. Bethesda, MD: AOTA; 2015. Retrieved from, http://www.aota.org/education-careers/advance-career/pdt.aspx.

2. American Occupational Therapy Association. *Occupational Therapy Assistant Supervision Requirements*. Retrieved from, 2014. http://www.aota.org/-/media/corporate/files/secure/advocacy/licensure/stateregs/supervision/occupational%20therapy%20assistant%20supervision%20requirements%202014.pdf.

3. American Occupational Therapy Association. *AOTA Board and Specialty Certification Programs*. 2016. Retrieved from, http://www.aota.org/education-careers/advance-career/board-speciality-certifications.aspx.

4. American Occupational Therapy Association. Occupational therapy code of ethics. *Am J Occup Ther*. 2015;69(suppl 3): 6913410030. http://dx.doi.org/10.5014/ajot.2015.696303.

5. American Occupational Therapy Association. Standards for continuing competence. *Am J Occup Ther*. 2015;69(suppl 3): 6913141055. http://dx.doi.org/10.5014/ajot.2015.696516.

6. American Occupational Therapy Association. Standards of practice for occupational therapy. *Am J Occup Ther*. 2015;69(suppl 3):691341007. http://dx.doi.org/10.5014/ajot.2015.696506.

7. American Occupational Therapy Association. Guidelines for supervision, roles, and responsibilities during the delivery of occupational therapy services. *Am J Occup Ther*. 2014;68(suppl 3):S16–S22. http://dx.doi.org/10.5014/ajot.2014.686S03.

8. American Occupational Therapy Association. Scope of practice. *Am J Occup Ther*. 2014;68(Suppl. 3):http://dx.doi.org/10.5014/ajot.2014.686S04.

9. American Occupational Therapy Association. Occupational therapy roles. *Am J Occup Ther*. 1993;47(12):1087–1099. http://dx.doi.org/10.5014/ajot.47.12.1087.

10. American Occupational Therapy Association. Career exploration and development: a companion guide to the occupational therapy roles document. *Am J Occup Ther*. 1994;48:844–851.

11. American Occupational Therapy Association. Entry-level role delineation for registered occupational therapists (OTRs) and certified occupational therapists (COTAs). *Am J Occup Ther*. 1990; 44(12): 1091–1102.

12. Crist P. Roles, relationships, and career development. In: Johnson M, ed. *The Occupational Therapy Manager*. Bethesda, MD: American Occupational Therapy Association; 1996:327–348.

13. Gilkeson GE. *Occupational Therapy Leadership: Marketing Yourself, Your Profession, and Your Organization*. Philadelphia: F.A. Davis; 1997.

14. National Association of Activity Professionals. *Standards of Practice: Section A—Standards of Care*. Washington, DC: Author; 1991.

第 8 章
依法并合理地实践

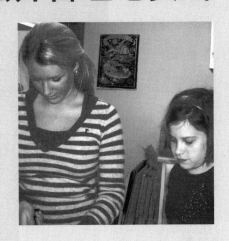

目的 OBJECTIVES

阅读本章后，读者将能够：

· 理解伦理规范的目的。

· 确定《作业治疗伦理规范》中的 6 项原则。

· 描述伦理委员会的功能。

· 概述伦理决策的步骤。

· 区分合乎伦理的行为和合法行为。

· 解释规范作业治疗的州立法律的目的和实施。

· 描述由州管理委员会和专业协会制定的纪律程序。

· 讨论道德、伦理和法律的异同，以及它们与作业治疗实践的联系。

关键词 KEY TERMS

自主权

仁爱

临床思维

伦理规范

保密权

伦理困境

伦理困扰

伦理

忠实

知情同意

公正

法律

执照

树立权威

强制性报告

道德

无害化

规范

法规

诚实

忠实

　　我之所以选择作业治疗领域，是因为这个专业似乎只受到个人能力的限制。作为一名作业治疗师，我可以选择在各个工作场所与各年龄阶段的服务对象互动。我曾经在急性照护医院、综合门诊和成人日间照护机构、公立学校、常规日间照护机构、为特殊需要儿童设置的学前教育机构和家庭环境中工作。我有幸为来自不同文化背景和不同年龄的服务对象提供帮助。此外，我在一所社区大学任教多年。作业治疗助理学生的特点就是在年龄和过往生活中打破传统束缚。现在，我正在教育领域为孩子们提供服务。

　　当我的服务对象不断进步，并能够与他人进行更积极的互动、更好地自主和掌控他们的环境时，我总会感到满足。我确信我能够显著地提升服务对象的生活质量。从本质上说，重要的不是我们能活多久（数量），而是我们如何生活（质量）。作业治疗师处于独特的地位，可以协助改善我们所服务的人的生活质量。

让·W. 所罗门

（Jean W. Solomon）

MHS, OTR/L, FAOTA

伯克利县学区

南卡罗来纳州，查尔斯顿

　　如今的健康照护系统非常复杂，治疗师经常面对伦理困境。为应对提高生产力、管理医疗政策及提高消费者积极性的种种需求，从业人员需要熟练地做出伦理决策。作业治疗师每天都面临着需要决策的情况。道德、伦理和法律都有可能影响他们在实践中的决策。

　　从是非观的角度看，**道德**（Morals）与人的性格和行为有关。道德的发展取决于一个人所生活的社会、背景及其价值观和宗教信仰。因此在某些情况下，作业治疗师的个人道德标准不一定与服务对象相一致。专业决策不一定符合治疗师的道德标准；然而，治疗师必须遵守职业道德和法律规定。

　　伦理（Ethics）是关于人类行为的研究与哲学，是"一种对道德的系统反思和分析"。伦理指导一个人的行为和决定，以便执行最佳或"正确"的行为举止。

　　法律（Law）被定义为"具有约束力的社区习俗或惯例：由管控机构规定或正式承认的具有约束力或执行力的行为或行动规则"。法律是根据联邦或州立法机关的法案制定的。法律旨在保护公民免受不安全医疗行为的侵害，而职业道德则要求专业人员提供最高水平的照护。

　　伦理和法律紧密相连。然而，与法律法规的不同之处是，伦理标准具有普遍性，其目的是提供正向引导，而不是对具体情况施加具有约束力和反向的限制。然而，由于伦理与法律融合在一起形成了专业标准，伦理的不端行为也可能构成违法。

　　本章描述了美国作业治疗协会（AOTA）制定的作业治疗伦理规范，以及关于伦理决策的方法，还讨论了州执照和该行业的法规，包括治疗师违反法规时可能受到的制裁。

合乎伦理地实践

　　作业治疗师经常会遇到这样的情况：他们必须权衡各种选择，最终选定一个行动方案。有些情况很容易解决，而有些情况可能对个人决策能力要求较高。临床医生经常依靠自己的价值观和道德去决定一个行动过程。然而，专业的决策取决于一个系统的伦理问题解决过程。

　　临床思维（clinical reasoning）包括了解服务对象的诊断、优势、劣势、预后和目标。治疗师使用临床思维来制订和提供治疗措施，以实现目标和做出必要的调整。临床思维需要解决问题的能力和专业判断，因此，它会随经验、反思和批判性分析而提升。治疗师在做出专业决策时，除了考虑道德和伦理，还会使用临床思维。

专业**伦理规范**（code of ethics）为专业人员的义务提供指导，并保护服务对象、主体、重要人物和大众的权利。例如，专业伦理规范要求作业治疗师平等对待每个服务对象，定义作业治疗专业的基本原则。伦理规范为在健康照护领域做出正确或适当的选择和决定提供了指导方针，这些指导方针通常以原则的形式阐述。

美国作业治疗协会的伦理规范

美国作业治疗协会（AOTA）的《作业治疗伦理规范》最近一次更新是在2015年。该规范为治疗师提供指导方针，帮助他们识别和解决伦理困境，使用此指导方针按照预期标准实践并教育大众。伦理规范的目的是在尊重服务对象多样性的同时，激发治疗师提供高质量和富有同理心的作业治疗。伦理规范以专业的核心价值为基础。

作业治疗的伦理规范包括6项原则，每一项都涉及专业行为的不同方面。以下简要描述每个原则并分别用案例来说明其在本专业中的应用。

原则 1：仁爱

一般来说，**仁爱**（beneficence）的原则意味着作业治疗师将为服务对象的健康和福祉做出贡献。这一原则强调作业治疗师需要：（1）公平公正地对待每个服务对象；（2）倡导接受者获得所需的服务；（3）促进公众健康、安全和幸福；（4）收取合理的与所提供服务相称的费用。仁爱要求治疗师有持续性服务能力，在需要时可向其他专业人士咨询，并采取措施确保精通和熟练。

> 帕克先生无法继续承担作业治疗的费用了。作业治疗师卡伦在帕克先生的预算用完之前，为他制订了每天自我进食训练的计划。卡伦在用餐时间拜访了帕克先生，并向照顾者解释了辅助设备的正确使用方法。卡伦解释了如何提高独立性，以及在出院后可能仍然需要哪些辅助器具（辅具），并提出以折扣价对这次额外指导收取费用，从而保证帕克先生在她亲自处理完这些问题后会得到更好的照护。

这个案例说明了仁爱的原则，作业治疗师通过确保照顾者在进食技术上有过适当的培训，来显示对服务对象的关心。作业治疗师希望服务对象能够获得其所需要的服务。

当作业治疗师朱迪为住院治疗机构中患有严重智力障碍的个体担任顾问时，她注意到另外一名作业治疗师萨姆正在为半小时的个体治疗而计费。事实上，萨姆只是经过时与服务对象进行了简短的对话，并没有提供治疗。在观察了这种模式几周后，朱迪与萨姆进行了交谈，萨姆轻描淡写地说："看吧，我们都有备案的计划，但无论我们做什么，这些服务对象都不会取得进展了。"朱迪将情况记录下来，并提请行政人员注意此事。

在这个案例中，朱迪必须处理萨姆道德缺失的问题。萨姆对没有发生过的治疗服务收费，是对服务对象的一种剥削。这是一种违反法律和道德的行为。

原则 2：无害化

无害化（nonmaleficence）原则是指作业治疗师不得对服务对象造成伤害。这个原则能确保作业治疗师维持治疗性关系，不能在生理、情感、心理、社会、性或经济等方面剥削服务对象。此外，作业治疗师有义务查明和解决可能影响专业职责的问题，并提醒相关管理单位关注同僚的专业技能。作业治疗师为各种各样的服务对象提供帮助，有责任关心和预见可能出现的状况以避免发生伤害。无害化原则要求治疗师避免任何可能妨碍服务的关系、活动或不当影响。

托尼娅是一名 15 岁的少女，因进食障碍而参加门诊治疗小组，她对作业治疗师马克表现出异常的依恋。她打电话到马克家讨论治疗计划，告诉马克，她在学校认识了马克的表哥，并从他那里得到了马克的电话号码。马克挂断了她的电话，并在第二天的小组会议上与托尼娅交谈，向托尼娅解释说打电话到他的家里是不合适的，并重申了他们之间工作性质的关系。托尼娅很不高兴，但同意不再给他打电话。马克请一位同事与他一起治疗托尼娅，并没有完全停止参与她的治疗活动，因为他不想让她感到被拒绝，但也加强了工作的边界。

这个案例说明了无害化原则（即不构成伤害）。马克认为自己和这位少女之间的关系可能对其治疗计划有害。托尼娅对他的过度依恋很难被界定是何种感情，马克对这位少女十分坦诚，且将此状况向团队提出，尽量不对托尼娅带来情感伤害。团队担心彻底的拒绝可能会在情感上伤害托尼娅，从而导致她的治疗进展缓慢或退步。因此，支持他继续在团队服务，这样他就不算是完全拒绝了托尼娅。

原则 3：自主权

原则 3 保护服务对象的**自主权**（autonomy）和**保密权**（confidentiality）。自主权包括自由决定和自由行动。这个原则包括自我决定和按照服务对象的意愿去对待服务对象的义务。保密权是指有关服务对象的、不管是直接还是通过书面或电子形式与作业治疗师共享的信息都将被保密，并且只与直接参与治疗的人员共享（在服务对象期望的情况下）。保密权还规定服务对象将决定如何及与谁共享信息。这一原则要求作业治疗师尊重服务对象拒绝治疗的权利，并保护所有私人信息。

根据原则 3，作业治疗师应（1）与服务对象及其照顾者共同决定目标；（2）告知服务对象服务的本质、可能的危险及结果；（3）获得服务的知情同意；（4）尊重服务对象拒绝治疗的决定；（5）保持资料的保密性。

知情同意（Informed consent）是指"服务对象对将接受的治疗是知情且自主同意的，并符合其价值观和喜好"。因此，服务对象有权拒绝治疗，并有权了解作业治疗的风险、利益和成本。

> 住在护理机构的琼斯夫人拒绝作业治疗而且不断要求返回她的房间。治疗师安德烈亚得知琼斯夫人害怕别人偷她的东西。为了解决这个问题，安德烈亚制订了一个治疗计划以解决琼斯夫人担心自己会失去梳子、一个旧的镜面小粉盒、一个零钱包、一瓶水和一条内裤的问题。琼斯夫人不想告诉任何人，但在她的同意下安德烈亚拿到了一个轮椅的置物袋。治疗计划的一部分是使用一个清单，每天早上把这些珍贵的个人物品装在置物袋里，并在每天结束时再把物品取出。工作人员被告知使用每日清单是作业治疗计划的一部分。现在琼斯夫人对出去参加治疗活动毫无异议。

这个案例说明了对服务对象自主权的尊重。治疗师允许琼斯夫人自主地选择并保管财物，这种自主权给了琼斯夫人参加作业治疗活动的安全感和舒适度。治疗师尊重她的秘密，小心翼翼地只和琼斯夫人讨论置物袋的内容，但是把治疗计划告诉了治疗团队。治疗师尊重琼斯夫人决定是否及如何参与治疗的权利，并允许她参与治疗计划制订的过程。这位治疗师没有与其他人讨论过她拒绝接受治疗的原因，充分尊重了琼斯夫人的保密权。

原则 4：公正

原则 4 规定作业治疗师以公平和公正的方式向所有人提供服务。与此对应，个人和团体都应该得到公平的治疗并且应该得到同等的机会。因此，作业治疗师必须为服务对象发声，并为他们提供平等参与作业治疗的机会。这个原则建议治疗师充分支持服务对象，促进所有服务对象参与活动，为所有服务对象提供服务（不论种族、社会经济地位、宗教或文化），并负责教育大众和社会有关作业治疗服务的价值。

> 布里是一名私人诊所的作业治疗师。最近的经济危机使她的服务对象无法继续每周的作业治疗。她在乎自己的服务对象，同时也必须维持诊所运行。因此，她与员工开会并决定提供一个浮动计费的标准，以便服务对象继续接受治疗。她还联系了当地的一所大学，询问是否有作业治疗专业的学生可以将家访作为一个课堂学科（在治疗师的监督下）。她意识到一些服务对象需要居家环境改造，学生将在治疗师的监督下实施改造，以确保安全性和适应性。

在这个案例中，作业治疗师以公平公正的方式为她的服务对象寻找可行的服务策略。通过调整来为所有服务对象提供公平公正的服务。通过利用大学的资源，布里能够为她的服务对象提供额外的服务，同时还可以维持诊所正常运行。

公正（Justice）还指遵守指导这一专业的法律法规的义务。作业治疗师必须意识到并遵守联邦、州和地方的法律法规和政策。治疗师可能还需要将这些法律法规和政策告知雇主、雇员和同事。作业治疗师必须准确地报告和记录与专业活动相关的信息。

> 在作业治疗助理凯特琳搬到新的州之前，她申请了一份《执照法》的副本，并注意到新的州限制了一些治疗方式。一旦被雇佣，她就会阅读机构的病历记录，以及关于雇主的政策和程序的手册，让自己熟悉机构保存病历的方式。该机构使用特定的样式记录治疗措施，虽然不熟悉图标的风格，但是凯特琳更新了她对这一样式的理解并在她的记录中实现了它。

这个案例中的作业治疗师遵守了有关治疗程序的州立法律，以及她所在工作机构的病例记录政策。

原则 5：诚实

诚实（Veracity）是指健康照护专业人员有告知实情的责任。作业治疗师必须正确地表示他们的资格、教育、培训和能力，不得使用任何形式的虚假广告或夸大描述，必须披露构成实际或潜在利益冲突的实例。此外，作业治疗师必须为降低公众对作业治疗服务信任的行为负责。诚实的原则要求在所有的互动交流中坦诚相待。参加作业治疗师和作业治疗助理课程的学生在使用他人的观点和成果时，必须遵循诚实原则，在书面、口头或电子媒体中使用他人的想法和工作成果时给予信任和认可（即避免抄袭）。

> 治疗师凯文开了一家私人诊所。他确信，宣传他私人诊所的广告通知并没有夸大该诊所"治愈"服务对象的能力，也没有做出不切实际地创造"新生活"的承诺。

这个案例说明了诚实的原则，因为临床医生必须确保他的私人诊所的广告所宣传的服务是真实的。

原则 6：忠实

忠实（Fidelity）或忠诚（faithfulness）描述的是在专业关系中作业治疗师与同事之间的互动原则。他们必须以尊重、公平和正直的态度对待服务对象、同事和其他专业人士。诸如，在与同事和其他工作人员有关的事项上保密的重要性，准确地反映同事的资质、意见和调查结果，以及向有关实体报告任何不当行为等方面，都被视为忠实的一部分。这一原则包括采取措施以禁止、预防、揭露或纠正任何违规的行为。

> 作业治疗专业的学生林赛刚刚完成其硕士学位论文，她的导师想在一个全国性的会议上公布研究结果。导师要求林赛提交一份会议论文描述她的研究情况，并告诉林赛她将被列为主要作者。如果这个提议被接受的话，林赛也被鼓励与导师一起发表这篇论文。

在这个案例中，通过确保导师和学生的名字都在论文中，准确地记录参与收集数据和报告研究结果的人员，教授对其学生遵循了忠实的原则。

解决伦理问题

伦理问题可以分为三类：伦理困扰、伦理困境或树立权威。

伦理困扰（Ethical distress）对治疗师如何保持他（她）的诚实或对专业诚实提出了挑战。伦理困扰涉及对一些事情有错误的感觉，通常意味着需要通过伦理决策过程进行工作。**伦理困境**（Ethical dilemmas）是指两个或两个以上的道德原则相互冲突，从而难以确定最佳行动的情况。伦理困境涉及两种行动，作业治疗师必须决定采取何种行动方案。**树立权威**（locus of authority）涉及决定谁应该是主要决策者。作业治疗师通过系统地处理案例来考虑谁有权做出决定。这些情况依赖伦理决策过程（ethical decision-making process）。

一般来说，解决伦理问题需要 6 步：

1. 收集所有与此状况相关的事实。描述有关此状况的临床的、情境的、个别的和个人的优先选择。

2. 确定伦理问题的类型（如伦理困扰、伦理困境、树立权威）。确定所涉及的伦理原则（如仁爱、无害化、自主权、公正、诚实、忠实）。

3. 明确此状况下可能概述于伦理规范中的专业责任（如不伤害、诚实、信守承诺和对同事忠诚）。对每个专业人员（包括你自己）的行为要求是什么？

4. 探索替代方案，包括期望的结果和行动的后果。

a. 描述与此状况相关的特点，包括事实、法律、他人的愿望、资源、风险、伦理规范、做出决定所依据的事实的确定程度，以及其他有关人员的主要价值观。

b. 还涉及哪些人员？这些行为对利害关系方有何影响？

5. 完成行动。

6. 评估过程和结果。

通过了解步骤和讨论伦理问题中的冲突因素，可以培养决定采取何种行动的能力。检验伦理困扰、伦理困境和树立权威的问题，为基于道德推理的专业决策提供了机会。系统地检查伦理问题对服务对象、专业人士和雇主都有好处。框 8-1 描述了应用伦理决策过程的案例。

框 8-1　戴夫：应用伦理决策过程的案例	

戴夫是一名 13 岁的男孩，他已经达到了他的作业治疗目标。他在一次车祸中受伤，因司机的保险较为理想，所以作业治疗服务在保险的支付范围内。据报道，他的家庭状况不好，父母都是酗酒者且工作不稳定，因此需要考虑到他的福利状况。戴夫享受着在治疗中得到的关注，并且努力实现自己的目标。在这段时间内作业治疗师努力为他服务，他的整体情况已经改善。他想继续接受作业治疗，但作业治疗目标已经达成。作业治疗师正在与团队开会且必须就是否继续治疗提出建议。治疗师非常希望继续帮助戴夫，并且已建立了有意义且积极的治疗性关系。

伦理决策过程的步骤	对步骤的思考和分析
1. 收集所有与此状况相关的事实。描述有关此状况的临床的、情境的、个别的和个人的优先选择。	• 戴夫回家后将会回到一个不太理想的状态。 • 戴夫的父母都是酗酒者，工作不稳定。 • 戴夫经常搬家。 • 戴夫的父母不能做到定期看望他。 • 戴夫享受在作业治疗过程中得到的关注。 • 戴夫很受康复机构中长辈的喜欢。 • 如果戴夫继续接受作业治疗服务，他可能会对此产生依赖，但这些支持条件在出院后很难获得。该团队关心这个孩子的福利待遇，社会工作者也参与了这个案例。 • 戴夫有一位辅导教师，会在他出院后进行家访。老师、学校心理咨询师和家庭医生都是这个团队的重要成员。
2. 确定伦理问题的类型（如伦理困扰、伦理困境、树立权威）。确定所涉及的伦理原则（如仁爱、无害化、自主权、公正、诚实、忠实）。	• 作业治疗师在检查戴夫在他的目标完成后是否应该继续接受作业治疗服务时，面对着伦理困扰。身陷伦理困扰的作业治疗师想要知道，如果为一个可能不需要服务的孩子提供服务，是否有悖于诚实原则。 • 伦理困境可以被描述为：目前戴夫已经达到他的目标，因而可以停止治疗；或继续作业治疗服务，来达到新的目标。 • 树立权威可以被描述为：此儿童（未成年人）想要继续治疗，但他的父母（存在酗酒问题）可能无法给他提供最佳的利益。作业治疗师必须决定是否遵照父母及孩子或机构（由保险基金支持持续治疗）的意愿。
3. 明确此状况下可能概述于伦理规范中的专业责任（如不伤害、诚实、信守承诺和对同事忠诚）。	• 作业治疗师假设作业治疗服务仍然可以帮助孩子，回到一个不被支持的环境可能会造成更多的伤害。因此这可能有悖于仁爱原则（行善）。此外，为达到目标的孩子提供专业服务可能有悖于诚实原则（真实性）。作业治疗师可能会认为这个孩子需要作业治疗服务的说法缺乏真实性。不信任其他同事为这个孩子服务有悖于忠实原则。
4. 探索替代方案，包括期望的结果和行动的后果。	• 作业治疗师负责帮助戴夫回到他渴望的环境中，包括学校、社区活动和日常生活活动。虽然这个孩子已经达到了身体和社会的目标，但根据他的治疗计划，治疗师认为戴夫可能需要一些改变才能适应学校生活。作业治疗师还担心戴夫的抚养系统（如他的父母）可能不足以帮助他。经过仔细考虑，治疗师认为其他专业人员，如社会工作者和学校心理咨询师，可能能够解决这些问题。 • 作业治疗师可以为作业治疗制订新的目标。这样戴夫就可以继续留在现在的环境中。但他可能会对这个环境产生依赖，难以过渡到家庭、学校或社区中。

续

伦理决策过程的步骤	对步骤的思考和分析
	• 戴夫可以结束作业治疗服务，参与到社区附近为有学习问题的儿童（由头部受伤引起）建立的新项目中。在新项目中，社会工作者可以保证他往返的安全。然而戴夫仍然处于一个混乱的家庭环境中，并主要从外界的支持中受益。学校心理咨询师将为他的父母推荐一个叫"大哥哥/大姐姐"的项目和一个家长支持团队（在团队的鼓励下，他们可能愿意参与）。
5. 完成行动。	• 团队开会讨论行动方针及其后果。经过分析，作业治疗师对案例更清晰，并准备讨论符合戴夫最佳利益的选择。虽然作业治疗师最初的反应是通过重新设定几个目标来继续戴夫的作业治疗，但他们意识到其他的选择可能对他更有利。在这个案例中，团队成员共同努力解决问题让服务对象在出院时处于最佳状态。戴夫将参加他所在地区的一个青少年支持项目。这个项目将解决他的情感需求，帮助他过渡到学校。作业治疗师将与主任和工作人员就戴夫的身体和社会需求进行讨论。作业治疗师同意戴夫一起参加会议，以便他感受到护理的连续性。
6. 评估行动。	• 作业治疗师感受到团队的支持，在认真分析了替代计划后，提供了一个解决方案以保持专业的可靠度，并给戴夫应有的支持。戴夫从所有成员的工作中受益，并且认为团队成员是支持者。学校和社区的支持使他能够独立地与同龄人一起参加活动。

合法地实践

州和联邦的各级法律管辖着作业治疗实践的某些方面。美国联邦宪法和州宪法是法律权威的主要来源。法规是法律权威的下一个来源。**法规**（Statutes）是由政府立法部门制定的法律，有联邦法规和州立法规。联邦国会或州立法机构投票通过一项法律，然后指定一个行政机构。行政机构自身或者一个指定部门，进一步建立法规以及实施并执行此法律。**条例**（regulations）具体说明了如何执行法律的意图。在这一节中我们将讨论影响作业治疗实践的法规和条例。

联邦法规

国会通过的联邦法规适用于全美 50 个州，可以通过联邦法院系统执行。违反联邦法规可能导致罚款、禁令或监禁。以下列举了一些影响作业治疗实践的主要联邦法规：

• 美国《健康保险携带和责任法案》（*Health Insurance Portability and Accountability Act*，HIPAA）建立了电子医疗照护交易的国家标准，解决了医疗照护数据的安全性和隐私性问题。

•《残疾人教育法案》（*Individuals with Disabilities Education Act*，IDEA）要求公立学校在适合个人需要限制最少的环境中，向所有符合条件的残疾儿童提供免费、适当的公共教育。在学校系统工作的作业治疗师根据这一法案进行实践。因此，作业治疗师的作用是提供治疗使儿童能够参与教育。

•《美国残疾人法案》（*Americans with Disabilities Act*，ADA）为人们免受基于残疾的歧视提供保护。此法案维护并扩展了 1973 年《康复法案》第 504 条规定的法律标准，包括有关就业、沟通及影响残疾学生待遇的所有政策、程序和实践。

• 1965 年的《社会安全修正案》（*Social Security Amendments*），除其他条款外，还奠定了医疗保险和医疗补助计划的基础。《医疗保险》（*Medicare*）是一项由联邦政府补贴的针对 65 岁及以上老年人的健康保险计划。《医疗补助》（*Medicaid*）是联邦政府和州政府联合资助的项目，为穷人提供健康照护服务。两个项目皆包含作业治疗服务。

州立法规

州立法规由各州立法机关通过。因此，法规因州而异。大多数州的法规都是按主题组织起来的，并以法典的形式出版。每个州通常有一个家庭或民法典、一个刑法典、一个福利法典和一个遗嘱认证法典，此外，还有许多涉及各种主题的法典。

联邦宪法允许各州对教育、保险（私人和公共的）和执照等领域进行管理。因此，州立法规可能会通过对保险行业的管理而影响作业治疗实践，包括对健康照护组织、工人补偿保险计划和贫困人口的健康照护服务的管理。禁止虐待儿童和虐待老年人的条款也包含在州立法规中。所有州都通过某种形式的法律要求**强制性报告**（mandatory reporting）涉嫌虐待和拒绝照护儿童的案例。强制性报告要求某些专业人员，包括健康照护提供者（health-care providers），报告涉嫌虐待儿童的情况。健康照护提供者如果没有报告可疑的虐待行为，可能要承担刑事责任。

影响作业治疗实践最重要的法规之一是《州作业治疗实践法案》。由于认识到各州的法律法规各不相同，接下来重点讨论各州管制作业治疗的一般原则。

作业治疗的州立法规

《州作业治疗实践法案》（*State regulation of OT practice*）自 20 世纪 70 年代就已存在，包括《执照法》（*Licensure law*）、《认证法》（*certification law*）、《注册法》（*registration law*）和《商标法》（*trademark law*）。作业治疗在全美 50 个州及哥伦比亚，波多黎各和关岛行政区都有规定。立法的主要目的是保护服务对象免受不合格或不道德的治疗师的伤害。

根据《认证法》和《注册法》，除非某人符合特定的初级要求，否则不得使用相应头衔或宣称已认证或注册。州立《商标法》（也称为头衔控制）类似于法定认证，因为他们防止非作业治疗师收取作业治疗服务的费用。无论是《认证法》还是《商标法》都没有界定专业的实践范围。

执照（licensure）是最严格的监管形式，是"政府机构在判定申请人已经达到确保公共健康、安全和福祉得到合理保护所需的最基本能力后，允许个人从事某一特定职业的程序"。州执照是向公众保证提供服务的人已经获得专业所要求的某种程度的能力，并同意其参与服务。

除了列出个人从业所需的资格外，执照还界定了专业实践的范围，因此通常被称为"业务法"。执照所界定的业务范围是作业治疗业务领域的合法定义，这是确保服务对象被保护的又一步骤。业务范围也维护作业治疗免受其他专业的挑战，那些专业可能质疑从业人员提供特定服务的资格或侵犯作业治疗的业务范围。大多数州使用《美国作业治疗协会特定从业规定》（AOTA Model Practice Act）所制定的作业治疗实践的定义和业务范围，作为州立《执照法》的规范语言。这些文件不是成文法，也不具有法律效力，但它们旨在支持管理作业治疗实践的州立法律和法规。

作业治疗师对在他们督导下的作业治疗助理和作业治疗助手提供的服务负法律责任。州立法规中也包含对作业治疗助理和作业治疗助手的角色定义和督导等内容。AOTA 提供了专业的最低标准并概述了督导作业治疗师的范围。

指定的州监管委员会执行执照相关法律法规的有关任务。执照委员会负责起草管理执照的法规、收费和核发执照、调查投诉并描述持续性服务能力的要求。执照委员会不能改变州立法机关规定的业务范围，他们可以向立法机关提出建议或提出修正建议。在一些州，作业治疗师被指定在委员会服务，他们可以通过其所在州的协会或参加向公众开放的听证会提供有关管理程序的意见。

治疗师要在某一州获取从业执照，通常被要求提供证明，证明他（或她）已经完成了由作业治疗教育认证委员会（ACOTE）认可的作业治疗师或作业治疗助理课程和实习，并通过了全国作业治疗认证委员会（NBCOT）的认证考试。完成申请后，提交指纹进行背景调查并支付费用。在满足了所有要求之后，治疗师将获得在该州的从业资格。每个州要求自行核发执照，没有州执照不允许进行作业治疗服务。根据个人意愿，一名治疗师可以申请很多州的执照。

各州要求治疗师定期更新他们的执照，通常一至两年更新一次。许多州的法规要求治疗师达到一定数量的继续教育小时数或持续性服务能力要求才能续签执照。治疗师有责任使他（或她）的知识与当前实践保持同步。此外，每位治疗师需要了解他们所处州对持续性服务能力的要求。

纪律处分程序

法律和职业道德常常是交织在一起的。因此，存在以多种不同方式处理违规行为的可能性。框 8-2 提供了一个案例研究，说明了道德与法律的融合。

框 8-2　案例研究：道德和法律

一名作业治疗专业的学生在心理健康机构完成二级临床实习。她的临床主管一再询问她是否愿意在工作时间以外参加他的其他活动，她都找借口或者设法回避这些问题。在一次小组讨论中，她的主管和一个服务对象开玩笑说他觉得这个学生多么有魅力，两人都微笑着给了她一个调情的眼神，这个学生害怕与她的主管或部门经理说话，因为担心这会影响她在实习评价中的成绩。她在以前的实习工作中遇到了一些困难，对自己的表现非常担心。这个学生一直保持沉默，直到她的实习工作结束，她向学院实习工作协调员报告了这个情况。在向协调员陈述之前，她要求对其将陈述的这些信息保密。

- 使用伦理决策过程中的步骤，以审查和了解这个案例的所有方面。
- 确定这个案例法律层面的问题，以及此学生可以考虑的步骤。
- 描述在这个案例中所呈现的道德问题。
- 确定学院实习工作协调员此时可能采取的行动。
- 讨论此学生可能考虑的选项，并描述可能的结果。

《作业治疗伦理规范》适用于现在或曾经是美国作业治疗协会成员的人。因此，美国作业治疗协会有权对涉嫌有不道德行为的成员进行投诉。美国作业治疗协会的伦理委员会（Ethics Commission，EC）确保（成员）遵守道德规范，并建立和维护执行程序。任何个人、团体或单位在协会内部或外部都可以提交正式的书面诉讼，指控协会成员的不道德行为。伦理委员会进行初步评估，并确定是否有充分理由将投诉推进到全面调查。如果成员被发现有违反道德的行为，将受到以下纪律处分之一的处罚：训诫、谴责及美国作业治疗协会资格的查看、停职或废止权限。对治疗师提出纪律处分程序时，美国作业治疗协会的原则是与作业治疗全国认证委员会及州监管委员会进行沟通。

执照委员会（licensure board）有责任保护公众免受不合格或不称职从业人员可能造成的直接或潜在伤害。州监管委员会遵循各州立法规中明确规定的纪律程序和指导方针。在没有对公众造成直接或潜在伤害的情况下，执照委员会可以对罚款进行评估，罚款根据情况的严重程度而有所不同；可向从业人员发出减免或更正令，并在指定的时间内完成。在有明确证据表明对公众有直接或潜在伤害的情况下，治疗师的后果更为严重。可以对治疗师采取的纪律处分包括公开谴责、停职，以及撤销执照或行医特权。每个州只对在该州获得许可的治疗师拥有管辖权。

总　结

AOTA 的《作业治疗伦理规范》为作业治疗师提供了行为准则。伦理委员会执行该伦理规范的 6 项原则。这 6 项原则是仁爱、无害化、自主权、公正、诚实和忠实。使用伦理决策指南有助于治疗师做出专业、合理的决策。

业务标准为向服务对象提供高品质的作业治疗服务提供了指南。州《执照法》是规范作业治疗业务的法律手段。伦理规范和州《执照》都有处理纪律处分行动的程序。作业治疗师负责了解和遵守职业道德和法律标准。

道德、法律和法规主要是为了保护公众免受不合格或不道德的治疗师的伤害。法律和法规为该行业确立了合法的执业范围，并将其与其他行业区分开来。作业治疗师因这些法律法规而获得权利和保护，但他们也必须承担相关责任并接受限制。

学习活动　Learning Activities

1. 从机构成员或治疗师那里获得一系列伦理实践的案例，包括建议的解决方案。在小组中讨论情节，然后使用伦理决策指南制订一个解决方法。讨论每个方案，并使用建议的解决方法来提供替代方案。

2. 将美国作业治疗协会的《作业治疗伦理规范》与其他两个与医疗专业相关的伦理规范进行比较和对比。

3. 观看一部电影，如《凯沃尔基安医生档案》(*The Kevorkian Files*)、《塔斯基吉研究》(*The Tuskegee Study*) 或《大卫·戈尔的一生》(*The Life of David Gale*)，展开关于伦理决策的讨论。从电影中找出一两个伦理问题，定义它们并讨论利益相关者和选择方案。

4. 在当前的新闻媒体中找到一个伦理问题。运用伦理决策过程，讨论这个问题和可能的解决方案。

5. 研究三个州的《执照法》，比较和对比每个州的作业治疗业务标准。

复习题 Review Questions

1. 什么是伦理规范？

2. 列举伦理困扰、伦理困境和树立权威 3 个问题的例子。

3. 美国作业治疗协会《作业治疗伦理规范》的 6 项原则是什么？描述每一项原则。

4. 伦理决策的 6 个步骤是什么？

仟宵 译 施晓畅 审校

参考文献

1. American Occupational Therapy Association. *Issues in licensure*. Retrieved from, http://www.aota.org/advocacy-policy/state-policy/licensure.aspx; 2016.

2. American Occupational Therapy Association. Guidelines to the occupational therapy code of ethics. *Am J Occup Ther*. 2006;60:652–658.

3. American Occupational Therapy Association. Enforcement procedures for occupational therapy code of ethics. *Am J Occup Ther*. 2014;68:(suppl 3): S3–S15.

4. American Occupational Therapy Association (2015). Occupational therapy code of ethics. *Am J Occup Ther*. 2015;69(suppl 3), 1–8.

5. American Occupational Therapy Association. Standards of practice for occupational therapy. *Am J Occup Ther*. 2015;69(Suppl. 3):691341007. http://dx.doi.org/10.5014/ajot.2015.696506.

6. American Occupational Therapy Association. *Definition of Occupational Therapy Practice for the AOTA Model Practice Act*. Bethesda, MD: Author; 2015.

7. American Occupational Therapy Association. Guidelines for supervision, roles, and responsibilities during the delivery of occupational therapy services. *Am J Occup Ther*. 2014;68(suppl 3):S16–S22. http://dx.doi.org/10.5014/ajot.2014.686S03.

8. American Occupational Therapy Association. Scope of practice. *Am J Occup Ther*. 2014;68(suppl 3):http://dx.doi.org/10.5014/ajot.2014.686S04.

9. American Occupational Therapy Association. Core values and attitudes of occupational therapy practice. *Am J Occup Ther*. 1993;47:1085–1086.

10. Centers for Medicare and Medicaid Services. *HIPAA—General Information*. 2013. Retrieved from, https://www.cms.gov/Regulations-and-Guidance/HIPAA-Administrative-Simplification/HIPAAGenInfo/index.html.

11. Davis CM. *Patient Practitioner Interaction: An Experiential Manual for Developing the Art of Health Care*. In: 4th ed.Thorofare, NJ: Slack; 2006.

12. Purtilo R, Doherty R. *Ethical Dimensions in the Health Professions*. 5th ed. Philadelphia, PA: WB Saunders/Elsevier; 2011.

13. Scott R. *Professional Ethics: A Guide for Rehabilitation Professionals*. St. Louis, MO: Mosby; 1998.

14. US Department of Health and Human Services. *Mandatory Reporters*. 2016. Retrieved from, http://www.childwelfare.gov/topics/systemwide/laws-policies/statutes/manda/.

15. US Department of Health, Education, and Welfare, Public Health Service. *Credentialing Health Manpower*. [Publication No. [OS] 77-50057]. Bethesda, MD: Author; 1977.

16. US Department of Justice, Civil Rights Division. *Disability Rights Section: A Guide to Disability Rights Laws*. 2005, September. Retrieved from, http://www.ada.gov/cguide.pdf.

第 9 章
专业组织

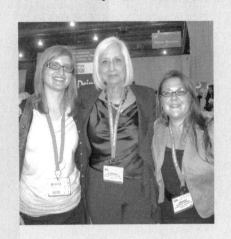

目的　OBJECTIVES

阅读本章后，读者将能够：

- 描述作业治疗专业协会的使命和主要活动。

- 描述美国作业治疗协会、世界作业治疗师联盟和各州立协会的
  活动。

- 描述专业协会如何确保提供高质量的作业治疗服务。

- 明白专业协会促进其成员专业发展的方式。

- 概述参与专业协会的重要性。

关键词 KEY TERMS

美国作业治疗协会

美国作业治疗基金会

美国作业治疗政策委员会

美国作业治疗学生委员会

专业协会

世界作业治疗师联盟

一次偶然的机会，我加入了作业治疗这个专业。我原已决定在大学攻读法律专业，却发现自己被科学和艺术课程所吸引。大学的一位咨询师建议我做一套职业测试，然后出现了作业治疗这个专业。因为我从来没有听说过这个专业，咨询师就给我提供了有关作业治疗的信息和几个人的联系方式。我为我所接触到的作业治疗专业范围和作业治疗师的创造力感到惊讶，这个专业可以做那么多事！

作为一名作业治疗师，回顾了自己 25 年的职业生涯后（在度过了四分之一个世纪后，我就不再计算年数了！）我非常感谢那位咨询师，他让我认识了这个专业，而作业治疗为我提供了如此多的成长机会。这个专业让我成为了一名治疗师、督导、教育者和研究者。这些年来，我非常幸运地向我的服务对象、学生、同事及其他专业人士学习。无论是和朋友玩纸牌游戏、在操场上跳绳、备考，还是讨论各种干预方法的效能，都教会了我作业活动真实的重要性。我不断感激能够找到作业治疗这个既令人有收获又令人圆满的专业。

威妮弗雷德·舒尔茨 – 克罗恩

（Winifred Schultz-Krohn）

PHD, OTR/L, SWC, BCP, FAOTA

圣何塞州立大学作业治疗系

作业治疗教授

加利福尼亚州，圣何塞

当玛丽处于作业治疗专业硕士的第一年的时候，她加入了美国作业治疗协会（AOTA）。这是在乔的推荐下进行的，乔是她在完成一级临床实习时遇到的作业治疗师。乔刚刚参加了 AOTA 举办的全国会议，给她看了许多在会议上新发现的可以应用于服务对象的材料和信息。

在学术工作中，玛丽发现以循证为本的批判性文献和资源可以帮助她更轻松地阅读文献。她还加入了一个学生小组，这样就可以为二级临床实习建立人际网络。玛丽与全国各地的学生建立联系，他们决定在下一次 AOTA 的会议上见面。这些早期的人脉积累为玛丽提供了在另一个州开展业务的想法。玛丽还找到了课堂上使用的其他材料，甚至把美国作业治疗协会的一些内容和情况说明整理成笔记，以便在实习期间使用。

玛丽参加了 AOTA 的学生会议，在那里她遇见了行业的前辈并听到了一些亟待解决的问题。玛丽获取了学生奖学金，并向在下一届 AOTA 会议工作的老师介绍了她的研究工作。玛丽通过她所在的大学获取资助，在全国进行演讲。她在会议上与其他作业治疗专业的学生建立了联系，老师们对她的研究领域很感兴趣。玛丽还决定在州会议上介绍她的研究成果。她因表现优秀而获得国家认可，并获得与治疗师进行交流的机会。这有助于她集中精力找工作，并在面试时可以很从容。她还利用她的 AOTA 成员资格来寻找工作机会，了解她将从事的领域的实际情况。玛丽决定，她将在州协会的活动中尽早显示自己，这样她就可以遇见全州的治疗师，从而了解即将面临的问题和面对服务对象时可利用的资源。

这个例子显示了尽早加入自己的专业协会和探索成员福利的重要性。

专业协会创造、促进和支持专业及其成员的愿景，更强大的组织为其成员提供更大的利益。**专业协会**（professional association）由成员组织与运作并为成员服务。它的存在是为了保护和促进它所代表的专业：（1）提供一个通信网络和信息渠道；（2）通过制订和执行行为和业绩标准来规范自己；（3）保护专业内人士的利益。

美国作业治疗协会（AOTA）是美国作业治疗师的专业协会。该协会成立于 1917 年，原名为全国作业治疗促进学会（National Society for the Promotion of Occupational Therapy，NSPOT），1923 年改为现在的名称。**世界作业治疗师联盟**（World Federation of Occupational Therapists，WFOT）成立于 1952 年，目的是帮助作业治疗师获取国际信息，参与国际交流，并在没有作业治疗教育课程国家的学校推广作业治疗教育课程。每个州都为居住在该州的作业治疗师设立了一个专业协会。尽管 AOTA 与各州协会之间的合作相当频繁，但各州协会的资金运作是独立于 AOTA 的。此外，为了满足当地成员的需要，国家协会可以分成较小的区域。对作业治疗师来说，对专业协会及其所提供的服务有充分的了解是十分有益的。由于在本文中我们不能做到对各州协会逐一介绍，因此本章介绍了国际的和全国的协会。我们鼓励并支持读者加入国际、国家、州和地方各级的专业协会。

美国作业治疗协会

使命

美国作业治疗协会的使命是"代表其成员与大众，通过制定标准、宣传、教育和研究，促进作业治疗服务的质量、可用性、使用和支持"。根据这一使命，美国作业治疗协会致力于（1）确保作业治疗服务的质量；（2）改善消费者获取健康照护服务的机会；（3）促进其成员的专业发展。

成员

美国作业治疗协会有三类专业成员：作业治疗师、作业治疗助理（occupational therapy assistant，OTA）和作业治疗学生（occupational therapy student，OTS）。对作业治疗感兴趣的非专业人员，能够以组织人员或准成员身份加入本组织。成员所缴纳的会费和参与研讨会的费用，根据成员类别而有所不同，成员类别也决定了参加特别会议、担任干部及表决的权利。例如，组织人员和准成员没有投票权。作业治疗师的会费较高，而作业治疗学生会费最低，这是为了鼓励他们参与组织并熟悉成员的权益。

AOTA 鼓励各级成员积极参与委员会工作、参加年度会议、审阅期刊文章、在会议上发言、参与选举和志愿工作。

领导力提升在线协同平台（Coordinated Online Opportunities for Leadership，COOL）的建立是为了鼓励成员在各个层面的积极参与。成员填写个人资料并指出专业技术和兴趣领域。AOTA 的工作人员和委员会主席将使用该数据库为各种组织和成员活动寻找志愿者。积极的成员身份有助于作业治疗师获取信息，同时也对服务对象及其家人有益。成员能够获取专业信息，更容易地获取支持干预计划的材料，这为其服务对象和专业提升提供帮助。例如，AOTA 提供了与各种情况（如驾驶、认知、视力）相关的最佳业务的提示和说明。成员理解并使用 AOTA 所提供的资源，会让他们从中受益。通过了解新的机会，他们能在专业上受益，并能提高实践能力，从而有利于服务对象及其家庭。

组织结构

AOTA 是由一群志愿者和全国办事处的雇员组成。全国办事处的雇员在马里兰州贝塞斯达 (Bethesda，Maryland) 的总部工作，并在执行主任的管理下开展日常业务。

全国办事处的员工被分配到 5 个部门：

• 成员（市场营销、传播、AOTA 的出版社和期刊、销售、教育技术）

• 人力资源（财务、行政、总法律顾问）

• 会议（专业发展、实践）

• 认证（研究、学术教育）

• 联邦事务（报销和监管政策、州事务、附属关系、特殊政策活动）

志愿者部门包含执行委员会和成员代表大会的全体成员。执行委员会（包括被选出的委员）负责协会的行政和管理。执行委员会有几个常设委员会，包括代表大会（Representative Assembly，RA），这是 AOTA 的立法和决策机构。代表大会由各州选举产生的代表、成员代表大会和协会选举产生的主席团成员、学生委员会代表、作业治疗助理代表、世界作业治疗师联盟（WFOT）第一代表，以及各委员会主席组成。代表大会的常设委员会包括教育委员会、实践委员会、伦理委员会，以及持续性服务能力和专业发展委员会。

许多作业治疗教育课程都有学生社团或组织。学生团体可以参加**美国作业治疗学生委员会**（American Student Committee of the Occupational Therapy Association，ASCOTA），该协会是 AOTA 执行委员会中的一个常设委员会（图 9-1A 和 9-1B）。这个常设委员会就学生问题向 AOTA 提供反馈。它每年在美国作业治疗协会会议上通过在线委员会形式召开会议。

AOTA 还通过多元文化网络团体为其成员提供机会。这些团体旨在开会讨论当前问题、开发资源、提倡服务，并就与特定文化和作业治疗有关的主题对消费者和其他专业人员进行教育。这些团体可能会提供奖学金、支持和策略来促进多元文化政策的专业发展。（更多关于这些团体的信息，请参见美国作业治疗协会网站）。网络团体包括：

• 亚太传统作业治疗协会

Asian/Pacific Heritage Occupational Therapy Association（APHOTA）

• 全国黑人作业治疗核心小组

National Black Occupational Therapy Caucus（NBOTC）

• 作业治疗中关注女同性恋、男同性恋、双性恋和变性者的网络

Network for Lesbian，Gay，Bisexual and Transgender Concerns in Occupational Therapy（The Network）

• 残疾作业治疗师及其支持者网络

Network of Occupational Therapy Practitioners with Disabilities and Their Supporters（NOTPD）

• 美国本土作业治疗网络

Occupational Therapy Network for Native Americans（OTNA）

• 正统犹太作业疗法

Orthodox Jewish Occupational Therapy Chavrusa（OJOTC）

• 作业治疗促进多样性、机会和团结西班牙裔治疗师网络

Terapia Ocupacional para Diversidad, Oportunidady Solidaridad（TODOS）Network of Hispanic Practitioners

作业治疗服务的品质保证

美国作业治疗协会有责任确保（成员）提供优质的作业治疗服务。为此，该协会制定了各种标准和官方文件并定期审查。这些标准可确保学生接受适当

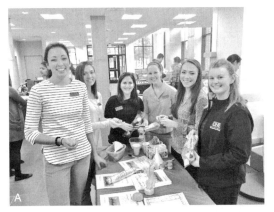
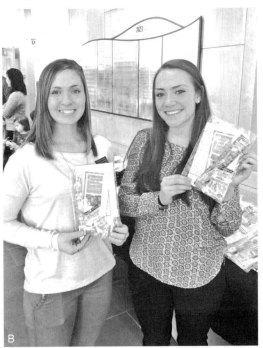

图 9-1　A，学生委员会成员在作业治疗月期间参加一项社区服务项目。B，学生委员会成员为孩子们发放牙具包，帮助他们喜欢上刷牙。

的教育课程，确保提供阐明作业治疗业务的指导方针，并确保提供道德准则以澄清伦理问题。美国作业治疗协会制订了关于教育、业务及伦理等的各项标准。

OT 和 OTA 的教育课程由协会的作业治疗教育认证委员会（ACOTE）制订并定期审查。教育课程的认证是基于它们是否符合这些标准（见第 6 章）。这些标准有助于确保开展优质的作业治疗教育课程。

AOTA 支持各州通过《执照法》和其他州立法律法规来管理业务，其所制订的作业治疗业务范围被各州作为其法律法规的参考样本。州立监管法律有助于确保治疗师具

备特定的能力素质。AOTA 解决出现的问题如保险问题，并筹集资金来拥护这个专业。该协会通过调查投诉和制订计划来监督成员的行为，通过宣传、案例研究和新闻公告等途径为这个专业发声。

成员的专业发展

AOTA 还通过一系列工作促进其成员的专业发展，包括出版物、继续教育和提供业务信息等。持续性服务能力和专业发展委员会（Commission on Continuing Competence and Professional Development，CCCPD）是代表大会的授权单位，负责制订各项持续性服务能力的标准，并与各利益相关方沟通这些标准。

出版物

AOTA 通过各种出版物促进作业治疗师的专业发展。协会的官方出版物《美国作业治疗杂志》（*American Journal of Occupational Therapy*，*AJOT*），是专业研究资料的主要来源。AJOT 以月刊的形式向全体成员发行，并接受非会员和图书馆订阅。期刊内容包括：实践方法、方案和技术、研究、教育和专业趋势，以及作业治疗界具有争议的领域。文章都是由作业治疗或相关领域的专业人士撰写，而且必须符合期刊编辑设定的严格标准。

AOTA 成员可以在线访问 11 个特别兴趣部门（Special Interest Sections，SISs），在 3 个 SISs 中享有投票权并可获得一本 SISs 纸质季刊。这些 SISs 包括：行政和管理学、发育学、教育学、老年学、居家和社区健康、心理健康、生理障碍、学校系统、感觉统合、技术、工作方案。成员有资格参加 3 个 SISs 举办的活动（如会议）。

《作业治疗实践》（*OT Practice*）是一个双周刊物，旨在让成员了解该专业的一般信息。其以电子期刊的形式向成员提供实用的临床信息。AOTA 还发表评说性论文（Critically Appraised Papers，CAPs），这些论文是对当前研究的简明循证综述，可能会应用于作业治疗实践；还会出版与作业治疗相关的书籍、录像带、录音带、手册、官方文件和广泛的材料。

继续教育

AOTA 主办许多继续教育活动，包括研讨会、继续教育的文章（刊登于《作业治疗实践》）及自定进度的临床课程和在线课程等。每年在不同城市由当地或州立协会负责举办年会，提供各式各样的继续教育课程并鼓励所有成员参加。会议举办各式的演讲会，包括壁报、座谈会、研习会以及正式的演讲（图 9-2）。全国会议的内容还包括商务会议，同时也包括颁奖典礼以表彰对本专业有贡献的人士。在会议中还会展示最新的材料、设备和书籍。全国会议为成员提供最新的信息和与全国各地的作业治疗师进行交流机会。该协会还赞助了一个教育峰会和学生会议，以及其他会议和在线学习体验。

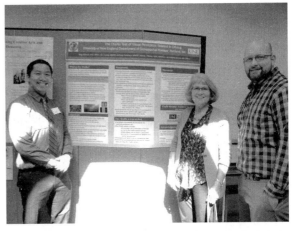

图 9-2　作业治疗专业学生在 AOTA 全国会议上与教职员工一起展示壁报。

业务信息

AOTA 开发了所有业务领域的信息资源，包括出版各种业务相关材料、专家和提供咨询的志愿者。这些材料包括业务标准，给家庭和消费者设计的说明性讲义，以及与作业治疗有关的实况说明。有关研究、机会（临床和学术）、干预计划、学生资源、奖学金和提示报告的相关信息都可以从中获取。虽然部分信息对公众开放，但大部分信息仅限 AOTA 成员使用。

改善消费者获取健康照护服务的机会

全国性协会通过与联邦和州立法者、监管机构、第三方支付者、医疗人员、媒体和公众的持续沟通，确保消费者可以更便利地获取服务。例如，AOTA 随时了解政府内部拟定的立法提案，确保在没有听取行业意见的情况下不会出台影响业务的新法律。该协会与其政策委员会（political action committee，PAC）保持联系，PAC 是法律认可的机构，组织可以通过它参与政治行动。**美国作业治疗政策委员会**（American Occupational Therapy Political Action Committee，AOTPAC）试图通过影响公职人员的选拔、提名、选举或任命等来进一步推进专业的立法目标。

例如，当联邦政府制定《患者保护与平价医疗法案》，规定必须提供哪些服务时，AOTA 提供了作业治疗服务方面的信息，并成功游说将作业治疗也纳入其中。这种专业的警惕性不仅适用于政府，也适用于私立机构。当主要的保险公司起草或修订他们涵盖医疗服务的政策时，AOTA 努力确保作业治疗的项目也被涵盖其中。AOTA 还设有免费热线，可以使消费者获取有关作业治疗的信息。

美国作业治疗基金会

美国作业治疗基金会（American Occupational Therapy Foundation，AOTF）是一个全国性组织，旨在促进作业治疗的科学性，以及提高公众对作业治疗价值的理解。AOTF 于 1965 年成立，是一个独立的非营利组织。它是一个为进行作业治疗教育及研究的团队或个人提供资源的媒介。AOTF 还设有一个收藏作业治疗相关书籍与期刊的图书馆。该基金会提供助学金、奖学金和研究经费，收集并管理来自 AOTA 的成员、企业及私人基金会的捐赠和遗赠来支持其项目。该基金会支持的项目包括博士后支持小组、奖学金、新兴领袖计划和未来科学家。

1980 年以来，AOTF 出版了《作业治疗研究杂志》（*Occupational Therapy Journal of Research*，*OTJR*），为满足更多出版机会的需要，现已更名为《作业治疗研究杂志：作业、参与和健康》（*OTJR：Occupation, Participation and Health*）。这本杂志以季刊形式发行并收取订阅费。

世界作业治疗师联盟

世界作业治疗师联盟（World Federation of Occupation Therapists，WFOT）成立于 1952 年，其宗旨是促进及支持成员国的作业治疗，并为成员国制订作业治疗最低教育标准。WFOT 也是各国作业治疗团体、治疗师和其他相关医疗人员之间交流信息的媒介，还负责发行出版物，包括《世界作业治疗师联盟杂志》（*WFOT journal*）。该组织有五个项目领域：标准与质量、教育与研究、促进与发展、国际合作、执行方案。WFOT 每四年举办一次国际会议（图 9-3）。随着世界范围内作业治疗业务的不断发展，WFOT 成为各国作业治疗师进行信息交流的重要平台。

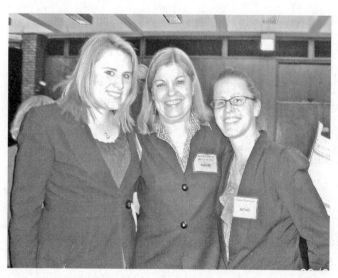

图 9-3   来自美国的治疗师与来自智利的教师在一次国际会议上建立联络。

州立组织

州立作业治疗协会旨在满足各州治疗师的需要。这些组织举行会议，对可能影响该州作业治疗服务的立法问题保持警惕，并为全州的治疗师提供联络和支持。例如，一些州建立了业务小组网络社区，治疗师在其中定期会面，讨论业务中感兴趣的话题（如儿科、康复、心理健康）。州立作业治疗协会选举官员、州立主席和代表大会成员在开会时讨论州内问题。州立作业治疗协会提供州内业务状况的信息，并帮助拥护作业治疗服务，是作业治疗师、教育工作者和学生的网络和支持系统。

总　结

AOTA 是代表作业治疗师的全国性组织。其主要工作包括确保作业治疗服务的质量、改善消费者获取健康照护服务的机会，以及促进其成员的专业发展。

AOTA 通过制订和实施各项标准、认证教育项目、研究和支持法规，以确保提供优质的服务。为了鼓励其成员的专业发展，AOTA 开展继续教育课程、发行出版物并提供实践信息。AOTA 向联邦和州的立法者、保险公司、媒体、公众和其他医疗人员分发信息。

身为国际级组织，WFOT 提供作业治疗相关信息的跨国交流，并推进各项业务和标准的发展，鼓励作业治疗师积极参与国际、全国、州立和地方各级专业协会。

学习活动　Learning Activities

1. 去美国作业治疗协会的网站（www.aota.org）检索你感兴趣的 AOTA 某方面的信息，就你的发现写一篇简短的论文。

2. 查询下一次美国作业治疗协会的会议信息（如时间、地点、注册费、主题等），将其整理并通过公告板或海报展示。

3. 在你班上发起一段"头脑风暴"时间，列出一份适合 15 分钟会议汇报的主题清单。

4. 收集你所在地作业治疗协会的信息，并为你班上的同学准备一份关于这些信息的讲义。

5. 从最近的 WFOT 会议的主题中选择一个进行概述。与同学讨论当前最新的问题和话题。

6. 以下是美国作业治疗期刊探索性调查的推荐系列。难度随着每个阶段递增，因此可以提高出版及研究技巧的熟练度。每位同学要做以下事情：

• 阅读《美国作业治疗杂志》上的一篇你感兴趣的文章，并做一个 5 分钟的口头报告，报告内容包括该文章的主题、资料来源，并指出文章中你感兴趣的地方。

• 研究一篇指定主题的文章，做一个 5 分钟的口头报告。（在搜索文章之前，可能需要做进一步的研究以获取关于该主题的信息。）

• 从任一作业治疗参考资料中读一篇文章，写一篇半页的主题摘要。

• 通过总结和反思至少 3 篇研究论文来收集关于干预技术的信息。

• 使用美国作业治疗协会的评说性论文（CAPs）指南，并完成一篇关于自己感兴趣的研究主题的评说性论文，最终在课堂上交流讨论。

7. 联系你所在地的作业治疗协会的联系人和委员会成员。查明下一次会议并试着参加这次会议。

复习题　Review Questions

1. 专业协会的目的是什么？

2. 请分别列出成为 AOTA、WFOT 和各州立组织成员的 5 项利益。

3. 如何参加专业协会？

4. 作业治疗师从专业协会中可以获取什么资源？

5. 你当地的作业治疗协会是什么？请描述该协会的活动内容。

仵宵 译　施晓畅 审校

参考文献

1. American Occupational Therapy Association. *About AOTA*. (2016). Retrieved from, http://www.aota.org/Aboutaota.aspx.

2. American Occupational Therapy Association. *AOTPAC*. (2016). Retrieved from, http://www.aota.org/Advocacy-Policy/AOTPAC/Fact.aspx.

3. World Federation of Occupational Therapists. *Fundamental Beliefs of the World Federation of Occupational Therapists (WFOT)*. (2016). Retrieved from, http://www.wfot.org/About Us/FundamentalBeliefs.aspx.

4. American Occupational Therapy Foundation. *Did You Know? Facts about the American Occupational Therapy Foundation*. 2016. Retrieved from, http://www.aotf.org/aboutaotf/visionmissiongoals.

5. World Federation of Occupational Therapy. *WFOT*. (2016). Retrieved from, http://www.wfot.org/AboutUs/History.aspx.

6. American Occupational Therapy Association. Scope of practice. *Am J Occup Ther*. 2014;68(3):S34–S40.

第三部分

作业治疗的实践
The Practice of Occupational Therapy

第 10 章

作业治疗实践架构：领域与服务流程

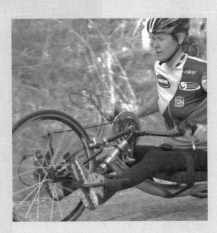

目的 OBJECTIVES

阅读本章后，读者将能够：

· 界定作业治疗实践领域。

· 概述作业治疗服务流程。

· 从作业、作业表现技巧、作业表现模式和服务对象因素等方面
  分析活动。

· 提供情境如何影响作业的案例。

· 描述治疗干预方法。

· 描述活动需求。

关键词 KEY TERMS

日常生活活动	作业公平
活动需求	作业表现
身体功能	参与
身体结构	作业表现模式
以人为本的方法	作业表现技巧
服务对象因素	准备性方法
服务对象满意度	预防
咨询	目的性活动
情境	生活质量
教育	角色胜任能力
评估	治疗性使用作业与活动
健康	价值，信念，灵性
工具性日常生活活动	幸福感
干预计划	福祉
以作业为本的活动	治疗性使用自我

　　我进入这个行业是受到一些非常杰出的导师及榜样的影响和支持的。我的母亲是一名注册护士，她常常给我和姐妹们讲述二战期间她在陆军护士团当护士的经历。我读过彻丽·埃姆斯（Cherry Ames）的每一本书，比如，《护士》（Nurse）/《南希·德鲁侦探》（detective à la Nancy Drew），我也喜欢在当地医院做护士助手的工作，但不知为何，我深知未来我的理想职业并不是护士。记得我是从玛丽安·迪亚蒙（Marian Diamond）博士那里第一次听到作业治疗，她是加州大学伯克利分校受人尊敬的解剖学和生理学教授，也是我的导师。怀着对她的崇高敬意我跟着她去见了圣荷塞州立大学（San José State University）作业治疗系的主任多里斯·卡廷（Doris Cutting），我想向着她的方向发展。带着伯克利大学人文学科的学士学位，当我拿起旧金山大学的课程表，神经解剖学、心理学等课程映入眼帘时，我笑了，这是一门专门为我设计的课程！

　　在作业治疗学校简直像梦一样，一次次作业使我一步步走向我的新专业。埃米·基林斯沃恩（Amy Killingsworth）和洛兰·佩德雷蒂（Lorraine Pedretti）教授及身边很多人对服务对象的关心和与服务对象之间创造性互动的故事，以及他们对作业治疗专业的热情，一步步加深了我对作业治疗的热爱。我有幸在兰乔·洛什·阿米戈斯（Rancho Los Amigos）医疗中心开始了我的职业生涯，那里有许多作业治疗实践方面的杰出榜样，例如多蒂·威尔逊（Dottie Wilson）、洛伊丝·巴伯（Lois Barber）、多里斯·埃雷迪亚（Doris Heredia）、萨拉·凯利（Sarah Kelly）和其他许多人，他们指导同事工作，促进和庆祝彼此的成功。我仍记得开车上班时脸上带着的微笑，热切期待着每天开工，期待着和服务对象一起书写新的故事——我希望每一位成长中的作业治疗师都可以这样。

　　受到导师们的鼓励后，我激励自己不断学习，争取获得奖学金，保证高质量服务，并不断提高自身的专业知识水平。因此，我决定攻读硕士学位，然后找一个学术相关的岗位。在这个过程中我再次感受到了浓厚的学术氛围，这种氛围影响着我的整个作业治疗生涯。伊丽莎白·耶克萨（Elizabeth Yerxa）、弗洛伦斯·克拉克（Florence Clark）、莱拉·略伦斯（Lela Llorens）和露丝·泽姆克（Ruth zemke）等许多学术界人士向我展示了栽培和鼓励他人的成就，这对加强和丰富我们如此热爱的专业是重要的。在向这些优秀老师致敬的同时，我鼓励同事，并努力让自己走出舒适圈，接触、鼓励和支持发展中的作业治疗师。

海迪·麦克休·彭德尔顿

（Heidi Mchugh Pendleton）

PhD, OTR/L, FAOTA

圣何塞州立大学作业治疗系教授

加利福尼亚州，圣何塞

美国作业治疗协会制订了《作业治疗实践架构》（*Occupational Therapy Practice Framework*，OTPF），帮助治疗师使用作业治疗的语言和架构来为服务对象和用户提供服务。作业治疗实践架构为学生、临床治疗师和消费者描述了作业治疗专业的性质和服务流程，重点在于作业活动、以人为本的照顾，以及治疗服务流程的性质。本章为读者概述了《作业治疗实践架构》（第三版）的内容并结合临床案例进行了阐释。

作业领域

作业治疗的目标是帮助服务对象参与作业活动，作业活动是人们每天做的事，对个人角色至关重要。作业活动包括日常生活活动、工具性日常生活活动、休息和睡眠、教育、工作、游戏、休闲和社会参与。以下段落将通过临床案例描述作业领域，帮助读者理解作业治疗干预涉及的范畴。

日常生活活动

日常生活活动（activities of daily living，ADLs）是指与照顾自己身体有关的活动，包括穿衣、沐浴、个人卫生及修饰、如厕、功能性转移、进食、喂食、个人用具照顾及性生活等。

> 克雷格是一名 2 岁男孩，看上去比实际年龄要小，他妈妈担心他挑食。根据评估，作业治疗师确定克雷格因口腔运动控制问题（如舌外伸）和口腔过敏现象而影响进食。作业治疗师制订治疗干预计划来改善他的日常生活活动问题。

工具性日常生活活动

工具性日常生活活动（instrumental activities of daily living，IADLs）是指在环境中涉及多项任务的活动，包括照顾他人、照顾宠物、养育孩子、沟通管理、驾驶和社区移动、健康管理和维护、财务管理、家庭建立和管理、餐食准备和清洁、安全和紧急应急、宗教活动和表达，以及购物。

> 赖泽尔是一名有轻微智力缺陷的 19 岁男生，他刚离开集体家庭，未来几个月他将独自生活。作业治疗师与赖泽尔一起通过练习如何购物、使用和维护家用设备（如烤面包机、微波炉）帮助他实现独立。在另一堂课上，治疗师教赖泽尔

给房东打电话寻求帮助，这些工具性日常生活活动能力是家庭管理的一部分。

休息和睡眠

休息和睡眠（rest and sleep）是服务对象能健康参与作业的恢复性活动。这些活动包括所有睡前准备工作，如盥洗、脱衣和建立睡觉模式，还包括整晚睡眠、照顾睡眠需求和日常习惯。

汤姆是一个夜间睡眠困难的 5 岁男孩，他的父母说他每晚只睡 2~3 个小时，白天汤姆经常打盹，作业治疗师与汤姆及其家人共同帮他建立健康的睡眠和休息规律。

教育

教育（education）是一种作业活动，包括正式的学习（如中小学、大学、课程作业）和非正式的学习（如获得主题相关的信息或技能、兴趣领域的指导或培训）。作业治疗师检查（服务对象）参与教育所需要的所有技能和任务，如阅读、写作和听课等。

戴维是一名 7 岁的二年级学生，在书写方面有困难。老师担心戴维在班上落后于其他同学，于是将他转介至作业治疗。作业治疗师评估戴维的书写技能并开始改善肌力和协调的治疗干预，学生每天大约有 30% 的在校时间需要书写，所以这是学习所必须具备的能力。

工作

工作（work）是指有偿或志愿活动，包括整个就业活动范围，如个人兴趣、个人追求、求职过程、工作表现、退休准备与适应、找到并参与志愿活动。

因车祸导致脑外伤的凯莉很难回到法律秘书的工作岗位。作业治疗师强调工作习惯，如按时上班、安排工作空间、限制与他人谈话以及完成工作。作业治疗师计划与凯莉及其主管见面，了解公司的标准和必要的工作技能，主管同意向作业治疗师描述凯莉"典型的一天"，这样作业治疗师就可以充分地按她的工作要求做准备。

游戏

游戏（play）是指任何带来享受、娱乐、兴趣或消遣的自发性或有组织的活动，作业治疗师与服务对象一起合作，促进参与和探索游戏活动。

> 卡尔是一名 12 岁的男孩，他在学校或家里都不与同龄人一起玩耍，老师和父母都很担心卡尔无法在童年时期找到乐趣。作业治疗师和卡尔一起确定游戏活动，并邀请两位朋友加入其中，他们参与各种户外游戏，以探索卡尔可能会喜欢的游戏方式。

休闲

休闲（leisure）是指人们从事非强制性的活动。休闲可以提供消遣、娱乐和兴趣，此作业活动包括计划及参与活动，探索兴趣领域被认为是休闲作业的一部分。休闲成为个人身份的一部分，在休闲活动的过程中会发展技巧和能力，并能提高生活质量。现已发现休闲活动具有恢复功能，可以帮助人们恢复能量。

> 让娜是一位 66 岁的女士，她正经历丧偶的悲痛。在丈夫过世前他们刚退休并搬到新的州生活，让娜尚未发展新的休闲活动，也没有从以往的休闲活动中找到乐趣。经评估，作业治疗师发现让娜很少参与有趣的活动，事实上，让娜无法说出任何休闲兴趣。作业治疗师邀请让娜参加一些她认为让娜会喜欢的社区郊游活动，并留意任何语言或非语言的提示，以便她可以巧妙地安排或扩展让娜的兴趣领域。探索服务对象的选择通常是建立休闲作业活动的第一步。

社会参与

社会参与（social participation）指与他人进行互动的活动，包括与家人、社区和同伴 / 朋友的互动。作业治疗师检查社会参与，分析特定社会情境下的行为和标准。社会参与包括互动、行为规范、阅读和回应提示，以及考量参与发生的环境，社会参与标准因文化而异。

> 格洛丽亚是一位 52 岁的女性，被诊断患有精神分裂症，她在许多社交场合

都会出现困难。作业治疗师开始干预时，通过回顾基本的社交礼仪，包括着装、语言及与他人的距离等，帮助格洛丽亚成功融入社区环境。作为干预的一部分，格洛丽亚参加了社区的几次郊游，包括去艺术博物馆、图书馆和咖啡厅。行为标准因社会参与的活动类型而异。

上述案例说明了，在人们从事的各种作业活动中，作业治疗师在分析作业表现时需考虑服务对象的年龄、动机、兴趣、文化和能力，需要进一步的作业分析才能充分了解如何提供有意义的干预。

作业表现分析

《作业治疗实践架构》支持自上而下的评估方法，作业治疗师首先评估服务对象希望从事的作业，然后分析作业表现技巧和干扰作业表现的服务对象因素。这种方法不同于还原方法，还原方法首先分析要素，然后根据缺失设计干预方法。《作业治疗实践架构》鼓励治疗师以作业活动为实践中心。表 10-1 为作业治疗领域的概况。

表 10-1　Domain of Occupational Therapy

Occupations	Client Factors	Performance Skills	Performance Patterns	Contexts and Environments
Activities of daily living (ADLs)*	Values, beliefs, and spirituality	Motor skills	Habits	Cultural
Instrumental activities of daily living (IADLs)	Body functions	Process skills	Routines	Personal
Rest and sleep	Body structures	Social interaction skills	Rituals	Physical
Education			Roles	Social
Work				Temporal
Play				Virtual
Leisure				
Social participation				

*Also referred to as basic activities of daily living (BADLs) or personal activities of daily living (PADLs).
From American Occupational Therapy Association. (2014). Occupational therapy practice framework: Domain and process (3rd ed.). *American Journal of Occupational Therapy, 68*(Suppl. 1), S4.

当作业治疗师确定了服务对象想参与的作业后，会分析其**作业表现技巧**（Performance skills），包括完成作业活动所需的动作、过程及社会互动技巧。作业表现技巧是作业表现的小单元，当作业治疗师评估作业表现时，要确定有效或无效的作业表现技巧，例如，治疗师可能认为服务对象的精细动作技巧影响了早晨穿衣的能力；服务对象很难使用问题解决技巧来确定如何做早餐，或者无法与同伴进行眼神交流。这些作业表现技巧在服务对象参与想要的作业活动前需要解决，作业表现技巧决定于服务对象因素、活动需求和环境。

服务对象因素（client factors）是更特定的作业表现要素，是服务对象获得成功之前需要处理的，图 10-1A~C 举例说明了作业治疗师如何评估完成活动所需的服务对象因素。服务对象因素包括**价值**（values）、**信念**（beliefs）、**灵性**（spirituality）、身体结构和功能。价值、信念和灵性是指那些能够激发服务对象参与的事情。**身体功能**（body functions）是指身体的生理功能（如视觉），心理功能（如情感、认知和感知）

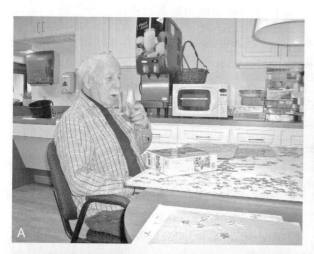

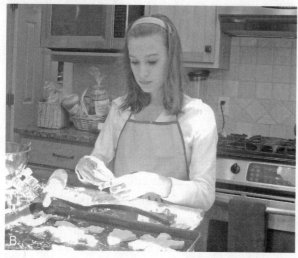

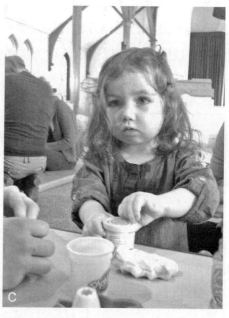

图 10-1　A，视知觉、注意细节能力、集中注意力、记忆力、解决问题能力和精细运动能力都是解决问题所必需的。B，做饼干需要集中注意力、记忆力、解决问题能力、测量（认知）能力和精细运动能力。C，玩橡皮泥需要集中注意力、计划、解决问题能力和精细运动能力。

以及更高层次的认知、注意力、记忆、思维、顺序、情绪和时间体验。作业治疗师也评估整体心理功能，如意识、认知、目标、性格和气质、能量和动力以及睡眠。他们还评估服务对象的感觉功能（如视觉、听觉、前庭觉、味觉、嗅觉、本体感觉、触觉和痛觉，以及温度觉和压力觉）。身体功能包括反射、关节活动度、肌张力、肌力、耐力、姿势、视觉和触觉等功能。作业治疗师分析最基本的作业表现，以便可以帮助服务对象微调他们的技能，达到他们希望的标准。此外，服务对象因素还包括循环系统、血液系统、免疫系统和呼吸系统的分析。

身体结构（body structures）是指自身解剖结构，如器官和四肢，这包括评估服务对象肌肉骨骼系统的比例和解剖构成。例如，作业治疗师考虑手指缺失如何影响作业表现。

作业治疗师评估服务对象因素时，会评估那些可能干扰服务对象执行所需作业活动能力的因素，理解服务对象因素对作业表现的影响有助于治疗师设计有效的治疗干预。作业治疗师可能会针对多个服务对象因素进行治疗干预，治疗干预以作业表现为目标，可以通过改变服务对象因素来完成，也可以通过代偿或者使用辅助技术达到目的。通过对服务对象因素的深入分析，治疗师可以了解如何最有效地进行治疗干预，不仅要考虑服务对象因素，还要评估服务对象的模式、动机、活动需求和作业环境。

作业表现模式（performance patterns）是作业治疗师分析的另一个作业表现要素，涉及服务对象的习惯、常规、角色和仪式。《作业治疗实践架构》中描述了 3 种形式的习惯：支持作业的有用习惯、不支持作业的不良习惯，以及干扰作业的支配性习惯。支持作业的有用习惯可能包括每天早上步行去见朋友，如图 10-2 所示。评估作业表现模式可以帮助作业治疗师理解个别服务对象如何实际完成作业。例如，一个有不良习惯的服务对象很难坚持按时起床并及时地进行晨间自我照顾，因此无法建立良好或有效的常规，且在执行他期望的角色时会遇到困难。

当作业治疗师选择一个活动来帮助服务对象达到目标时，还需要评估**活动需求**（activity

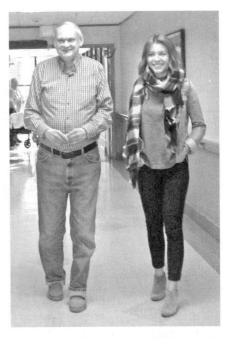

图 10-2　这位男士每天清晨的习惯（作业表现模式）是走到咖啡馆，读报纸，然后和朋友们一起聊天。作业治疗师今早评估了他的作业表现。

demands），包括活动对服务对象的相关性和重要性、使用的物体及其属性、空间需求、社会需求、顺序与时间、需要的行动、需要的身体结构和功能。例如，萨拉萨尔夫人是一名作业治疗服务对象，她认为烘焙对她及家人很有意义，最近由于中风她很难安排烤蛋糕的步骤。作业治疗师调整活动需求，在萨拉萨尔夫人烤蛋糕时，将每个步骤清楚地写在牌子上并放在她面前。评估活动需求使作业治疗师将适合的活动匹配服务对象需求，并决定如何进行改造、适应或删除部分活动，从而使服务对象能够获得成功。

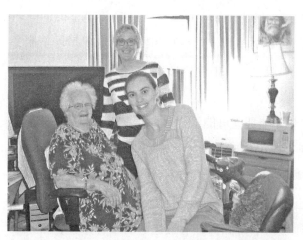

图 10-3　作业治疗师检查这位作家借助电脑写作所需的空间、电脑设置（和适配）和任务。虽然物理空间很小，但大屏显示器和经过改造的鼠标使她能够在视力低下和活动受限的情况下写作。

作业活动发生的情境（context）或场所会使活动需求发生变化。图 10-3 显示了情境如何改变写作活动的需求和要求，也展示了适应如何使作业成为可能。情境可以改变活动的必要条件与作业表现技巧、模式和需求。例如，在家里为 1 个人做饭与准备 5 位朋友的假期晚餐是截然不同的。根据《作业治疗实践架构》，情境包括文化、个人、物理、社会、时间和虚拟领域等方面。表 10-2 提供了每个情境的定义。

表 10-2　Types of Contexts

Context	Definition	Example
Cultural	Customs, beliefs, activity patterns, behavior standards, and expectations accepted by the society of which the individual is a member. Includes political realm, such as laws that affect access to resources and affirm personal rights. Also includes opportunities for education, employment, and economic support.	Ethnicity, family, attitude, beliefs, values
Physical	Nonhuman aspects of contexts. Includes the accessibility to and performance within environments having natural terrain, plants, animals, buildings, furniture, objects, tools, or devices.	Objects, built environment, natural environment, geographical terrain, sensory qualities of environment
Social	Availability and expectations of significant individuals, such as spouse, friends, and caregivers. Also includes larger social groups that are influential in establishing norms, role expectations, and social routines.	Relationships with individuals, groups, or organizations; relationships with systems (political, economic, institutional)

Context	Definition	Example
Personal	"[F]eatures of the individual that are not part of a health condition or health status." Personal context includes age, gender, socioeconomic status, and educational status.	25-year-old unemployed man with a high school diploma
Temporal	"Location of occupational performance in time."	Stages of life, time of day, time of year, duration
Virtual	Environment in which communication occurs by means of airwaves or computers and an absence of physical contact.	Realistic simulation of an environment, chatrooms, radio transmissions

From American Occupational Therapy Association. (2014). Occupational therapy practice framework: Domain and process (3rd ed.). *American Journal of Occupational Therapy, 68*(Suppl. 1), S1–S48.

案例应用

以下案例概述了《作业治疗实践架构》在临床实践中的应用。

　　一位在居家健康机构工作的作业治疗师对患有发育迟缓的 2 岁儿童戴维进行评估，结果如下：

- 父母因为戴维不像"其他孩子一样玩耍"而担心。
- 戴维无法一觉睡到天亮，无法吃各种食物且身材比同龄人矮小。
- 戴维流口水且理解有困难，说话使用单个词的语句，现在仍然啃咬大拇指。
- 戴维以手掌抓握来拿东西，以宽步态走路。
- 有人靠近时，戴维会笑并进行短暂的眼神交流。
- 戴维和三位兄弟姐妹（分别为 7 岁、5 岁和新生儿）一起住在家里。

　　以《作业治疗实践架构》为指导，作业治疗师将干预重点放在游戏和进食问题上。游戏和日常生活活动属于作业领域，作业治疗师决定让戴维每天在家和他的姐姐们玩几个小时。戴维每天吃三顿饭，但父母说他喜欢边玩边吃零食。在考量了其作业表现模式后，作业治疗师评估了戴维的动作、处理及社会互动技巧（作业表现技巧）。作业治疗师在探索活动会发生的情境时，发现戴维会和他 7 岁和 5 岁的姐姐一起玩，她们喜欢玩音乐游戏和过家家。家里有一间安全且东西充足的游戏室，如果他的姐姐们能参加这些活动，戴维会得到足够的练习机会。

　　根据情境，作业治疗师认为用餐时间可能非常紧张，因为爸爸的工作时间不固定，常常是妈妈与四个小孩用餐。因此，作业治疗师决定将进食的治疗干预重点放在零食时间且提供适应（如用手拿食物）以代偿稍差的技巧，确保独立进食的成功。进食活动的治疗干预通过改变戴维的食物类型而改变，如以手拿食物替代需要餐具的食物。此外，戴维的体重增加了且没有任何营养不良的迹象。作业治疗师检查身体结构和功能，以了解它们可能如何影响戴维的作业表现。

　　此案例介绍了如何使用《作业治疗实践架构》引导治疗干预，通过检查架构的每一层面发现更多的细节。此外，许多作业治疗实践模式也提供符合此架构的完整指引（详见第 15 章）。

作业治疗服务流程

　　《作业治疗实践架构》提供关于作业治疗过程的描述。具体来说，作业治疗从业者与服务的评估、干预和成效息息相关。作业治疗师主要负责评估和解释评估，作业治疗助理可以在服务能力被认可后通过提供资料协助作业治疗师进行评估。服务能力（service competency）是指经核实作业治疗助理能够产生与作业治疗师相似或一致的服务结果，作业治疗助理不负责解释结果，作业治疗师负责制订治疗干预计划。《作业治疗实践架构》强调以人为本的作业过程，着眼于使服务对象能够从事所期待的作业活动，这个过程是动态的，包括使用作业来实现目标和将作业作为治疗的结果。

　　评估（evaluation）包括形成作业剖面和作业表现分析，作业剖面提供服务对象的目标、习惯、作业和历史等背景信息。一般来说，作业剖面是通过访谈获得的，但作业治疗师也可以通过执行评估来获得资料，框 10-1 为收集到的关于作业剖面的资料。

　　评估过程涉及**以人为本的方法**（client-centered approach），作业治疗师据此确定服务对象的观点、叙述和愿景。因为治疗的目的是帮助服务对象重新参与作业，所以应尽可能从服务对象的角度确定其感兴趣的作业。以人为本的方法涉及与服务对象合作，是作业治疗实践的基本要素。

　　在评估中，作业治疗师分析服务对象的作业表现技巧和服务对象因素，以确定其优势及劣势。评估服务对象时，作业治疗师可以选择使用正式的评估，包括标准化测试或服务流程。作业治疗助理如果有能力执行评估或服务流程，也可以在此过程中提供帮助，但需要由作业治疗师负责解释数据。

框 10-1　作业剖面

- 背景资料：服务对象的姓名、年龄、诊断、病史和相关信息。
- 转介原因：服务对象所担心的日常生活活动是什么？服务对象想要达到什么目标？服务对象的首要任务是什么？
- 目标：服务对象的目标和成功的衡量标准是什么？
- 服务对象的作业史：服务对象有何作业表现背景？服务对象参与了什么类型的活动？
- 是什么支持或干扰服务对象完成期望的作业的能力？（环境是否支持或干扰作业表现？）
- 服务对象如何看待其目前的作业表现？服务对象如何定义其生活质量？
- 服务对象能否履行其角色？服务对象对目前的作业表现满意吗？
- 服务对象是否需要调适或适应以进行作业活动？

干预计划

一旦作业治疗师完成评估并确定了服务对象的优势和劣势，且分析了作业表现的领域和情境，就会制订干预计划。干预计划是与服务对象一起制订的，旨在解决对服务对象来说重要的领域的问题。

干预计划（intervention plan）包括对治疗目标（goals）和目的（objectives）的描述。虽然作业治疗师负责制订干预计划，作业治疗助理也可在服务能力得到认证之后对制订干预计划做出贡献。治疗目标要有意义、与服务对象相关、可测量，并以作业活动为本。

一旦确定了目标和目的就制订干预方法，《作业治疗实践架构》确定了 5 种基本作业治疗干预方法：创造（create）、建立（establish）、维持（maintain）、改造（modify）和预防（prevent）。以下段落对这 5 种方法进行了描述并列举了临床案例。

创造 / 促进（健康促进）

以创造和促进为重点的治疗干预给失能或没有失能的服务对象提供机会。作业治疗师设定一个计划或活动，以便所有参与者都能从中受益。例如，为老年人组织社区郊游活动将使所有参与者受益。

玛丽是当地一所学校的作业治疗师，她设计了一个课外书法项目来帮助 3~5 年级的学生。该项目能提供增强肌力和协调性的有意思的活动及在家玩的游戏。玛丽将此项目当作对儿童的一项服务，当地大学的作业治疗专业的学生协助组织团队。

建立 / 恢复（补偿）

作业治疗师使用策略和技巧改变服务对象因素，以帮其建立尚未发展的技能或恢复已经丧失的技能。作业治疗师学习各种技术旨在提高服务对象的技巧、能力和功能。

布赖恩是当地一家康复医院的作业治疗师，治疗一位 54 岁因脑血管意外而右侧肢体失能的女士贾丝明。治疗目的包括增加右侧手和手臂的使用，让她可以再为孩子们准备饭菜。布赖恩协助贾丝明增加右臂的关节活动度、力量、运动控制能力和手眼协调能力，以确保她能够达到治疗目标并为家人做饭。

维持

维持作为一种干预方法，支持服务对象继续以其习惯的方式执行作业表现，作业治疗师用此方法帮助服务对象保持同等程度的作业表现、功能不退化。当服务对象的预后会随着时间推移而恶化时，可以选择该方法。在此情况下，作业治疗师应提供支持，以便服务对象能够继续保持目前的功能水平。

现年 89 岁的哈里独自住在一楼的一间小公寓里，他曾因轻微的心脏问题而短暂住院，医生要求作业治疗师进行评估以确定如何帮助哈里。哈里告诉作业治疗师他仍想独居，他的家人就住在附近可以提供帮助。作业治疗师进行了居家评估及环境改造以确保安全（如移除一些不完整的地毯、加装扶手和呼叫按钮以确保安全），尽管哈里耐力下降并受到其他自然老化过程的影响，但这些改造使他得以维持目前的生活状态。

改造（代偿，适应）

旨在代偿（compensation）或适应（adaptation）的干预方法，通过改变活动让服务对象即使技能水平低下也可以继续其作业表现。代偿是改变活动需求或服务对象执行活动的方法。当服务对象因素在一段时间内无法改变而服务对象希望参与活动时，此方法是有用的。

杰勒德是一位 60 岁的老人，严重的烧伤妨碍了他使用惯用手和手臂。作业治疗师为杰勒德提供了一把单手小刀用于切割、一块 Dycem 垫用来保持碗的稳定和一个带有改良手柄的杯子。这些适应使杰勒德可以用他的非惯用手进食，以弥补右上肢的功能障碍。

预防

作业治疗师使服务对象能够参与他们认为有意义的事情。治疗师帮助服务对象参加活动以预防或缓解疾病、创伤或其他不良健康状况，通过设定活动防止服务对象丧失功能，并帮助他们继续按照其意愿参与日常活动。

康拉德是一位作业治疗师，在肥胖家庭比例较高的农村社区工作。他与同事设计了一个项目，目的是促进成年人参与体育活动，并以一种非恐吓性的、有趣的方式对他们进行营养教育。作业治疗师根据需要调整服务对象的身体活动，并提供团体活动来增强其自尊、自我观念和健康选择，这个项目旨在预防肥胖引起的并发症。

上述干预方法展示了服务的各种可能性，作业治疗师利用临床判断、经验和研究决定在特定环境下哪种方法对特定服务对象有效。在确定干预方法时，作业治疗师会考虑情境、服务对象因素、作业表现技巧、作业表现模式和活动需求，然后制订干预计划，包括治疗性使用作业。以下段落将描述作业治疗干预的类型。

作业治疗干预的类型

《作业治疗实践架构》中列出**治疗性使用自我**（therapeutic use of self，见第 17 章）、**治疗性使用作业与活动**（therapeutic use of occupations and activities）、**咨询**（consultation）和**教育**（education）作为作业治疗干预的类型。评估过程帮助作业治疗师决定使用哪种干预类型。此外，作业治疗师以实践模式（组织个人思考的方法）和参考架构（实施治疗的方法）（见第 15 章）为决策基础，依据服务对象的治疗目标，决定实现目标的最佳策略。

治疗性使用自我

治疗性使用自我是指作业治疗师与服务对象的互动，特别是作业治疗师如何利用自我来激励和促进治疗目标的实现。治疗性使用自我包括关注服务对象的需求，并以促进服务对象实现目标的方式做出回应（详见第17章）。在与服务对象互动时，作业治疗师会考虑用眼神、幽默、身体姿势进行交流的时机，通过接触、温和提示、鼓励和使用自我进行干预。通过了解服务对象的需求，治疗师能够调整自己的反应以促进与服务对象的交流。泰勒（Taylor）总结出与服务对象互动时使用的6种模式：倡导（advocating）、合作（collaborating）、同理（empathizing）、鼓励（encouraging）、指导（instructing）和解决问题（problem solving）。

治疗性使用作业与活动

治疗性使用作业与活动是指选择符合治疗目标的作业与活动，作业治疗师使用**准备性方法**（preparatory methods）或活动使服务对象准备好参与作业治疗。准备性活动包括牵伸、改善关节活动度、运动及热敷或冰敷等，这些方法旨在使服务对象准备好进行目的性或以作业为本的活动。准备性活动应该作为治疗课程的一部分进行，而不是作为整节治疗课程进行。

目的性活动（purposeful activity）包括选择以目标为导向，但不一定对服务对象有意义的活动。目的性活动与作业活动相关，并可能是作业活动的一部分。例如，对做家务这个作业活动来说，练习折毛巾被认为是目的性活动。

作业治疗的目标是让服务对象参与他们认为有意义的作业活动，因此，**以作业为本的活动**（occupation-based activity）是指参与实际的作业活动，具有启动及得到更好的运动反应和提高泛化能力的作用。以作业为本的活动需要在实际情境内完成。

咨询

咨询是作业治疗师利用他们的知识和专业技能与服务对象合作的一种干预类型，合作过程包括确定问题、产生可能的解决方案并根据需要对方案进行修改以增强效果。提供咨询时，作业治疗师无须对干预的结果负责。

教育

教育是指向服务对象传授知识。这种干预类型包括向服务对象提供有关作业活动的信息，但此种干预未必产生实际的作业表现。例如，在治疗有进食障碍的儿童时，家访的时间可能不适合让小孩吃东西，作业治疗师可以通过以适当体位喂食儿童的图片来教育服务对象（小孩）的母亲。

成果

作业治疗旨在帮助服务对象参与作业活动，对作业治疗师来说，重要的是测量干预的成果及确定最重要目标是否已经达到。作业治疗师与服务对象一起制订具体的、可衡量的和有意义的目标，利用这些目标来决定作业治疗的成果。

服务对象从事作业的能力被称为**作业表现**（occupational performance），作业治疗师可以评估服务对象执行日常生活活动能力的增强或改善。例如，髋关节置换术后入院的服务对象可能由于手术导致的耐力下降和术后限制行动而不能自主穿衣，他接受作业治疗的目的是改善其日常生活活动能力，出院后他可以使用辅具自主穿衣，他的成果就是能够独立完成穿衣活动。作业表现成果是作业治疗最常用的成果，服务对象**参与**（participation）想要从事的作业是作业治疗的最终结果。

当服务对象的技巧提高、作业表现进步时，他们会表现出更好的**角色胜任能力**（role competence），即其能力符合角色需求。此外，服务对象变得更加有能力适应或改变以应对不同的情况。另一个可以评估作业治疗成果的是**服务对象满意度**（client satisfaction），它可以衡量服务对象对作业治疗服务的过程和益处的接纳程度，作业治疗是以人为本的方法，因此希望服务对象对效果和过程感到满意。此外，作业治疗可能会提升整体的**幸福感**（wellbeing），当服务对象重新从事有意义的作业时，他们会形成一种自我意识、自尊心和归属感。

参与作业与活动会影响服务对象的**健康**（health）和**福祉**（wellness）。健康是指身体、精神和社会方面的状态，而福祉是指处于良好的健康状态。作业治疗师可以制订与健康和福祉相关的目标，服务对象可以在作业治疗结束后或作为作业治疗的一部分参与改善其健康和福祉的计划。例如，服务对象可以受益于每天鼓励步行的支持小组。

服务对象在作业治疗后经常会在生活中变得积极，其**生活质量**（quality of life）可能会有所改善，这正是干预所期望的结果。生活质量评估是判定服务对象对特定时期生活的满意度。最后，作业治疗的另一个目标是**预防**（prevention）进一步的残疾和促进健康的生活方式。作业治疗师通过提供资源和适应性设备，指导服务对象预防进一步的残疾或退化，以支持其继续参与所需的作业。例如，作业治疗师会在服务对象出院时成立一个支持小组，以促进其健康选择和健康活动。

　　作业公平（occupational justice）是指允许所有人（失能和非失能服务对象）参与有意义的作业，作业治疗师可以提供治疗干预，以增加人们从事有意义活动的机会。例如，作业治疗师可以指导社区为残障儿童创建无障碍游乐场，可以通过倡导修建新的人行道来支持有移动障碍的群体，可以建议在溜冰场增加座位让老年人通过观看孙辈运动和社交来参与社区滑冰活动。

　　成果在作业治疗服务流程的最初阶段即评估时就已确定，治疗师选定成果类型和测量方式用来判定治疗干预是否成功。整个治疗干预过程以达到期望的效果为重点，并要再次评估服务对象在实现预期目标方面的进展。治疗的调整以及进一步的决定（如持续治疗、停止治疗）则依据服务对象的需要和作业表现而定。

总　结

　　《作业治疗实践架构》为作业治疗从业者、学生和消费者描述了作业治疗的领域和服务流程，此架构强调以作业活动为本的治疗干预，可用于各种实践模式和参考架构。作业治疗师和作业治疗助理（达到服务能力）通过与服务对象合作制订治疗目标，确定好治疗计划后，则开始提供治疗，包括治疗性使用自我、治疗性使用作业与活动、咨询或教育。作业治疗的成果包括改善作业表现、角色胜任能力和生活质量。作业治疗可以提高服务对象的满意度，促进身心健康，提高适应能力与预防能力。

学习活动　Learning Activities

　　1. 将活动清单与他们所属的作业活动相匹配。

　　2. 选择一项对你重要的作业活动，分析作业表现技巧、服务对象因素及参与作业活动需要的作业表现模式，描述你最常参与此作业的情境。

　　3. 针对 5 种一般干预方法，各提供一个临床例子，并介绍给你的同学。

　　4. 回顾作业治疗的研究性论文，在课堂上做一份有关现行文献如何描述治疗性使用作业与活动的报告，写一份 3 页纸的论文，描述治疗性使用作业与活动。

复习题　Review Questions

　　1. 作业活动、作业表现技巧和服务对象因素之间的区别是什么？

　　2. 如何根据《作业治疗实践架构》描述作业治疗服务流程？

3. 描述一项作业活动的活动需求。

4. 作业治疗干预的类型有哪些？

5. 作业治疗干预的 5 种基本方法是什么？

丁江涛 译　马丽虹 审校

参考文献

1. American Occupational Therapy Association. Occupational therapy practice framework: domain and process (3rd ed.). *Am J Occup Ther*. 2014;68(suppl 1):S1–S48.

2. American Occupational Therapy Association. Guide for supervision of occupational therapy personnel. *Am J Occup Ther*. 1994;48:1045.

3. American Occupational Therapy Association. Entry-level role delineation for registered occupational therapists (OTRs) and certified occupational therapy assistants (COTAs). *Am J Occup Ther*. 1990;44:1091.

4. Christiansen CH, Baum CM, eds. *Occupational Therapy: Enabling Function and Well-Being*. Thorofare, NJ: Slack; 1996.

5. Fisher AG. Uniting practice and theory in an occupational framework. *Am J Occup Ther*. 1998; 52(7): 509–519.

6. Law M, Cooper B, Stewart D, et al. The person-environment-occupation model: a transactive approach to occupational performance. *Can J Occup Ther*. 1996; 63(1):9–23.

7. MacRae N. *OT 301 Foundations of Occupational Therapy*. Unpublished lecture notes, University of New England; 2001.

8. McHale K, Cermak S. Fine motor activities in elementary school: preliminary findings and provisional implications for children with fine motor problems. *Am J Occup Ther*. 1992;46:898–903.

9. Parham LD, Fazio LS, eds. *Play in Occupational Therapy for Children*. St. Louis: Mosby; 1997.

10. Solomon J, O'Brien J. Scope of practice. In: Solomon J, O'Brien J, eds. *Pediatric Skills for Occupational Therapy Assistants*. 4th ed.St. Louis: Mosby; 2016:1–10.

11. Taylor RR. *The Intentional Relationship Model: Use of Self and Occupational Therapy*. Philadelphia, PA: F.A. Davis; 2008.

第 11 章
跨越不同生命历程的作业治疗

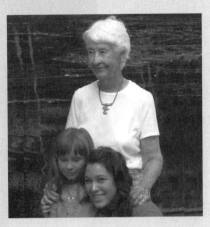

目的　OBJECTIVES

阅读本章后，读者将能够：

- 了解不同生命阶段中作业活动的变化。

- 了解不同生命阶段中的发展任务。

- 了解不同生命阶段中的服务对象因素。

- 描述作业治疗师的服务对象类型。

- 了解作业治疗在每个发展阶段提供的独特的服务。

关键词 KEY TERMS

青少年期

成年期

老化

脑性瘫痪

儿童期

发育迟缓

发育参考架构

以家庭为中心的照护

临终关怀

婴儿期

跨专业团队

老年期

习得性无助

最低限的环境

游戏

反射

作为一名理想主义者，我最高兴的时刻是知道自己改变了别人的生活的时候。我一直希望可以从事一份重现美好时刻的职业，在作业治疗中我发现了这一点。我喜欢提升独立能力和自我效能感，富有创造力地帮助服务对象解决那些对他们最重要的问题。我是一名在读研究生，迫不及待地想进入作业治疗领域为人们的生活带来改变。无论是帮助服务对象重新学习如何独立进食，还是倡导居家养老，我很高兴能积极地影响人们的生活，帮助他们重新发现或从事有意义的作业活动。

彼得·达席尔瓦

（Peter Dasilva）

新英格兰大学 2017 级作业治疗学硕士

缅因州，波特兰

案例 1：埃文是名早产儿，出生时体重仅有 1.956kg。作业治疗师在新生儿重症监护病房（neonatal intensive care unit，NICU）中协助他改善进食情况、睡眠—觉醒周期和作息调节能力。作业治疗师会根据父母和家庭的需要考虑埃文的干预计划，埃文的家人每天都要舟车劳顿地去看他，长此以往，他的父母越来越疲惫。作业治疗师为了支持这个家庭并帮助服务对象，与他们仔细地协商计划。

案例 2：同时，另一名作业治疗师正与格雷丝一起商议计划。格雷丝今年 98 岁，最近在家意外跌倒但仍希望能够住在家中。自从丈夫 25 年前去世以后，格雷丝一直独居在一所小房子里，偶有家庭聚会。她每天步行到邮局拿信，已经在这个小村子里住了一辈子。作业治疗师评估了格雷丝家的安全性，并针对评估结果向格雷丝和她的家人提出建议，以便她可以继续留在家里生活。

通过以上两个案例我们得知，面对不同年龄和能力的服务对象，作业治疗师所采取的方式也会有所不同。因为服务对象处于不同的生命阶段，所以治疗师需要了解不同生命阶段所对应的发展任务。下文将描述各生命阶段的发展任务，但不是每个人都能被准确地划分到某个生命阶段。在进入下一个阶段前，服务对象可能不会在给定的年龄范围内完成所有任务。服务对象完成任务的方式和时间存在差异，因此，治疗师要个性化地看待他们。作者概述了可能与某些阶段相关的诊断，并回顾了作业治疗师在特定的发展阶段可以实践的情境，当然这些只是示例。作业治疗师在不同的情境下为不同年龄和能力的服务对象提供干预。

婴儿期

你的孩子出生时多重？你的孩子何时会翻身、坐起、爬行、走路、说话，或自己吃饭？何时开始能一觉睡到天亮？最喜欢的玩具是什么？喜欢和谁一起玩？会挑食吗？性格怎么样？

作业治疗师会提出类似的问题来了解婴儿，婴儿的父母经常怀疑他们的孩子发育是否正常。由于正常行为的范围较广，因此作业治疗师必须熟知婴儿发育的正常范围，以帮助解答父母在婴儿发育方面的疑惑并提供有效的干预。

婴儿期的发展任务

婴儿期（infancy）指从出生到 1 周岁，在此期间婴儿生长迅速，并同时发育出运动、社交和认知技能（框 11-1）。粗大运动、精细动作能力在婴儿自主触摸、抓握物体、翻身、坐起、爬行、走路时开始发育，婴儿在体型、身高和体重方面的成长最为明显。儿科医生经常把婴儿的生长模式作为早期发育的标志，也会测试婴儿的反射。原始反射在出生时或出生后不久出现，能够反映神经发育状况。反射（reflexes）是受到感觉刺激时所产生的动作反应，例如，婴儿被挠脚心时会很快把脚移开，或快要跌倒时会马上伸手撑住。婴儿有各种各样的反射，如吸吮反射可以帮助婴儿增加营养。出生一年后，原始反射通常会消失，而其他的（如保护性伸展、平衡反应）则保留下来。因此，作业治疗师会将反射是否存在作为评估发育的指标之一。若超过特定反射的存在年龄却仍然有原始反射，可能代表有持续存在的神经损伤。

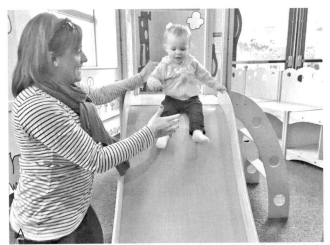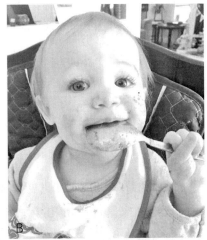

图 11-1　A，婴儿从儿童滑梯上滑下来，母亲在一旁看着。B，婴儿开始自己吃东西，但把自己弄得脏兮兮。

框 11-1　婴儿期的发展任务（0~1 岁）

探索阶段：婴儿探索自我和环境
- 单感觉刺激游戏
- 调节睡眠—觉醒周期
- 身体迅速生长和发育
- 动作：原始反射的整合、翻身、俯卧、坐起、拉站、爬行、行走
- 口腔动作：学习吃不同质地和类型的食物（流食、半流食、食物碎块、完整食物）；吞咽式呼吸、用吸管喝水、用杯子喝水
- 语言：咕咕叫、牙牙学语、说第一个词语
- 精细动作：整手抓握、径向抓握、下钳形抓握、钳形抓握、抓放物体
- 社交：微笑、与他人互动、藏猫猫
- 认知：因果关系、物体永存性

正常发育的婴儿会建立起睡眠—觉醒周期，能体验乐趣并通过哭泣来表达不适。需求一旦得到满足，婴儿就可以得到安慰并停止哭泣。作业治疗可让无法得到安慰的婴儿受益，帮助他们改善行为。

社交方面，婴儿会通过微笑和表达情感与家庭成员进行互动。婴儿玩拍蛋糕游戏时，会进行眼神交流和微笑。8~10个月时，婴儿会出现陌生焦虑，当接近陌生人或被陌生人抱着时可能因害怕而哭泣。社交语言包括婴儿期的声音或发声如咕咕叫，听、说简单词语，以及学会对简单的口头指令做出反应。玩藏猫猫时会发现，婴儿会轮流用语音或微笑做回应。

婴儿逐渐学会识别食物来源和使用餐具，日常生活活动也会随之发展，他们会让照顾者为他们穿衣服，并充分享受洗澡的时光，此时开始婴儿可以拿起食物放进嘴里，然而，在这个时期婴儿的自我照顾仍依赖成人。

认知方面，婴儿对物体有了意识并能辨认熟悉的人。他们开始使用玩具而且会把手放到嘴边，也会对父母或照顾者做出回应。婴儿通过触摸和抓握物体，开始理解因果关系，这对接下来的学习是一个很重要的概念。婴儿通过观察周围环境学习物体永存性这个认知概念（例如，物体有可能不在视线范围内但仍然存在）。在这个阶段，婴儿会寻找被藏起来的物体。

诊断和治疗场所

作业治疗师可在新生儿重症监护病房、医院、早期干预项目，以及以社区为基础的门诊部和家庭健康机构接触到这一年龄段的服务对象。新生儿重症监护病房是一个针对有特殊照顾需求的服务对象的专业照顾环境，在这里工作的作业治疗师必须接受进阶的专业培训，详情请参考美国作业治疗协会的文件《新生儿重症监护病房作业治疗实践专业知识和技能》(Specialized Knowledge and Skill for Occupational Therapy Practice in the Neonatal Intensive Care Unit)。儿童医院收治住院时间长短不等、医疗需求多样的儿童，许多儿童医院为儿童提供门诊治疗，旨在监测或促进儿童的发育。一些婴儿出院后还需要定期回门诊接受检查，以监测其发育和生长情况。早期干预项目的主要对象是0~3岁的儿童，（作业治疗师）可以在（儿童）家中或专门的日间照料机构提供服务。孩子们可以接受专业团队的早期干预，早期干预的重点是以家庭为中心的照护，因此促使父母支持他们的孩子是该项目的重点。在家庭健康机构工作的作业治疗师会到婴儿家里对其进行治疗。

由于婴儿处于持续发育状态，许多作业治疗师会在专科诊所提供评估服务，并协助诊断工作。儿童早期诊断对减少医疗费用、照顾、干预过程和父母的支持等方面均有帮助。诊断是为了帮助父母和其他照顾者了解情况，有助于儿童的治疗。然而，尽管给出了特定的诊断，儿童的功能仍会有所不同。

婴儿作业治疗师所接触的服务对象包括因产伤、疾病或遗传而影响发育等情况的小儿。一直以来，儿科作业治疗的服务对象大多为**脑性瘫痪**（cerebral palsy，简称脑瘫）儿童，小儿脑瘫是在出生前、分娩过程中或出生后不久遭受脑损伤而导致的运动功能异常。脑瘫婴儿无法达到该年龄预期的发育程度，运动障碍可能会导致缓慢、笨拙或不对称的运动。虽然该疾病不会进一步恶化，但是随着年龄的增长，患儿发育日益落后，因此他们看起来好像状况越来越糟糕。其他需要作业治疗协助的诊断包括自闭症、唐氏综合征、脊柱裂、欧勃氏麻痹，以及其他遗传性疾病。

婴儿可能会出现**发育迟缓**（developmental delay），这是指在生命的最初几年技能习得速度较慢。儿童出现发育迟缓、心脏问题及智力发育迟缓（以前称为智能障碍）等情况时，就可以寻求作业治疗师的帮助。作业治疗师也会协助治疗患有发育障碍、创伤性脑损伤、艾滋病或先天性畸形（如腭裂）的婴儿。

作业治疗师本身并不治疗疾病，而是通过对婴儿和家庭进行干预，尽可能帮助婴儿发挥最大的效能，并积极参与婴儿的作业活动。

作业治疗师与团队成员合作，如医师（新生儿科医师、发育儿科医师、神经科医师等）、护士、社会工作者、服务对象管理师、言语治疗师、物理治疗师、医师助理、营养师、日间照料机构人员和家庭成员。作为**跨专业团队**（inter-proffessional team）的一员进行工作是作业治疗实践的重要组成部分，这需要清晰和互相尊重的沟通、团队合作能力、人际交往能力，以及对本专业和其他专业的了解。

干预

作业治疗师与婴儿及其家庭一起改善婴儿发育情况，或如略伦斯（Llorens）所言的"缩小差距"。作业治疗师经常使用**发育参考架构**（developmental frame of reference）评估婴儿的发育。发育参考架构认为，练习一组特定的技能可促进大脑发育，并帮助孩子过渡到下一个发育阶段。作业治疗师使用发育参考架构评估婴儿目前的动作技巧发育水平，当治疗师确定了技巧水平，就会对影响发育的潜在因素进行评估，如肌张力、协调性、对称运动和姿势等。作业治疗干预的目的是改善影响发育的潜在因素，使婴儿可以达到理想的发育状态，而作业治疗干预的目标是提高婴儿参与作业活动的能力。儿童作业治疗干预通常以自然的游戏方式开展，也可包括基于医学的干预，如固定、体位或者心脏康复。

儿童作业治疗师提供**以家庭为中心的照护**（family centered care），这需要与家庭成员密切合作，是和家庭成员向着对他们重要的目标一起努力。团队成员彼此尊重和相互倾听，才能产生最大的治疗效果。这种照顾哲学支持"父母才是孩子的专家"，并督促作业治疗师倾听和回应家庭的诉求。

婴儿作业治疗干预通常以游戏、行为调节、进食、动作技巧发育和感觉调节为目标，包括与婴儿一起玩耍和提供各种活动，以促进婴儿在不同领域的发育。通过家长咨询的方式进行干预，以解决婴儿发育的问题和家长的担忧，需要作业治疗师拥有丰富的专业知识和经验。咨询包括提供一些作业治疗师不直接负责的部分的建议，如参加婴儿按摩课程。作业治疗师可以针对如何提高婴儿的活动状况提出方案，也可能与其他课程结合，共同制订最有利于婴儿的方案。

父母可能需要关于如何照顾婴儿和满足婴儿特殊需要的教育，作业治疗师经常教导父母如何怀抱、触摸和安抚婴儿，可能会提供婴儿的诊断、预后和干预策略等信息。喂食技巧和符合发育需求的活动是常见的宣教内容。作业治疗师会用婴儿父母容易听懂的语言和形式进行说明，对他们的情感需求也要时刻关注。作业治疗师也需要向父母说明一些支持治疗的相关数据，包括指导他们如何判读结果或理解服务内容。作业治疗师不仅提供咨询和教育，还需为父母提供资源。例如，可提供专门的设备来帮助婴儿进行定位、喂食、洗澡和活动。婴儿可能需要改良过的玩具，使他们能够抓握或操纵。治疗师还可以通过推荐支持小组、临时护理及协助简化家务等方式支持婴儿的父母。作业治疗师在提出居家训练时必须考虑婴儿父母的需求。框 11-2 提供了一份关于居家训练方案的建议。

框 11-2　提供居家训练方案时的建议

- 尽量简化：父母们通常会很忙，可能会由于需求增加而不堪重负。
- 提供好玩、有趣、简单的建议，可以很容易地融入日常生活。
- 为父母提供简化事情的建议。
- 根据需要适时给予建议。
- 有限度的建议。
- 写下居家训练方案的建议。
- 确保该建议是父母能够成功执行的（调整活动，使其易于完成）。
- 在确定列入居家训练方案之前，先请父母向你演示一遍操作。
- 要求家长在下次见面时示范给你看，并询问其在家执行的情况。让父母展示孩子做得如何，赞扬父母的成果，并感谢他们的配合。
- 如果父母没有遵循方案执行，一定要表现出同理心并询问是否遇到了困难、是否可以调整活动或给予其他更容易执行的方案。
- 尽量给父母提供可以做的活动，而不是治疗活动。如果孩子不喜欢和你一起进行活动，就不要把它纳入干预方案。然而，可以提供部分活动（孩子能够成功做到），以便孩子能够为进入下一阶段做好充分的准备。

儿童期

儿童期（childhood）包括幼儿期（1~6 岁）和儿童后期或学龄期（6~12 岁）。儿童期是技能成长和提高的时期，此时的儿童发育更加协调也更有力气，因此能够开始进行跑步、跳跃和更协调的游戏。**游戏**（play）是儿童期的作业活动，特点是自发的、愉快的、没有规则、出于内在动力、没有目标或目的。例如，孩子可能会在雨中或沙滩上开心地游戏和唱歌（图 11-2A）。他们会换上衣服，演绎随着年龄增长而变得更加复杂的故事（图 11-2B）。此外，儿童早期的发育过程是从独立玩耍（单独游戏）进展到与同伴一起玩耍（平行游戏）。在平行游戏之后，儿童获得了更多技能并开始尝试朝着相同的目标进行游戏（合作游戏）。在儿童后期，有规则的游戏变得很重要。在儿童期，各发展阶段是连续的，并会受到文化、家庭和环境因素的影响（框 11-3）。

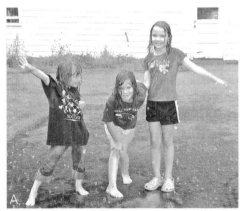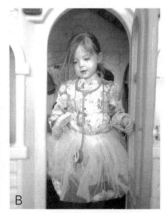

图 11-2　A，孩子们喜欢在雨中玩耍，唱歌。B，学龄前儿童喜欢玩换装游戏。

框 11-3　儿童期的发展任务

幼儿期（1-6 岁）

胜任阶段：儿童开始规范行为并尽早开始提高能力。

- 当儿童试图坚持自我时，可以观察到行为的起伏（可怕的两岁）
- 开始规范行为
- 提升运动、认知和社交能力
- 游戏：象征性、戏剧性、建设性
- 想象游戏
- 建立良知
- 学习与父母、兄弟姐妹或其他人进行情感相处
- 学习辨别是非

学龄期（6-12 岁）

成就阶段：儿童提升能力并逐渐熟练。对表现标准的关注。

- 强化学生角色
- 培养阅读、写作和计算能力
- 学习游戏所需的身体技能
- 提高速度、准确性和协调性
- 社交：与同龄人建立友谊（在家庭之外）
- 培养自我态度
- 实现个人独立
- 从家庭环境中分离
- 培养良知、道德和价值观
- 培养独立照顾自我的能力
- 培养工具性日常生活活动能力
- 学习了解男性、女性的社会角色
- 开始培养自我意识和认同感

儿童期的发展任务

儿童早期（学龄前）通过坐起、行走、跑步、攀爬、跳跃等动作发展动作技巧。学龄期儿童动作协调性更好，并不断增强活动的力量和耐力。

游戏是儿童期的作业活动，从游戏中发展并练习社交、认知和运动能力。幼儿期是一个充分玩耍的时期，此时从平行游戏到合作游戏，游戏的本质会随孩子专业技能的发展而变化。当比较 2 岁孩子分享玩具（可能不容易做到）和 4 岁孩子分享玩具（他们能够巧妙协调并分享）的行为时，很容易发现二者的差别。儿童上学后，就开始参与合作游戏。例如，学龄期儿童要花大量时间熟悉游戏规则，并为他们的游戏设计主题和场景，此时，儿童为了测试所学到的新技能，体育运动和竞技游戏变得十分重要。

富有想象力的游戏在 3~5 岁时出现，这种类型的游戏包括假扮或假想的情境，需要问题排序和解决问题的认知能力。当儿童设计故事情节时，他们可能会角色扮演，通过游戏来应对压力，因而富有想象力的游戏可以帮助孩子解决日常问题。因此，作业治疗师可以通过这样的游戏，提高服务对象的创造力和解决问题的能力。

开始上学后，儿童参与教育作业，包括与他人互动、遵守规则、阅读、写作、操场活动以及社会化。儿童必须遵守校规校纪，并向新的权威人物（即老师）表达需求，必须注意语言指示、依次排队并进行许多新活动。记住与学习相关的规则、常规和任务对儿童来说可能是一项新挑战，诸如进入体育馆要换运动鞋、记住老师说过的话，以及看起来几乎是面向成人的家庭作业，实际上对儿童而言可能很有压力，也很难记住。但这些任务都是儿童期的一部分，因此所有的儿童都有机会证明他们能够完成这些任务。在学校里，儿童必须记住学术知识才能参与学习中的认知发育过程。

学习所需的认知技能涉及记忆力、注意力、解决问题、排序、计算、分类、语言和沟通等能力。儿童必须能够通过口头和书面表达以展现他们的认知能力。此外，感官知觉是理解周围环境必要的因素。例如，儿童不仅要认识字，还需要通过视知觉来赋予字意义，这样才能阅读。

人类的需求是激发学习动力的最佳方法，当孩子们感到困惑或好奇时就需要提问。此外，他们需要听到答案，并理解听到的答案。有特殊需求的儿童可能需要帮助来表明他们的需求。自我倡导是一项重要的教育和生活技能。

除了教育所涉及的认知技能，儿童还需要动作技巧，如写作、系鞋带和背书包。在教室里走动、体育运动或唱歌可能会给儿童造成困难，儿童必须能够独立如厕、自己吃午餐。活动通常需要进行调适，以便所有儿童都能参加这些活动。作业治疗师会帮助这些完成活动有困难的儿童。儿童期对孩子而言是一段快乐的时光。然而，儿童在学习如何利用自身优缺点方面可能需要支持和帮助。游戏和成功经验有助于儿童奠定一个强有力的自我认知基础，并产生正面的自尊和自我概念。

社交参与是儿童期重要的作业活动之一，儿童通过游戏表达情感、交流、协商和解决游戏相关问题、学习如何与人相处。儿童必须学习依次排队、倾听他人并表达需求。通过游戏，他们开始意识到每个人都是不同的，有各自的优点和缺点。此外，儿童开始意识到社会是如何运作的，因此，可能前一天是最好的朋友而第二天就互不交流了。这些问题都很重要和情绪化，孩子们需要作业治疗师、父母和老师的支持。

诊断和治疗场所

儿童作业治疗师的服务对象包括被诊断为脑瘫、自闭症、唐氏综合征、智力障碍、发展性协调障碍、发育迟缓等疾病的儿童。有些儿童患有难治疾病，如癌症、哮喘、镰状细胞性贫血，或是罕见疾病，如威廉姆斯综合征（William syndrome），安格尔曼综合征（Angelman syndrome，又称快乐木偶综合征）或图雷特综合征（Tourette syndrome，又称抽动秽语综合征）。还有一些儿童可能有身体障碍，如脊髓损伤、头部受伤、截肢、烧伤或骨骼畸形等。最后，儿童可能会存在一系列行为和心理障碍，如注意缺陷多动障碍、品行障碍、学习障碍或创伤后应激障碍等，这可能会影响他们在学校的能力。

儿童在学校、诊所、社区和医院接受作业治疗，服务于儿童和青少年的作业治疗师与其他专业人员协作，包括教师、教师助理、学校行政人员（如校长）和教练，还可能与移动专家、言语治疗师、心理治疗师、物理治疗师以及合适的体育老师协作。作业治疗师必须了解特定环境中其他专业人员的角色，以及治疗场所的政策和程序。

干预

作业治疗干预的目的是促进儿童参与作业活动，可能要求作业治疗以基本技能为目标。虽然如此，作业治疗仍然专注于作业活动，如儿童吃饭、穿衣、洗澡、如厕、游戏、上学和社交能力。作业治疗师将干预重点放在游戏上，通过游戏，儿童可以提升运动、认知、社交、心理和语言能力。具有游戏障碍的儿童，在与他人互动、分享玩具、操纵物体及表达喜悦等方面都会出现困难。

作业治疗师可以把游戏作为治疗的最终目标，或作为提高运动、社交或认知能力的方法。当游戏作为治疗目标时，作业治疗师就会尝试提升儿童的游戏能力；当游戏作为治疗方法时，作业治疗师就会利用游戏来达到另一个目标。

多诺万是一名 3 岁的小男孩，他的父母担心他和其他小朋友玩得不好，因为他不愿意分享玩具，还经常拿玩具丢别人而不是玩玩具。作业治疗师将游戏作为一种治疗方法，设计一个游戏环节旨在提高多诺万的物体抓握能力并示范玩具使用方式。一开始作业治疗师跟多诺万玩接大球的游戏，让他知道这样玩很有趣；接下来，展示各种大型乐高玩具并以开玩笑的方式尝试让多诺万玩。在这个例子中，游戏是用来提高多诺万伸展和抓握能力的方法。

作业治疗师也可以把游戏作为治疗目标，此时的训练重点是如何提高多诺万参与游戏的能力。治疗目标可能会改成让多诺万与治疗师分享他的玩具。在这种情况下，治疗师利用球和各种玩具，将分享作为主题，游戏是本次治疗的目标（特别是分享）。

学龄期儿童每天大部分时间在学校度过，因此作业治疗师需要帮助他们获得坐在桌前、阅读、写字、在餐厅吃饭、在操场玩耍，以及参与音乐、体育和其他学科学习所必需的基本能力。在学校里提供的作业治疗服务被视为相关服务，而作业治疗师的角色是帮助儿童在**最低限的环境**（least restrictive environments）中发挥功能。最低限的环境是指最接近普通教室，学生能顺利完成学习的环境。融合性环境（inclusive environments）被认为是有特殊需求的孩子的理想学习环境，即孩子们尽可能多地在普通教室学习，同时一些孩子每天有部分时间需要在特殊教室学习。

儿童作业治疗师需要有创造力、有趣味，能够在严格限定下促进结构的发展，能够敏锐地察觉到儿童和家长的需求并关心服务对象的家庭。干预的目的是游戏、学龄期任务、操场活动、书写、学习能力（如认知）和自我照顾能力。

在学校工作的作业治疗师善于向老师提供咨询，并提出有利于学生的整体建议。例如，作业治疗师可能建议老师每天在课间让学生写字之前先做个热身活动。作业治疗师提供热身活动之后，向老师了解活动情况，但并不直接进行干预。作业治疗师可以在教室接触服务对象或提供直接的干预，帮助服务对象获得更好的治疗效果。

青少年期

青少年期（adolescence）是一个变化非常剧烈的时期，孩子想建立一种独立于父母的自我意识。寻求自我认同是青少年期的首要任务（框 11-4）。这一时期争取独立的特点来自适应或融入同龄人的压力，青少年会将注意力放在同龄人身上（图 11-3A）。同伴之间开始彼此模仿衣着、发型和语言等。青少年可能会参加竞技游戏，享受团队游戏和活动；往往更关心团队标准而非成人标准；开始对城镇、州和国家产生兴趣，而不是仅着眼于家庭（像儿童期一样）。

> **框 11-4　青少年期的发展任务（12~20 岁）**
> - 建立发展认同
> - 学习成人角色的习惯
> - 与同伴发展更成熟的关系
> - 定义社会角色
> - 培养性别认同
> - 选择职业和准备就业
> - 寻求家庭以外的关系
> - 接受自己的体型
> - 有效运用身体的能力
> - 建立一套价值观和道德观

青春期是一个身份混乱的时期，也是性别认同开始发展的时期。一般来说，青少年正努力发展出独立、脱离父母的角色。因此，青春期会产生强烈的变化和不安全感。青春期发生于青少年早期，随着这种变化，青少年强烈希望受到关注，渴望建立身体关系和加强性别认同。当他们试图从家庭独立时会寻求同伴的支持。高中毕业是青少年的一个标志性转折，意味着他们与同伴和父母分离（图 11-3B）。

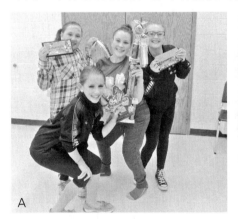 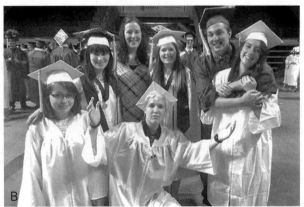

图 11-3　A，青少年喜欢与人交往并组队活动。B，高中毕业是青少年期一个重要的里程碑。

　　作业治疗师在接触青少年时，深知制订此时期的干预计划是一个巨大的挑战。作业治疗师的服务对象可能是罹患疾病、遭遇创伤或有心理障碍的青少年，因此需要共同面对在青少年期由于失能而带来的额外挑战。

青少年期的发展任务

青少年在生理层面迅速成长并变得强壮。儿童在经历青春期的尴尬阶段时，生理上仍保有原来的自我意识，需要有人告诉他们在身体上会发生哪些变化。姿势的改变、不自在的肢体动作，以及各部分快速生长使身体活动突然变得有些困难。由于青少年非常在意同伴的看法，他们可能会花更多的时间在自我照顾、打扮和卫生问题上。女孩将有月经困扰，男孩也将同样面临身体上的变化。此外，青春期是儿童形成性别认同的时期。因此，家长和作业治疗师需要解决这些问题。青少年会产生自我意识和以自我为中心。由于青少年可能会做出冲动和不成熟的决定，安全问题就变得格外重要。休闲活动和参与社交对青少年来说非常重要。

青春期是一段自我认同的时期，青少年开始思考他们长大后想做什么。同龄人对他们来说十分重要，影响他们的穿着、行为、习惯、选择和日常生活。相较于普通青少年，有心理障碍的青少年可能需要作业治疗干预来帮助他们发展自我概念、自我认同和社交能力。

诊断和治疗场所

作业治疗师可以在医院、日间照料机构、学校系统或康复中心等地接触到青少年服务对象，并与青少年一起工作。由于青春期是一个过渡时期，作业治疗师可以帮助青少年顺利从初中进入高中，或为工作做准备如职业康复。与作业治疗师一起工作的青少年需要严格的限制、选择、理解和正向角色榜样作用，作业治疗师要以不同于同伴的方式接近服务对象。青春期的青少年可能会在性方面产生疑问，作业治疗师需要解决这个问题。

青春期可能会出现心理健康问题和心理障碍，如双相情感障碍或边缘型人格障碍。此外，青少年可能会出现厌食症、暴食症或其他饮食失调的症状；也可能会变得矛盾，面对困难时可能会表现出自杀性抑郁倾向。最后，有身体障碍的青少年可能需要特别注意处理性、身体形象、未来目标和愿望等问题。作业治疗师可以帮助青少年解决以上所有问题。

作业治疗师在进行干预时可能会与其他专业人员接触，包括职业康复专家、指导顾问、社区机构工作人员、职业规划专业人员、教练、教师、心理学家、社会工作者、服务对象管理师等。在为未来做准备的过程中，失能青少年可能需要保险、无障碍政策和社区服务方面的帮助。

干预

作业治疗师与青少年之间必须建立起严格且公平的限制，因为青少年常会质疑权威人士，所以作业治疗师需要设定明确的期望与结果。一般来说，作业治疗师所接触的青少年服务对象都正经历情感或身体上的创伤，这种情绪会随着青春期的到来不断被放大。让青少年找机会适当地表达自己（如写作、反思、小组讨论或个人干预）可能会对其有益。

青少年可能会挑战极限、质疑权威，但他们必须学会信任治疗师。治疗师通过完成任务和评估过程与青少年建立信任，在可能的情况下给青少年一定的控制权有助于信任的建立。在作业治疗实践中，这和给青少年提供参与活动的选择权一样常见。

作业治疗师必须考虑青少年在群体环境中的互动形式。有时候，让青少年参与健康的团体活动可以为他们提供所需的支持和指导。例如，特殊奥林匹克运动会为失能青少年提供竞争和成为团队一员的感觉。有特殊需求的青少年可能在自我照顾、休闲和独立方面需要帮助。作业治疗师可以带领团队教青少年培养必要的技能，如打扮、卫生和其他自理活动。作业治疗师可以使用教育或改善的方法，让有身心障碍的青少年能顺利完成这些活动。例如，当青少年不能扣纽扣或拉拉链时，提供改良后的服装是很好的解决方案。然而，作业治疗师也应考虑服务对象对着装的偏好是否能纳入干预计划，也许该服务对象宁可费尽力气也要穿特殊的服装款式，作业治疗师必须意识到服务对象的动机。

其他干预措施如与工作有关的活动，可以帮助青少年为工作做好准备。也许青少年需要工作社交技巧、改变工作习惯或填写求职申请表的能力。作业治疗师可以通过分析工作要素，检查可获得就业机会的各个方面，确定服务对象可能需要哪些方面的帮助。

其他青少年可能很少参加休闲活动或会参加不健康的休闲活动，探索健康的休闲活动可以为青少年带来新的体验。

青年期和中年期

你在哪里工作？你是做什么的？你有男朋友或女朋友吗？这些问题代表了青壮年时期需要面临的挑战。成人在这个阶段须对自身的发展承担无论是好还是坏的责任。

成年期（adulthood）通常被认为是有成就的时期，也是成人做出就业决定的时期。团体归属感在此期仍然很重要（家庭、社会、兴趣、公民）。成人最关心的是借助自我创造力和生产力引导后代。

青年期和中年期的发展任务

成年期可分为青年期（young adulthood，20~40 岁）、中年期（middle adulthood，40~65 岁）和老年期（late adulthood，65 岁以上）。不同阶段成人的发展任务可能会有差别。青年期的发展任务包括寻找一个重要的关系、确保就业并发展职业（框 11-5）。成年期涉及成家——买房或租房。通常情况下，成人有自己的身份，生活独立自主，可以选择结婚并组建家庭，家庭可以有不同的成员配置。例如，传统意义上的家庭由丈夫、妻子和孩子组成（图 11-4 A 和 B）。但如今的家庭可能由两名男性或两名女性共同抚养孩子。有些孩子是由祖父母或叔叔阿姨抚养长大的。成人会自己决定是否及如何抚养孩子，以及理想的家庭类型。

> **框 11-5　成年期的发展任务**
>
> **青年期（20~40 岁）**
> 独立
> • 选择和从事职业
> • 工作是意义的源泉
> • 建立重要关系
> • 发展自我认同
> • 建立家庭
> • 抚养子女
> • 管理家庭
> • 平衡家庭、工作和自我
>
> **中年期（40~65 岁）**
> 遗产赠予
> • 承担公民与社会的责任
> • 建立和维持经济生活水平
> • 发展休闲活动
> • 适应父母的老化
> • 经济责任
> • 中年危机——重新规划方向
> • 妇女丧失生育能力
> • 面对子女离家的事实（空巢）

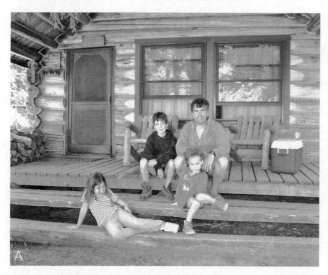
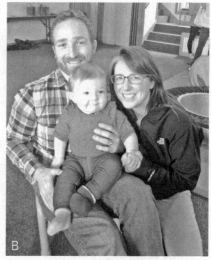

图 11-4　A，成年期是支撑家庭的时期，这家人假期里一起野营。B，这对夫妻享受平衡事业和家庭之后和女儿在一起的时间。

成年期的重点在于选择和从事职业。在青年期，个人可完成学业或其他工作所需；在中年期，通常被视为已经达到事业或工作的要求，并具备工作资历。然而，许多中年人会转行，寻找新的职业也被认为是中年期的任务之一。

中年期是成人维持稳定工作状态，与亲人建立令人满意的生活方式，并为社会做出贡献的时期。成功的成人或许在经济上有保障，有朋友，并有喜欢的休闲活动（图 11-5）。

有趣的是，此时许多成人会质疑自己的决定，并审视自己的人生历程，这通常被称为"中年危机"（midlife crisis），可能发生在转行、重新回到学校进修或搬家等情况之后。作业治疗师可能会遇到遭受严重疾病、创伤或心理打击的中年期服务对象，需要帮助他们重新评估自己的能力。此外，中年人还必须接受中年后期身体发生的变化，例如，体力、耐力下降，以及老化的迹象（如出现皱纹、体重增加及脱发）。

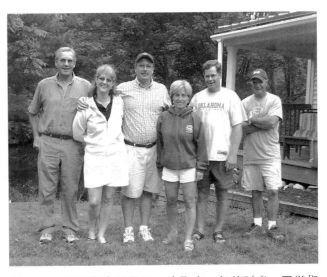

图 11-5　同学们享受最近一次聚在一起的时光。同学们（代表中年）已经建立了自己的家庭和事业，甚至有的人的孩子已经上大学了。

此阶段的成人可能需要抚养正处于青少年期的孩子，并照顾年迈的父母，有时我们称之为"三明治一代"（sandwich generation），因为可能要同时照顾父母和子女。一些中年期成人可能会在孩子离家后出现"空巢综合征"，尽管离开家的孩子也许会再回到家中生活。

诊断和治疗场所

成人可能会经历一系列影响功能的身体疾病，如心脏病、神经损伤、骨科疾病和心理障碍，还可能出现精神分裂症、躁郁症、边缘型人格、强迫症及其他各种精神疾病。此外，成年服务对象也可能会被诊断为肥胖、药物滥用及其他不健康的生活选择，这些都会影响他们的作业活动表现。成人可能经历过身体或心理创伤，这会使他们不能胜任各种角色。作业治疗师与跨专业团队一起工作，解决那些妨碍成人从事有意义的作业活动的问题。其他专业人士包括医生、专家、精神病医生或心理学家、生活教练、私人教练、社会工作者、财务管理专家、营养师、供应商、志愿者和家庭成员，作业治疗师应与为成人提供服务的机构和专业人员保持联系。

干预

成人作业治疗干预的目的是帮助服务对象重新从事他们认为有意义的作业活动，包括在生活环境下对服务对象神经肌肉骨骼、社会、心理和认知层面的评估。作业治疗干预也关注心理功能，治疗场所包括精神病院、小组活动室、日间照料机构或门诊等。有运动功能障碍的服务对象可以在医院、诊所、康复机构和专门场所接受治疗。作业治疗师也可以在家里或工作场所为服务对象提供帮助，许多工作场所会邀请作业治疗师开展人体工程学课程。

老年期

老年期（later adulthood）是反思和评价一生的时期，在这个阶段，身体会发生许多变化，老年人必须适应这样的变化。老年人很看重团体关系，并开始思考要给后代留下什么。

老年期的发展任务

老年期的特点是退休和工作量的减少，生活重心转移到社区。老年人还要面对丧偶或同伴去世的事实，这可能会导致抑郁、感伤和长期处于哀伤之中，部分老年人难以适应这些变化，但多数健康的老年人会在家人和朋友的支持下走出伤痛（框 11-6）。

尽管不一定丧失独立性，但老年人的身体的确开始因退化感到活动困难。老年期常见的身体退化包括听力障碍、平衡能力和力量不足，以及视力退化等。触觉变化或血液循环不良等问题可能会影响老年人感知地形的变化。

> **框 11-6　老年期的发展任务（65 岁以上）**
>
> 调整身体和心理的变化
> - 适应体力及健康的退化
> - 适应退休和收入减少
> - 适应配偶和同伴的去世
> - 尝试与同龄人建立联系
> - 履行社会义务
> - 独立生活
> - 适应作业活动表现的下降
> - 适应健康状态的变化
> - 合理安排生活
> - 排解家庭压力

有些老年人会有认知变化，如记忆困难和无法同时处理多种感官刺激。维持身体和认知水平的活动对保持独立和良好的状态很重要。许多老年人活跃于社区和家庭活动中（图 11-6 A 和 B），继续保持身体和认知活跃的人寿命更长，住院的次数也更少。

作业治疗师可以提供资源和支持，使老年人能够保持独立并积极从事有意义的作业活动。这通常需要与各种专业人士合作，包括医生、物理治疗师、社会工作者、服务对象管理师和药剂师，等等。作业治疗师团队可能还需要与财务规划师、不动产规划师、建筑机构（无障碍问题）和社区机构进行协商，以获取资源。

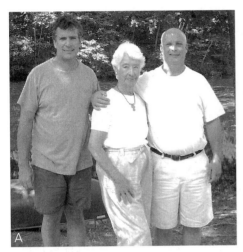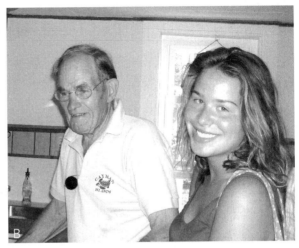

图 11-6　A，这位母亲享受和成年的儿子在社区的时间。B，爷爷喜欢和孙女待在家里。

诊断和治疗场所

作业治疗师在接触老年服务对象时应考虑其家庭和社区的安全问题，健康项目可能对老年人有益，如老年活动中心或当地康养协会举办的活动。寻求作业治疗的服务对象通常需要改良的活动，并需要针对与其相关的各种疾病进行的宣教、诊断和预后教育。

老化（aging）过程中形成的挑战是其他年龄段所没有的，例如，老年人的感官和身体功能都会退化；老年人可能失去社会支持，最常见的是因退休而失去收入。作业治疗师所接触的老年服务对象可能是由于角色转变出现适应困难，或是功能角色丧失，抑或是因亲友过世而悲痛。作业治疗师在帮助老年服务对象时，不论其身体功能是否受限，工作的重点都是帮助其保持活力并参与他们的作业活动。阿尔茨海默病、帕金森病、中风、心脏病、类风湿关节炎和糖尿病等疾病可能会夺去老年人的生命。

一些处于疾病晚期的服务对象可能需要接受**临终关怀**（hospice），以帮助其舒适地度过生命的最后阶段。作业治疗师可以帮服务对象寻找能提供舒适照顾的专业人员，也可以为他们提供适应性设备（如特殊电梯），以便他们可以更方便地得到照顾。

干预

作业治疗师擅长改善功能障碍，代偿缺失的功能，或者通过调整和改良活动使服务对象能够顺利完成作业活动，老年人跌倒和其他一般性安全问题是作业治疗关注的重点。作业治疗师可能会要求进行一次家访，分析环境的安全性，寻找住处附近不安全的步行区如楼梯、不完整的地毯和不平整的地面。为安全起见，老年人可能需要加强照明。作业治疗师应评估服务对象是否有应急联系人，并确定是否针对火警或其他居家意外情况采取额外的预防措施。

驾驶对老年人而言格外重要。老年人的生理变化如反应迟钝、动作迟缓、视力下降、听力下降等，会使驾驶变得不安全。脑血管意外（即中风）可能会影响老年人的身体功能，如活动角度受限，导致他们难以灵活转动头部来观察道路，或出现因关节活动受限而妨碍踩踏板等一系列驾驶问题。作业治疗师经常针对安全驾驶所需的众多技能和服务对象因素进行评估，可能会帮助老年人重获驾驶技能，或指导其使用其他交通工具。

由于许多老年人会经历感官的变化，作业治疗师可通过将字体放大、提高说话的音量（尽管服务对象并不是小孩子）进行改善。进行视觉上的调整，如使用颜色对比鲜明的材料，可能会对服务对象有帮助。此外，与老年人对话时尽可能降低背景音量，有助于其听清作业治疗师说的话。老年人在拥挤的室内可能会出现活动困难，因此，作业治疗师应确保活动空间的整洁。

习得性无助（learned helplessness）是一些老年人可能会经历的一种现象，他们开始感到无助并放弃对以前觉得重要的事情的控制。这种现象的产生是由于周围人事事都为老年人代劳，而没有让他们自己做决定和参与活动。有些老年人会直接表明他们感觉不舒服。例如，如果配偶一方生病，另一方可能需要做之前从未做过的财务和健康方面的决定，这可能会给配偶带来压力并妨碍他（或她）的健康。让服务对象主动参与是很重要的，这也是作业治疗实践的基础。针对那些可能不想参加活动的老年人，作业治疗师可以邀请其帮助同伴解决困难，这往往具有激励作用。此外，做义工对许多老年人而言也十分有益（如阅读项目、辅导）。

总　结

作业治疗师在进行评估和干预时，需考虑服务对象目前的发展阶段。每个人在不同的年龄和时间进入不同的人生阶段，各阶段的时间长短也不尽相同。服务对象可能以重大生活事件作为人生的转折点。基尔霍夫纳（Kielhofner）建议通过深入了解服务对象的重要人生转折点及生活轨迹来探索他们的作业剖面，这能帮助作业治疗师和服务对象回顾整个人生。了解一个人一生中的发展任务，可以帮助我们深入了解生命历程中不同时期与作业活动相关的重要信息。

学习活动　Learning Activities

1. 老师将班里的学生依不同发展阶段进行分组，要求每组以创造性和信息丰富的方式介绍各自发展阶段的任务。

2. 将班里的学生分成 5 个小组，每组分配一个发展阶段。要求各组说明适合所分配阶段的活动，并解释为何这些活动适合其所代表的发展阶段。

3. 老师指定一个发展阶段让学生研究其生理和心理变化，并进行简短阐述。

4. 老师让学生观看《金池塘》（On Golden Pond）、《岳父大人》（Father of the Bride）和《早餐俱乐部》（The Breakfast Club）等影片，讨论各影片剧情中呈现的发展问题，剧中角色是否符合阶段任务？

5. 老师让学生制作一份讲义，描述每个年龄段的期望。

复习题　Review Questions

1. 各个年龄段（婴儿期、儿童期、青少年期、成年期、老年期）的发展任务分别是什么？

2. 作业治疗师可在哪些场所接触到处于婴儿期的服务对象？

3. 老年人会出现哪些身体上的变化？

4. 对儿童和青少年的作业治疗有什么建议？

5. 儿童、青少年、成人和老年人的作业治疗重点分别是什么？

丁江涛　译　马丽虹　审校

参考文献

1. Anderson R, Boehme R, Cupps B. *Normal Development of Functional Motor Skills*. Austin, TX: Therapy Skill Builders; 1993.

1a. American Occupational Therapy Association. Specialized Knowledge and Skill for Occupational Therapy Practice in the Neonatal Intensive Care Unit. http://www.aota.org/~/media/Corporate/Files/Practice/Children/Browse/EI/Officiial-Docs/Specialized%20KS%%20NICU.pdf

2. Bundy A. Assessment of play and leisure: delineation of the problem. *Am J Occup Ther*. 1993;47:217–228.

3. Christiansen C, Baum C. *Occupational Therapy: Enabling Function and Well-Being*. 2nd ed. Thorofare, NJ: Slack Inc.; 1997.

4. Kielhofner G, ed. *A Model of Human Occupation: Theory and practice*. 4th ed. Baltimore, MD: Lippincott Williams & Wilkins; 2008.

5. Llorens L. *Application of a Developmental Theory for Health and Rehabilitation*. Rockville, MD: American Occupational Therapy Association; 1982.

6. Vroman K. Adolescent development: the journey to adulthood. In: Solomon J, O'Brien J, eds. *Pediatric Skills for Occupational Therapy Assistants*. 4th ed. St. Louis, MO: Mosby; 2016.

第 12 章
治疗场所和健康照护模式

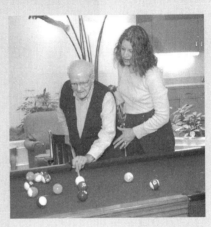

目的 OBJECTIVES

阅读本章后，读者将能够：

- 根据行政水平、照护水平和工作领域描述作业治疗工作场所的特性。

- 明确在不同治疗场所解决的主要健康问题。

- 描述治疗场所如何影响作业治疗干预的重点。

- 描述作业治疗劳动力的就业趋势。

关键词 KEY TERMS

急性照护

生物学领域

持续性照护

诊断相关组群

长期照护

私立营利机构

私立非营利机构

心理学领域

公立机构

社会学领域

亚急性照护

　　我一直对人们何时以及为何选择作业治疗作为职业感兴趣。我很早就选择了作业治疗行业，却花了数年的时间才意识到自己身在这个行业的事实。起初我热爱的是艺术。然而，当大学二年级即将结束时，我的资金却用完了，以致无法继续研读堪萨斯大学（University of Kansas）当代手工艺专业的主修课程。我的姑妈在托皮卡的门宁格基金会（Menninger Foundation）担任作业治疗师，负责指导一名来自得克萨斯州女子大学（Texas Woman's University，TWU）的实习生，据她了解，得克萨斯州女子大学给作业治疗专业的学生提供奖学金，当时作业治疗与手工艺是同义词。

　　1964 年，也就是两年后，我从得克萨斯州女子大学拿到了学士学位。我打算成为一名艺术手工艺者，用担任作业治疗师的薪水来资助我的（手工艺）工作室。我的下一个挑战是研究人类学，主题是美国印第安原著居民的衣服织品及其保护，然后在继续教育的过程中教授纤维结构，同时还兼任作业治疗师。我的下一个职业是教师。正如从一个学科转换到另一个，我持续在全国各地担任一线作业治疗师，之后又从事教学工作。大约在 1982 年，我返回得克萨斯州女子大学担任教授并准备开设作业治疗史课程时，才意识到自己的个人发展与作业治疗的发展如出一辙，我并没有发现作业治疗……对我来说，它是一个过程——不是立即发现并拥有它，反而是有点像偷偷摸摸走后门似的。我花了相当长的时间才了解到，作业就像线一样串起我所有的兴趣：艺术、手工艺、人类学和教学辅导。人类与他们的作业活动及他们对有意义活动的参与，这些都在吸引着我，不论选择哪种工作，我都是一名作业治疗师，我喜欢当一名以作业活动为中心的治疗师，并将快乐地持续下去！

琳达 S. 法齐奥

（Linda S. Fazio）

PhD, OTR/L, LPC, FAOTA

南加州大学陈曾熙夫人作业科学与作业治疗学部

学术和社区项目支持与发展副主席

临床作业治疗教授

加利福尼亚州，洛杉矶

作业治疗师评估服务对象的生物学、社会学及心理学层面来帮助他们参与有意义的活动，因此作业治疗师服务于不同年龄和能力、在不同场所的服务对象。本章概述了作业治疗师工作机构的特性，包括行政水平、照护水平和工作领域。本章通过举例说明了作业治疗在实践中的应用，并概述了作业治疗师的就业趋势。

机构的特性

作业治疗师受雇的机构可以依以下特性分类：（1）行政水平，（2）照护水平，（3）工作领域。行政水平是指系统的组成及管理，照护水平是指服务类型和服务对象接受服务的时长，工作领域与机构服务的疾病类型有关，这些特性会影响为服务对象提供的作业治疗服务。

按行政水平划分的场所

健康照护机构可以分为公立、私立非营利和私立营利，分类影响机构的任务与目的、给付机制及组织结构。

公立机构（public agencies）由联邦、州或郡政府运营。由联邦运营的机构包括退伍军人行政医院及诊所（Veterans Administration Hospitals and Clinics）、公共卫生服务医院及诊所（Public Health Services Hospitals and Clinics）及印第安健康服务局（Indian Health Services）。由州运营的机构包括监狱、心理卫生中心、医学院附属医院及诊所。由郡运营的机构包括郡立医院、诊所及康复中心，以与联邦及州立机构相同的方式为服务对象提供服务。然而郡立行政系统遵循不同于联邦或州立行政系统的规则及管理规章，这可能影响雇佣及给付的方式。

私立非营利机构（private not-for-profit agencies）可享受免税优惠，通常会对服务收取费用，并维持提供服务的收入和支出。这些机构包括有宗教背景的医院与诊所、私立教学医院及其他组织。

私立营利机构（private for-profit agencies）是由个人或投资集团拥有和运作的，这些机构以做生意的方式牟利。大型营利公司可能为多重机构系统。这些公司专注于一种特定水平的照护（如所有的医院或照护机构），或拥有很多跨照护连续体的机构（如医院加上专业照护机构及门诊机构）。多重机构系统能以低价大量采购物品及设备。由于这些系统提供的服务范围更广，所以当与第三方付费者签订合约以提供照护服务时，他们具有优势。

按照护水平划分的场所

健康照护机构的另一个分类特性是服务对象所需要的照护水平。根据消费者的需求，为其提供持续性的健康照护服务，称为**持续性照护**（continuum of care）。**急性照护**（acute care）是其第一层级，该层面的服务对象有突发、短期的服务需求，通常可在医院见到。由于技术的成本高及种类多，医院提供的服务较昂贵。

预付制度由《公共法 98-21》（Public Law 98-21）提出并于 1983 年通过，其改变了由医疗保险支付给医院的方式。在此制度下，诞生了一份适用于全国的清单，且明确规定了医疗保险给医院报销的金额。根据服务对象的诊断，并以**诊断相关组群**（diagnosis-related groups，DRGS）为基础预付医院固定的费用，而不考虑医院提供的服务。此制度鼓励医院及医生降低成本，并且尽快让服务对象出院。从 1983 年开始推行预付制度后，患者的平均住院时间缩短了。住院时间的缩短及降低成本方法的实施，减少了可供病人使用的资金，并改变了康复工作。1997 年和 1999 年的《平衡预算法案》都是为了控制成本而制定的。其他分类系统（如最小数据集—资源利用率组）和措施，如功能独立性量表（Functional Independence Measure，FIM），是为了在控制成本的同时能够更好地满足服务对象的需要而开发的。

短期住院同时产生中级照护的需求，称为**亚急性照护**（subacute care），此层级的服务对象仍然需要照护但不需要高水平或特别的服务，因此住院费用降低了。接受亚急性照护的服务对象通常需要 1~4 周以上的康复。医院会将急性照护床换成成本较低的亚急性照护床，反之，专业照护机构也将一些病床升级为亚急性照护床。也有开设独立的亚急性照护机构来在满足服务对象的需求的情况。接受亚急性照护机构服务的通常是患有中风、髋关节骨折、心脏病、癌症的服务对象。康复服务包括作业治疗服务，是亚急性照护的主要服务项目。

长期照护（long-term care）针对的是健康状况稳定但有慢性病的服务对象。有的服务对象甚至可能需要终身服务，比如有发育障碍、心理疾病病史、年龄相关残疾或损伤导致严重残疾的人，可能需要这种程度的照护。这一层级的服务可以在机构、专业照护或延伸的照护场所、住院照护场所、服务对象的家、诊所门诊或以社区为基础的项目中提供。

按工作领域划分的场所

健康照护的工作领域可分为（1）生物学（医学），（2）心理学，（3）社会学（社交）。在任何领域发生健康问题都会影响人们参与作业活动的能力。表 12-1 根据工作领域提供了场所的概要。作业治疗师帮助服务对象重新从事那些针对生物学、心理学或社会学的疾病、创伤或其他异常状况对他们来说有问题的作业活动。

表 12-1　受雇的场所

工作领域	场所
生物学（医学）	医院（综合、州立及联邦、专科）
	诊所
	工作地点（企业）
	居家照顾机构
	专业照护机构
社会学	学校（公立、特殊——视觉或听觉损伤、脑性瘫痪）
	日间照料中心
	马术治疗中心
	工作坊
	特殊奥林匹克运动会
	特殊营（夏令营）
心理学	机构（精神病、智力障碍）
	社区心理卫生中心
	青少年中心
	生活管理机构
	课后辅导班
全融合性	长期照护机构
私人执业	自定义
非传统的	监狱
	安宁病房
	全国性学会

有些机构涉及与健康相关的**生物学领域**（biological sphere），在这类机构工作的作业治疗师解决生物学问题，主要是因病变或创伤造成的医疗问题，包括：能力丧失、感觉丧失、发育或成长受限、动作受限、疼痛、身体系统受伤或神经肌肉病变等。

其他健康照护机构着重帮助服务对象解决**心理学领域**（psychological sphere）的问题，如情绪、认知及情感或人格失常，这些问题可能由无法应对压力、生物化学失衡、疾病或发展与环境因素的结合所致。作业治疗师解决影响思考、记忆、注意力、情绪控制、判断及自我概念的心理问题，特别关注解决影响服务对象参与作业活动的能力问题。

健康照护机构也重视**社会学领域**（sociological sphere）的问题，帮助服务对象符合社会的期望。这些社会学领域问题形成的原因可能是严重的生理或认知失能导致功能受限、发育迟缓、智力障碍、长期情绪失常或多种情况的结合。作业治疗师解决的问题包括：丧失自我照顾能力、丧失生活技巧、人际关系不良、无法适应环境的改变、缺乏独立能力，以及不当或有害的行为模式。一般而言，这些问题需要长期的生活调整。作业治疗师需要解决影响服务对象参与社会活动的因素。下面的案例展示了生物学因素、心理学因素和社会学因素之间的相互作用，以及它们如何影响作业表现。

> 吉姆接受作业治疗以增进工作技巧，这样他便可以回归工作。作业治疗师评估他的工作技巧以确定他缺乏技能的原因是否为生物学领域（如关节活动受限、感觉丧失、协调性差、肌张力异常）、心理学领域（如不佳的组织能力、侵入性思维、有限的问题解决能力、缺乏动机）或社会学领域（如无法遵循指导、缺乏社会规范的察觉、有限的生活技巧）的问题。干预的目标、目的及方式会因服务对象问题的类型而不同。作业治疗师将目标按优先级进行排序，并通过提高服务对象的功能来解决允许改变的领域的问题。

作业治疗师解决限制服务对象从事作业的能力的问题。执业于医疗场所的作业治疗师治疗在生物学领域受限的服务对象时，必须注意心理学及社会学领域。吉姆的工作问题可能与他的身体状况（生物学领域）或焦虑、组织能力与专注能力困难（心理学领域）或在工作领域无法遵守社会规范（社会学领域）有关。所有这些领域对工作领域的成功都是重要的。作业治疗师应全面而仔细地评估影响作业表现的生物心理社会问题（biopsychosocial issues）。

> 一位作业治疗师在社区心理卫生诊所工作，为智力障碍成人团体培养生活技能，此治疗师帮助服务对象参与社区活动、使用公共交通系统及了解基本的社交互动（如"请"与"谢谢"）。这个场所通常解决社会学领域的问题，但作业治疗师在训练生活技巧时发现团体中一名服务对象有特定的上肢无力，因此需要进一步评估及增加一个生物学领域的（增强肌力）目标。因为上肢功能降低会阻碍服务对象完成生活中的任务，治疗师必须解决这个问题。从心理学上讲，服务对象可能在社交场所会产生极大的焦虑，以至于无法参与其中。作业治疗师认为这种心理问题干扰了社会参与，可以通过练习放松技巧、角色扮演和讨论来减轻焦虑。

上述案例展示了作业治疗师如何评估所有表现领域。作业治疗师评估生物学、心理学、社会学领域的问题，并根据需要进行干预，以帮助服务对象。在上述案例中，帮助服务对象发展上肢肌力和减少焦虑与培养社交技能来提高生活能力同样重要，因此这是作业治疗必须重视的一个方面。

工作场所

美国作业治疗协会（2015）进行了一项调查来了解注册作业治疗师和作业治疗助理目前的实践环境。结果显示，作业治疗师主要在医院（37%）、学校系统（20%）、专业照护机构（19%）工作，作业治疗助理主要在专业照护机构（56%）、学校（15%）和医院（11%）里服务。图12-1展示了特定环境下的作业治疗实践。

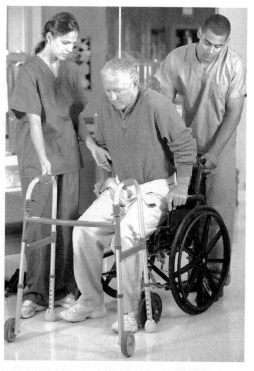

图 12-1 基于医院的作业治疗实践可能包括辅助中风患者在床边洗脸 ©GettyImages/Creative RF/kali9.

着重于生物学领域的场所

医疗机构解决服务对象生物学或医学问题。干预遵循发现问题解决问题的医疗模式。这些机构解决了服务对象的医学问题，包括神经、肌肉骨骼、免疫、血液、呼吸或心脏系统。很多场所使用医疗模式进行健康照护，这些场所工作的作业治疗师借助矫治、恢复、康复、适应或代偿技术帮助服务对象执行日常作业。

医院

服务对象在医院接受急性照护，作业治疗的评估和干预通常着重于医疗及功能评估方面。作业治疗师评估进食、穿衣、沐浴及盥洗，以及关节活动度、肌力与知觉功能、问题解决及思考能力。作业治疗师可以为服务对象提供活动以增进肌力、协调性或自我照护技巧。作业治疗师还须考虑服务对象回归家庭的能力（如家庭设备的需求、家属的训练、安全）。

除了急性照护，有些医院还提供较长时间的康复服务。这些专门的作业治疗服务设置在综合医院中，典型的康复科给有以下失能状况的服务对象提供服务，如中风、头部外伤、烧烫伤或脊髓损伤，也给新生儿重症监护病房（NICU）的早产儿提供康复服务。在 NICU 工作的作业治疗师提供感觉刺激、体位摆放及喂食等干预，训练家属也是干预的一部分。

康复中心雇佣作业治疗师为特定的服务对象群体提供服务，如脊髓损伤、头部外伤、烧烫伤或其他疾病。作业治疗师与各种医疗专业人员互动，因此需要了解其他专业人员的角色。

诊所

诊所通常以门诊形式给失能的服务对象提供服务，这些服务对象可能刚从医院出院，但仍需治疗服务。提供门诊治疗的诊所可能附属于医院，也可能是独立的实体。执业于诊所的作业治疗师主要帮助服务对象重获长期的作业表现。治疗师借助矫治、康复、适应及代偿帮助服务对象参与他们的作业。着重于增进能力的康复诊所包括残障儿童诊所、手部诊所、骨科诊所、心脏康复诊所及儿童发育诊所。

居家照护机构

居家照护机构的作业治疗师在服务对象的家中提供治疗服务。治疗师解决与自我照护、家务管理、工作及学校或娱乐与休闲有关的作业表现问题。因为执业于居家照护机构的临床人员是到家中工作，与工作团队沟通可能有困难，所以治疗师通常以书面形式与团队成员保持紧密联系。

作业治疗师也可能会服务那些在家接受安宁照护的人。在这种情况下，作业治疗的重点是让服务对象尽量舒适并让亲人照护他们，同时维持他们的能力。当为此类服务对象提供服务时，作业治疗师可能需要为下降的能力提供改造与代偿，而不是试图促进技能发展与功能改善。

着重于社会学领域的场所

功能限制阻碍了一些服务对象与别人进行良好的互动。通常这些服务对象的功能有限，但他们有长期的需求，需要作业治疗师帮助他们提高社会参与度。干预的重点是发展社会技巧而非医学问题。着重于社会学领域的场所包括心理卫生中心、日间照料机构或社区机构，等等。

普通学校和特殊教育学校

1975 年，《全体残疾儿童教育法案》颁布，即《公共法 94-142》，让所有儿童不论残疾与否都可以接受公立学校教育，明确规定了能让儿童学业成功所需的服务。相关的服务如作业治疗、物理治疗与言语治疗皆涵盖于该法案中。在学校系统工作的作业治疗师帮助儿童接受教育。该法案已更新为《残疾人教育法案》（*Individuals with Disabilities Educational Act*，IDEA），该法案允许残疾儿童（身体、心理或认知）接受免费的公共教育，学校提供作业治疗、物理治疗和言语治疗等服务，IDEA 还支持使用技术和合理的协议，以便所有儿童都能受益于教育。在学校工作的治疗师应该了解支持其服务的法律。作业治疗师可能在普通学校服务于一般儿童，也可能在特殊教育学校服务于有自闭症、视力障碍（全盲或弱视）、听力障碍（聋）或脑性瘫痪的儿童。

为了得到联邦的资金支持，每一州郡必须给失能儿童提供治疗服务，作业治疗师可能直接受雇于学校或与学校签订独立的合约来提供服务。

日间照料机构

日间照料机构给需要日间监护或能够住在社区（非住在机构或完全照护场所）但需要一些辅助的人提供服务。一些人可能与需要工作的家人同住家里，而有些人住在供膳宿的家庭中但在那里无法规划他们的生活。受雇于日间照料机构的作业治疗师，为服务对象设计并提供结构化的活动计划。日间照料机构可以为各种群体提供专业化的干预活动，包括行为障碍儿童、心理疾病患者、阿尔茨海默病患者或老年人。

工作坊

一些社区给无法在竞争激烈的就业市场中找到工作的人提供特别的工作坊，这些工作坊可能是庇护工场、训练中心或退休工作坊，很多庇护工场的服务对象有某些类型的发展障碍。作业治疗师可以通过培养工作相关技巧、工作强化、调适环境、活动改造来帮助服务对象参与工作。

着重于心理学领域的场所

有许多场所将治疗重点放在改善心理功能以提高作业表现上，这些场所主要是精神或心理卫生机构，但也可以解决社会学领域的问题。

精神健康机构

去机构化实施于 20 世纪 70 年代，指的是将有心理疾病的服务对象从机构（如州立精神病院）转至社区。有些州立医院仍持续给有严重发育障碍或情感障碍的服务对象提供服务。这些机构（或州立医院）可提供传统精神科的作业治疗计划，治疗师可以计划活动（如手工艺、娱乐、郊游）让服务对象达到自我照护、发展技巧、自我察觉、休闲探索及社会参与的目的。

社区心理卫生中心

由于机构的关闭，部分地区或城市出现了社区心理卫生中心。它们能提供药物治疗门诊与咨询、危机中心或日间治疗课程。在这里，作业治疗师与个体或团体一起工作，以发展其生活技巧、鼓励社区参与、探索休闲机会及提高作业表现的能力。

受监督的生活

受监督的生活（supervised living）是给服务对象提供部分或完全被监督的住房，这些服务对象存在的问题不需要机构的照护，但他们还没有准备好可以自己解决问题。从有限的引导到完全结构化的干预，方法会有所不同。受监督的生活可能包括：药物滥用计划（通常有特定时间限制）；中途之家，提供从离开机构到恢复独立生活前的一个暂时生活安排；全体家舍，提供较长时间照护的生活安排。这些场所中作业治疗师协助服务对象执行一般性的干预计划（如整理家务）、参与社会活动（如出游、娱乐活动），以及让居住者参与生活技巧训练。老年人可能住在辅助生活机构，并可能需要针对生理学、社会学或心理学领域问题的服务，作业治疗师能为团体或个人设计活动。

全融合性场所

全融合性场所（all-inclusive settings）包括长期照护机构，这些机构提供生理学、心理学及社会学领域的作业治疗服务。一个全融合性的机构（如专业照护机构）能给服务对象提供一个长期的住所。在这些机构中，作业治疗师所需的特殊技术取决于机构的性质。

非传统场所

作业治疗师也可能在监狱、产业场所、安宁病房、社区转介机构或老年人中心工作，从事马术治疗、水疗。有些治疗师服务于外来务工人员、灾民或无家可归者，治疗师的角色依场所而有所不同，但目的是帮助服务对象在生活中更充分地发挥其功能。作业治疗师还可以选择服务于健康计划（如帮助儿童增加体力活动及营养或帮助老人健康生活）。

私人诊所及咨询

自营业或私人执业者可以解决服务对象各个领域的问题，服务对象可能涉及各年龄段及各种诊断。从 1988 年开始，因联邦政府经由健康照护财政局执行医疗保险 B 部分的支付，作业治疗私人执业者的数量增加了。通过允许合格的作业治疗师申请医疗保险提供者编码，作业治疗师可以完全参与医疗保险计划。医疗保险提供者编码使治疗师成了独立的服务提供者，并可以向服务接受者直接收费。

在私人诊所工作的作业治疗师可以接受个别转介、在服务对象家中进行治疗，或要求服务对象到他们的诊所。有些治疗师与其他机构签约，每天花特定时间在学校或照护之家服务。有些私立机构雇佣许多专科治疗师。有些执业于私人诊所的治疗师担任其他机构的咨询人员。咨询需要高水平的专业技术及管理技巧，咨询人员与代理机构协商服务的特性并设定其限制。作业治疗师也可以在人体工程学、设施设计及健康方面担任咨询。

就业趋势

美国劳工统计局（Bureau of Labor Statistics）（2014）的资料显示，在2014~2024年间作业治疗师和作业治疗助理就业机会的增长速度将远超平均水平（分别增加27%和40%）。工作机会佳，尤其是服务于老人的作业治疗师。作业治疗师担任督导角色，让作业治疗助理能更密切地与服务对象合作。老年人口的增长、婴儿潮一代步入中年及医学的进步，将使对作业治疗的需求持续增加。此外，支持作业治疗干预有效性的循证研究将继续发挥作用。

超过一半的作业治疗师（51%）在办公室或医院工作，其次是学校及早期干预中心（12%）。还有一些治疗师受雇于居家照护机构（9%）和专业照护机构（9%）。在2014年5月，作业治疗师的平均年薪为78,810美金，作业治疗助理是56,950美金。

根据2014年劳动人口数据，自2010年报告以来，作业治疗师和作业治疗助理的薪水均有所上升（分别上升8.2%和9.1%）；作业治疗师的平均年龄由41岁降至39岁，作业治疗助理的平均年龄由43岁降至42岁，二者均有所下降，这表明劳动力比过去要年轻一些；工作年限（由12年减至9年）也有所下降。值得注意的是工资方面的性别差异，无论是作业治疗师还是作业治疗助理，男性的收入都比女性高出10%。

根据2014年的数据显示，60%的作业治疗师拥有硕士学位。在2010年美国作业治疗协会（AOTA）对专业劳动力测试的报告中发现，教育项目需要有经验且有博士学位的老师，然而只有48%的作业治疗老师拥有博士学位。老师的年龄大多在50~59岁（40%），据报道，超过一半的项目主任（62%）的年龄在50~69岁（49%的人在50~59岁）。

未来，工作领域的发展方向包括：驻校、青少年霸凌、儿童肥胖、成人自闭症、劳动力老龄化、退伍及伤残军人、癌症及肿瘤科服务、人体工程学、可及性设计、驾驶评估与训练、辅助生活、科技、健康与福祉、弱视、阿尔茨海默病、儿童与青少年需求及社区服务（见第4章）。

总　结

作业治疗师的工作场所可以依照以下三个方面进行划分：（1）行政水平，（2）照护水平，（3）工作领域。作业治疗师在服务对象的情境中评估他们的生物学、社会学及心理学领域的功能。因此，作业治疗师在各种干预场所中与具有不同能力的服务对象一起工作。就照护本身而言，需符合服务对象的需求，且可以在急性、亚急性、长期照护及康复机构中提供。作业治疗师主要在医院及学校等场所工作，但也有很多作业治疗师将服务扩展至非传统的工作场所。

作业治疗是一个正在发展的专业，有很多就业机会，作业治疗师可以选择各种工作场所，并服务于所有年龄段及障碍类型的服务对象。作业治疗师可以选择直接工作、教育未来的作业治疗师或担任督导的角色。我们希望作业治疗师能把握好发展机遇。

学习活动　Learning Activities

1. 研究一下你所在地区的作业治疗场所，描述场所类型、服务对象类型及提供照护的层级。

2. 在不同的工作场所比较入门级别从业人员（作业治疗师及作业治疗助理）的薪水。

3. 观察两种不同场所的作业治疗。描述服务对象及被提供的服务，讨论作业治疗师如何与服务对象合作。确定自己的工作领域。

4. 了解你所在社区的需求，并阐明作业治疗师可以提供的服务类型。

5. 回顾你感兴趣的特定场所的工作需求，请在课堂上进行简短的描述。

复习题　Review Questions

1. 提供给服务对象的照护层级有哪些？

2. 作业治疗师工作的场所类型是什么？

3. 三种工作领域是什么？举例说明每一个领域可能提供作业治疗服务的类型。

4. 作业治疗师的一些非传统工作场所有哪些？

杨钰琳 译　马丽虹 审校

参考文献

1. American Occupational Therapy Association. *What Does the Future of Occupational Therapy Look Like?* Retrieved from, http://www.aota.org/Education-Careers/Advance-Career/Salary-Workforce-Survey/future-ot-occupational-therapy-look-like.aspx; 2016.

2. American Occupational Therapy Association. *2015 Salary and Workforce Survey: Executive Summary.* Retrieved from, http://www.aota.org/-/media/Corporate/Files/Secure/Educations-Careers/Salary-Survey/2015-AOTA-Workforce-Salary-Survey-LOW-RES.pdf; 2015.

3. American Occupational Therapy Association. Surveying the profession: the 2015 AOTA salary and workforce survey. *OT Practice.* 2015;20(11):7–11.

4. American Occupational Therapy Association. *Tips for Maximizing Your Clinical Documentation.* Retrieved from, http://www.aota.org/Practice/Manage/Reimb/maximize-clinical-documentation-tips.aspx; 2015.

5. American Occupational Therapy Association. *Faculty Workforce Survey.* Bethesda, MD: Author; 2010. Retrieved from, http://www.aota.org/-/media/Corporate/Files/EducationCareers/Educators/OTEdData/2010%20Faculty%20Survey%20Report.pdf.

6. American Occupational Therapy Association. *Reimbursement and Regulatory Policy Department.* *AOTA Guide to Medicare Local Coverage Determination*; 2007. Retrieved from, http://www.aota.org/practice/productive-aging/driving/practitioners/-/media/corporate/files/secure/advocacy/reimb/news/archives/medicare/lcds/resources/lcd%20advocacy%20packet1.pdf.

7. American Occupational Therapy Association. *AOTA Evidence-Based Practice Resources.* Retrieved from, http://www.aota.org/Practice/Researchers/EBP-Resources.aspx; 2016.

8. Reed K, Sanderson SR. *Concepts in Occupational Therapy.* 3rd ed. Baltimore, MD: Lippincott Williams & Wilkins; 1992.

9. Roberts P, Gainer F. Preparing for inpatient rehabilitation prospective payment: an introduction. *Administration & Management Special Interest Section Quarterly.* 2001;17(2):1–4.

10. U.S. Department of Labor, Bureau of Labor Statistics. *Occupational Outlook Handbook (2016–17 ed.)*; 2015. Retrieved from, http://www.bls.gov/ooh/healthcare/occupational-therapist.htm.

11. Yamkovenko S. *The Emerging Niche: What's Next in Your Practice Area?* Retrieved from, http://www.aota.org/practice/manage/niche.aspx; 2016.

第 13 章
服务管理职能

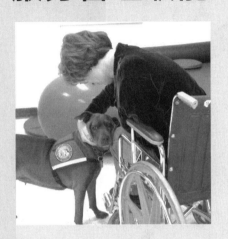

目的 OBJECTIVES

阅读本章后，读者将能够：

· 解释各种服务管理职能。

· 确定临床环境中安全有效的因素。

· 说明如何在工作场所中防止感染的扩散。

· 阐明作业治疗服务报销的三大类资金来源。

· 认识到项目规划和评估的重要性。

· 了解文书记录的目的。

· 描述作业治疗过程中各个阶段的文书记录。

· 阐明一份服务对象记录的基本要素。

· 理解专业发展与实践研究的整合。

· 说明市场与公共关系作为一种责任的重要性。

关键词 KEY TERMS

认证

诊断代码

文书记录

电子健康记录

紧急操作流程

循证实践

个别化教育计划

结果评估

私人资金来源

以问题为导向的病案记录

流程代码

项目评估

方案流程

方案结构

公共资金来源

服务管理职能

SOAP 记录

一般注意事项

砍下蓟并种上花

一个人如何生活、如何选择某项作业活动，可以是简单明了的，也可以是一个漫长的过程。还在大学读书时，我想去念医学院预科——我确信我的天职是当一名医生。大学还没毕业的时候，我探索了两个方向。

我的第一份工作是在大学的医学中心当一名遗传学家。我整天把时间花在离心分离和固定载玻片上的样本，计数染色体，照相并建立染色体核型上。每天晚上我闭上眼睛，看到的都是漂浮在感光剂中的染色体。当人们拿样本到实验室时，我会简短地与他们会面，但我从不需要认识他们，或者了解检验对他们生命更大的意义是什么。

我的第二份工作是在精神病医院的作业治疗部门做志愿者。突然间，我着迷于人们及他们的故事——好奇哪里出了差错、如何重塑他们的生活让他们恢复到日复一日的生活常态。作业治疗似乎相对不那么科学，但却很有意义——边做边听。我发现通过做事情可以引导改变与成长。我是一个潜在的"改变者"——这个非常有意义的词让我选择做一名作业治疗师。做一名作业治疗师的过程让我想到亚伯拉罕·林肯的话："我想跟了解我的人说，我总在可以生长的地方砍下蓟并种上花。"我选择作业治疗并继续砍和种，这样花园才能不断地发展并壮大！

安·伯克哈特

（Ann Burkhardt）

OTD, OTR/L, BCN, FAOTA

德雷克大学药学与健康科学学院教授

作业治疗主席兼项目总监

作业治疗部主任

艾奥瓦州，得梅因

作业治疗师在各种环境中提供服务，在评估与治疗服务对象之外，还需要承担服务管理职能。**服务管理职能**（service management function）包括维护一个安全且有效的工作场所、记录作业治疗服务的文书、获取服务的报销、规划和评估方案、整合专业发展的活动、在工作场所应用循证实践，以及协调市场和公共关系，这些智能是专业实践的必要成分。

维护一个安全且有效的工作场所

作业治疗师在一个有秩序和安全的环境里提供服务可以确保服务对象的安全、干预及工作流程的效率。从业人员工作的空间必须适合有功能障碍的服务对象。例如，治疗场所必须能让轮椅通行、维持整洁、有良好的照明和通风设备，并有适当的空间储存设备，场所必须足够大使得治疗流程可以完成。

每位治疗师都有责任维护安全而有效的工作环境，若发现问题应报告给作业治疗行政部门或维修部门。治疗师直接负责把治疗时使用过的设备及用品归位，并且清洁工作区域。当每个人员都参与并共同维护一个安全而有效的工作环境时，该部门的运作会更加有效且压力较小。以下内容描述了在工作机构中需要考虑的具体因素。

安全的环境

认证（accreditation）指的是一种管理形式，决定一个组织是否符合规定的标准。临床作业治疗工作人员必须遵守特定认证组织所设定的认证标准。这些认证标准很多都与建立一个安全的工作环境有关，例如，康复场所必须符合康复机构认证委员会（Commission on Accreditation of Rehabilitation Facilities，CARF）的标准。每个临床部门都必须有符合认证标准的书面政策和流程，治疗师有责任熟悉其组织的政策和流程。

一般而言，临床部门应该有足够的空间让工作人员和服务对象能够移动而不撞到设备或物体。设备与家具应该远离过道，橱柜的尖锐角不可突出于人可能走的区域。厕所必须有防滑地板、扶手及紧急呼叫按钮。

临床部门必须给可能危害安全的物品提供适当的储存空间，必要时将其锁在柜子里。例如，在某些机构，剪刀、小刀和其他尖锐物品可能被视为具有潜在危险性而需要被小心监控及安全储存。

作业治疗部门中使用的某些物料可能会对健康造成危害。例如，有些作业治疗部门使用有毒的塑料或着色剂，必须小心存放及使用，必须将有毒的化学物品和易燃物存放在专门防燃的柜子里。作业安全卫生局（Occupational Safety and Health Administration, OSHA）要求这种物料的制造商提供安全资料表（Safety Data Sheet, SDS）[以前称为物料安全资料表（Material Safety Data Sheet, MSDS）]，SDS 提供了有关物料的正确使用流程、储存和处理的资料，也描述了使用物料时所需的防护设备种类，以及若有泄漏或意外发生时必须遵守的流程。截至 2015 年 6 月，SDS 有必须包括的具体信息和特定的格式。在使用有危险性的物料之前，应仔细阅读 SDS，并将其存放在容易拿到的地方。所有工作人员都必须受过如何正确使用作业治疗部门内设备及用品的训练，在使用这些物料时可能必须戴护目镜或面罩。

许多作业治疗部门备有厨房，必须根据卫生标准来管理这些区域。作业治疗部门必须提供如何处理和储存食物的指引。作业治疗师需查明临床部门相关的政策及流程，包括确保诊室、碗盘及物品的清洁。

作业治疗师常常需要将服务对象抬起并进行移动（如从床到轮椅）。作业治疗师使用正确的人体工程学以避免伤害是很重要的，必须要求雇主提供正确使用人体力学抬起和移动服务对象的训练。

每个临床部门都会建立**紧急操作流程**（emergency procedures），如果在治疗部门发生任何受伤或意外事件，所有的工作人员必须熟悉紧急操作流程和紧急呼叫系统，每个人必须随时知道谁在治疗部门里。这些流程包括在紧急情况下应联络谁及做什么。治疗师必须为发生的伤害、意外或事件完成一份报告（通常使用标准表格），并依照 OSHA 要求的流程提交至行政部门。框 13-1 总结了作业治疗部门里的安全性考虑。

框 13-1 作业治疗部门里的安全性考虑

尖锐的物品应被妥善存放在上锁的柜子或抽屉里。
易燃物应放在上锁的金属柜中。
- 将安全资料表（SDS）放在易于看到的材料上。
临床部门应当保持整洁以便工作人员和服务对象能够安全地移动。
- 柜子的尖角不应该突出在人来人往的区域。
- 在此区域里设备和家具也必须保持净空。
服务对象所使用的浴室必须加装安全扶手。
- 制订清洁计划。
紧急呼叫系统应随时可用，所有工作人员必须明白紧急操作流程。
地板必须是防滑的。
工作人员必须提醒他人会改变这种情况的任何事（如有水）。
在作业治疗部门里，所有工作人员都必须经过安全使用设备和用品的适当训练。
在厨房区域，食品必须被安全地处理好及储存。
- 给所有食物贴上标签并注明日期。
- 制订厨房区域清洁计划。
工作人员需接受使用适当的人体工效学来抬起或移动服务对象、设备和用品的训练。
工作人员必须随时知道谁在部门里，并报告可疑人员。

工作场所也要有详细的疏散流程，以防发生火灾、风暴、持枪攻击或其他紧急情况。受雇人员应接受培训，学习如何在这些紧急情况下做出反应，以及如何获取信息、去哪里、做什么。疏散计划要求每个人必须参与，以便所有人都做好应急准备。在有风暴或其他自然灾害的情况下，一些人员可能需要去工作（基本工作量），而另一些人可能需要待在家里。雇主会进行紧急演习，让员工做好应对各种情况的准备。

订购和储存用品

维护一个有效的治疗场所需要有适当的设备和用品。供应的订购量及储存量因机构而异，取决于作业治疗部门的规模和储存的空间。工作人员利用库存系统来检查供应量，这往往是作业治疗助理的工作职责。

感染控制

疾病控制与预防中心（Centers for Disease Control and Prevention，CDC）是一个联邦机构，旨在保护大众的健康和安全，提供可靠的健康讯息，并通过可靠的伙伴关系来促进健康。疾病控制与预防中心开发了一套**一般注意事项**（universal precautions），这是一份用以预防艾滋病毒、乙型肝炎病毒（HBV）及其他血源性病原体传染给健康照护提供者的指南。

CDC 建议医护人员应将所有服务对象的血液等体液都视为有潜在感染性，而且必须遵守一般注意事项。一般注意事项包括使用保护性屏障（如手套、长袍、围裙、口罩、护目镜）以减少暴露在有潜在感染性的血液和其他体液的风险。例如，作业治疗师在处理日常生活活动（ADLs）如打扮、个人卫生、如厕、喂食、穿着时，应遵守一般注意事项戴防护性手套。接触服务对象后，治疗师应更换手套并洗净双手。在许多临床部门中，治疗师会在病案记录上提醒健康照护提供者使用防护措施。参见框 13-2 的一般注意事项。

洗手是最有效防止疾病传染的方法，作业治疗师在每次治疗和吃饭前后都应洗手，如厕后、打喷嚏、咳嗽或即将接触口鼻区域等都应洗手。洗手的流程列于框 13-3。

联邦机构、雇主及雇员有责任控制感染的蔓延。管理规章由 CDC 及 OSHA 负责制定与监管。OSHA 监管雇主是否遵守规定并对不遵守规定的场所处以罚款，而 CDC 监个人在工作场所是否暴露于疾病中。

框 13-2 一般注意事项

1. 每次治疗后要洗手。
2. 当有可能接触体液（唾液、血液、尿液等）时要戴手套。
3. 当有可能被血液溅污时要穿隔离衣、戴面罩及护目镜。
4. 污染的尖锐物品要放置于防穿刺容器内。
5. 所有污染的个人防护设备要放置于生物危害性废物容器内。

改编自 Siegel, J. D., Rhinehart, E., Jackson, M., Chiarello, L., & the Healthcare Infection Control Practices Advisory Committee. (2007). 2007 guideline for isolation precautions: Preventing transmission of infectious agents in healthcare settings (pp. 66–67). Retrieved from, http://www.cdc.gov/hicpac/2007IP/2007isolationPrecautions.html

---

框 13-3 有效洗手技术

1. 除了无花纹边的戒指，摘掉所有珠宝首饰、脱下手表或把它向上移到手臂，使所有部位都能够清洗到。
2. 靠近水槽时，避免触碰到水槽及其附近的物体。
3. 打开水龙头，并把水调整到微温和适度的水流以避免飞溅。
4. 手指朝下，湿润手腕及双手，并使用约 1 茶匙的液体或固体肥皂。
5. 使用搓揉及旋转的动作，清洗双手的所有的区域（手掌、两侧、手背、手指、指关节及指缝）。如果戴戒指，将它上下滑动并清洗在它底下的皮肤。手指交错清洗每根手指。
6. 清洗至少 30 秒，双手和前臂保持在肘关节或以下的高度，手指向下。若知道将治疗有感染情况的病人，则清洗得更久一点。
7. 在水流底下彻底冲洗双手。
8. 往上清洗到手腕和前臂等你认为有可能弄脏的地方。
9. 在水流底下冲洗手、手腕和前臂。
10. 用纸巾彻底地把手、手腕和前臂擦干，每只手各用一张干的纸巾擦，先不要关水龙头。
11. 用另一张干纸巾关水龙头。将所有用过的纸巾丢弃到适当的容器里。

改编自 Zakus, S. M. (1995). *Clinical procedures for medical assistants* (3rd ed.). St. Louis, MO: Mosby.

OSHA 规定雇主须负责提供一般注意事项的教育并为员工提供所需的防护性屏障、洗手设备和用品。雇主还必须为员工提供健康服务，每年进行强制性检查结核病（TB）、乙型肝炎疫苗接种情况，并维护员工的健康记录（即检查、接种疫苗及任何传染病的暴露）。员工必须参加雇主提供的教育课程并遵守一般注意事项，还必须接受年度的结核病检查并向员工健康服务部门报告任何的职业暴露。员工有权决定是否接种乙型肝炎疫苗或签署放弃书，雇主亦可为员工注射流感疫苗，在某些情况下，员工必须注射流感疫苗或在工作时佩戴防护口罩。

时间表

每个部门都会为治疗师维护预约时间表，时间表包括直接服务的时间、完成服务管理职能的时间、完成文书记录工作和账务处理的时间。每位服务对象安排的时间不同，这取决于机构的类型和服务对象的需求。例如，在一些心理健康门诊的方案中，干预可能以小组的方式进行，每周只见面 1 次。而在医疗门诊治疗手外伤的服务对象，可能需要安排一个星期约诊 2~3 次。

第三方付费者也可能会影响约诊时间的长短和频率。例如，医疗保险要求急性照护的服务对象应该一天接受 2 次治疗。无法完成每天 2 次治疗的服务对象，应转到能提供较低照护标准的场所（如专业护理机构）。许多健康维护组织（health maintenance organizations，HMOs）限制作业治疗师的出诊数量。在安排服务对象的干预时间表及家庭的例行事务和承诺时，都要考虑到这一点。

督导作业治疗师通常会分配服务对象给工作人员安排治疗时间，这项决策步骤需考虑到服务对象的需求、工作人员的专业知识和成本效益。作业治疗部门遵守工作标准，作业治疗师管理并遵守时间表，以确保一切都按计划完成。

文书记录

文书记录提供精准的服务记录、展现作业治疗干预的正当性。治疗师的专业判断和临床思维也会反映在**文书记录**（documentation）中。因此，文书记录是用来与其他健康照护专业人员、第三方付费者及行政人员沟通的工具。文书记录也是一份服务对象状态、使用技术及在治疗中的进步情况的记录，因此，其对干预计划和团队成员的沟通是很重要的。文书记录能按时间顺序提供服务对象的状况、提供过的服务及干预结果的记录，参见框 13-4。

> **框 13-4　文书记录的目的**
>
> 服务的正常化
> 服务的记录
> 服务对象疗程的描述
> 干预结果的记录
> 开账单
> 沟通

评估或筛查报告（evaluation or screening report）包含转介来源及在评估过程中收集到的数据等资料。此报告提供有关服务对象的作业剖面、作业表现分析、支持或抑制表现的因素，以及干预的预期结果等内容。**再评估**（reevaluation）是对服务、目标、频率，以及转介给其他机构提出的建议。

在治疗干预阶段，治疗师完成干预计划（intervention plan）、服务联系（service contacts）、进展报告（progress reports），以及过渡计划（transition plan）的文书记录。

干预计划记录服务对象的目标和用来达到目标的方法，服务的频率和时间、服务的提供者及服务地点。

服务联系记录服务对象与作业治疗师间的特殊互动，这是一种持续进行的治疗记录，包括日期、时间长度（单位）、使用的干预方法及服务对象的反应。电话联系、其他治疗及与其他人的会面也会在该文书记录中体现。框 13-5 的例子是一个描述服务联系（干预治疗时段）的日常叙述性记录。

进展报告总结干预治疗及服务对象朝向目标的进展情况，记录新的数据和干预计划的修正，并提出建议（如继续 / 停止服务或转介给其他机构），进展报告会因不同的场所和报销机制而有所不同。每周进展报告的例子请见框 13-6。

框 13-5　日常叙述性文书记录示例

服务对象主动参与进食再训练和右上肢强化课程。服务对象应用改良式餐具吃了 75% 的食物，切割肉类时只需要很少的协助。制订好的治疗计划应该持续进行。

框 13-6　每周进展报告示例

服务对象每天接受进食再训练和右上肢机械性强化课程的治疗。通过使用改良式餐具，服务对象能吃 75% 的食物，且切割肉类时只需要很少的协助，之前服务对象只能吃 50% 的食物并需要中等协助来切割肉类。服务对象将在一周内不需要辅助工具能独立进食。

过渡计划是在相同的转运系统中将服务对象从一个类型的机构转到另一个类型的文书记录。例如，当服务对象从康复机构转到专业护理机构时，就需要填写过渡计划。过渡计划提供服务对象现状的信息，过渡的原因，过渡的时限，需要的作业治疗服务、调整或辅助技术的建议和理由。

出院 / 停止治疗报告（discharge/discontinuation report）是在结束阶段要完成的文书记录。该报告总结了服务对象从初步评估到中止服务期间参与作业活动的能力变化，进一步的服务和后续的随诊建议也在这个报告中记录。

文书记录有许多类型和方法，公共政策、认证机构、第三方付费者及临床部门共同决定文书记录的做法。例如，由联邦和州政府资助的学校，要求为每位儿童都制订**个别化教育计划**（individualized education plan，IEP），并由多学科团队来执行。问题、目标和干预治疗会反映儿童在学校取得成功所需的行为和技能。

根据联邦政府的规定，医疗保险覆盖的服务对象有特定的文书记录要求。一个常用于医疗机构的文书记录方法是**以问题为导向的病案记录**（problem-oriented medical record，POMR）。格式是以评估服务对象时由治疗团队确认的问题清单为基础，随后的进展情况要与确认的问题清单有关。书写进展报告使用的格式称为 SOAP 记录（SOAP note）。S 代表主观资料（subjective，服务对象所描述的资料），O 代表客观资料（objective，临床的发现或可测量、可观察到的数据），A 代表评估（assessment，作业治疗师的专业判断或意见），P 代表计划（plan，应遵循的具体干预计划），见框 13-7。

框 13-7 SOAP 记录的示例

问题 1：轮椅依赖

S：服务对象指出，当他推动轮椅时手经常从金属的把手上滑落。

O：将防滑胶带贴在轮椅的把手上，改善服务对象抓握和推动轮椅的能力。服务对象在户外草地上和柏油路面上完成了轮椅移动训练。服务对象参加了 30 分钟的轮椅训练且只有 5 分钟的休息时间，在不同的地面推动轮椅没有遇到任何困难。

A：把手上的防滑胶带有助于改善服务对象推动轮椅的能力。昨天，服务对象在轮椅移动方面的耐力比过去有提高。

P：继续进行轮椅移动作业治疗训练，增加训练的时间和距离，教服务对象如何操控轮椅进出门口和上下坡道。

每位服务对象都有一份永久的文书记录。它必须有组织性、易读、简洁、准确、完整、语法正确及客观。虽然文书记录的格式因不同的场所而有所不同，但是一定要呈现某些基本要素（框 13-8）。良好的规划和定期的文书记录使作业治疗情况的保存更容易，最终将产生更好的治疗效果。

框 13-8 文书记录的基本要素

人口分析信息：
- 姓名
- 出生日期
- 地址和电话
- 身份证号码

作业治疗干预的日期

文书的类型

场所或代理机构、部门

术语和缩写

清晰、简洁、准确地表达联系方式

签名，带有专业名称：
- 作业治疗师
- 必要的督导者（针对学生或作业治疗助理）

保密

遵守储存和处理流程

电子健康记录

《患者保护和平价医疗法案》（*Patient Protection and Affordable Care Act*，PPACA）和《美国复苏与再投资法案》（*American Recovery and Reinvestment Act*）要求医疗服务提供者使用**电子健康记录**（electronic health records，EHR）来获得医疗补助和医疗保险资金。强调使用 EHR 是为了提高质量、安全和效率，减少健康差距，促进服务对象和家属的参与，改善照护协作和人口及公共健康，以及维护服务对象健康信息的保密和安全。作业治疗师将根据保密和安全标准，通过 EHR 完成服务执行工作。这提供了一种与其他卫生部门有效的沟通方法，并允许卫生部门衡量结果。

报销

为了维持营运，作业治疗部门需要产生收入，这是通过收取服务费而获得的。每位作业治疗师有责任提交准确的收费内容。收费金额是以服务的时间或提供服务的一套收费标准为基础计算的。确定收费金额涉及一个复杂的过程，通常由机构的行政部门负责执行。第三方付费者将不同金额的"允许的费用"支付给特定的服务对象，机构所设定的收费标准并不能真实地反映第三方付费者为服务对象所支付的费用，后者是以整体病患族群来计算的。

作业治疗服务有多种报销资源，可分为三类：（1）公共资源，包括联邦、州和地方政府机构；（2）包括保险公司在内的私人支付机构；（3）其他资源，包括服务机构和公益组织。每种资源的付款方式有不同的管理规章和指南来确定将支付的服务（治疗次数和设备）和报销的数额。由于这些管理规章和指南经常改变，作业治疗师必须时时关注最新进展。机构的行政部门通常会将有关的资金管理规章和指南通知工作人员。

公共资金来源

公共资金来源（public funding sources）包括联邦、州和地方资源，例如医疗保险、退伍军人管理局、医疗补助、妇女和儿童保健计划、教育部、职业康复服务及社会安全部门。通常情况下，美国国会通过立法授权资金并指派一个联邦机构来确定该项目的范围和标准。每个州被指派的机构须确保遵守联邦政府规定，然后将这些资金分配给地方机构或组织，其有责任确保提供规定的服务。第 2 章已介绍过联邦立法已规定作业治疗为报销覆盖服务项目。

私人资金来源

私人资金来源（private funding sources）包括个人的健康保险、劳工补偿津贴、意外险及功能障碍险。越来越多的人个人支付医疗保健服务费用，因为他们可能没有医疗保险，或他们的保险计划没有提供特定的服务。私人保险公司有各式各样的计划，但也有不同的福利和限制。保险单会规定是否涵盖作业治疗服务，以及这些服务是否有任何限制（如门诊次数上限、报销总额上限）。

劳工补偿津贴支付因工作而受伤的费用，由各州的机构来规范并由私人保险公司来管理，因此，使用该津贴的作业治疗服务因各州而异。

其他资金来源

其他作业治疗服务或设备的资金来源包括服务社团、私人基金会及公益组织（如同济会、扶轮社）。在某些情况下，私人基金会，特别是专门针对某类功能障碍的，会给有该类功能障碍的个人提供资金。某些公益组织也会提供资金。作业治疗师可能需要有创意地使服务对象得到服务或设备，如很多学院及大学要求学生完成服务方案，这可能有益于服务对象。

编码和计费服务

为了收到作业治疗的款项，服务提供者（无论是临床部门还是个人）要使用正确的账单代码提交一份申请表格。作业治疗部门提供的服务是以诊断代码或流程代码来计费的。**诊断代码**（diagnosis codes）以服务对象的医疗状况或需要医疗服务的理由为基础。最常用的编码系统是国际疾病分类（第十修订版，临床修正）（*International Classification of Diseases,* Tenth Revision, Clinical Modification，ICD-10-CM）。ICD-10-CM 的疾病分类是根据解剖系统制订的，精神卫生工作者则使用精神疾病诊断与统计手册（第五版）（*Diagnostic and Statistical Manual of Mental Disorders*，Fifth Edition，DSM-5）。

流程代码（procedure codes）以健康照护工作者执行的特定服务为基础。最常用的流程编码系统是《当代流程术语》（*Current Procedural Terminology*，CPT），由美国医学会（American Medical Association，AMA）出版，每年更新。作业治疗师选择最能准确定义所执行服务的代码，并以相对价值单位计算这些服务的费用。付费者会限制某一专业用来收取服务费用的代码数量和范围，因此作业治疗师必须知道每家保险公司所允许的代码。

作业治疗师向第三方付费者报账常用的申请表有两种：（1）统一账单（UB-92，CMS-01450），这是由医院、专业照护机构和居家照护机构使用的；（2）CMS-1500 申请表，主要由私人执业的医生或作业治疗师使用。

作业治疗师需要不断地向第三方付费者宣教作业治疗服务的好处，以及倡导将作业治疗纳入报销的范围。重要的是，及时了解联邦和州政府的法律法规和管理规章中有可能会影响作业治疗服务支付的提案的变更，这可以由个人来完成，也可以借由支持地方和全国性作业治疗学会努力游说以期改变可能会对专业有影响的法律。

方案规划和评估

方案规划和评估是管理者的主要职责，工作人员也参与这两个过程。在作业治疗部门中，管理者参与规划工作，例如，空间利用、设备的需求、工作人员水准、工作人员的合理安排、年度预算、部门的政策和流程，以及新的方案和服务。

测量健康照护专业方案的成效称为**项目评估**（program evaluation），以确定方案如何实现预期的目的和目标。项目评估不仅对确保服务对象的满意度是重要的，对外部机构的认证也是必要的。认证是一种管理的形式，以确定机构或方案是否符合既定的标准。机构努力求通过认证才能从第三方付费者获得报销。许多作业治疗机构可能会受到某种认证形式的影响。在健康照护系统中，两个最广为人知的认证机构是联合委员会 [前联合委员会（The Joint Commission，TJC）] 及康复机构认证委员会（CARF）。TJC 制订标准和认证提供健康照护的机构，包括医院，健康照护网络，提供长期照护、行为照护的机构，以及实验室和门诊服务。

CARF 制订标准和认证提供康复服务的机构。CARF 的标准和指南分为三个领域：行为健康，就业和社区服务，以及医疗康复。CARF 认证的目的是提高给障碍者提供的服务的品质，CARF 也参与有关结果测量和管理的研究。

认证需要一份详细的项目评估，包括书面的自我认证报告。完成自我认证报告后，代表认证机构的小组会拜访该机构。项目评估包括审查方案结构、方案流程和结果评估。**方案结构**（program structure）指的是提供服务的系统（如工作人员的水平和专业知识、设备、预算和服务范围）。**方案流程**（program process）指的是转介、评估和干预治疗的各个阶段。这考察了评估的及时性等问题。**结果评估**（outcome measures）指的是评估干预的结果。

作业治疗师使用许多工具来测量结果，其中一项工具为功能独立性量表（Functional Independence Measure，FIM）。FIM 测量服务对象的 18 项功能，涵盖自我照顾、动作和认知等领域。每个项目会单独评分，还有一个总分。FIM 在康复过程中的不同时间点对服务对象进行评分（例如，转介时及出院时），并对个人的进展提供一个客观的测量方法。项目评估着重在服务对象资料的规整，例如，可以通过规整该方案前一年度的数据，计算出服务对象从入院到出院平均得分变化的百分比。项目评估是一个持续进行的过程，能帮助保证作业治疗方案所提供服务的品质。

将专业发展活动及循证实践整合到工作场所

治疗师必须通过参与教育课程和其他专业发展活动，以保持其专业水平（见第 7 章）。作业治疗师可以通过业务学习增加在工作中参与教育的机会，在工作场所提升专业发展的另一种方式是督导一级或二级临床实习生。作业治疗师和作业治疗助理有一年以上的工作经验就有资格督导学生。临床实习对专业发展是很重要的，不仅对学生是一项重要的训练，对督导者本身也是宝贵的经验，可以从督导的经验中得到专业的学习与成长。

循证实践（evidenc-based practice）能提升作业治疗实践水平，主要是通过研究来支持临床实践。消费者、作业治疗师和第三方付费者受益于作业治疗，是因为服务是基于现有的最佳证据提供的。

循证实践指的是利用发现、评价并以研究为基础来做临床决定。作业治疗师使用研究证据结合临床知识和推理，用以确认对某一特定服务对象有效的干预措施。循证实践有 4 个步骤：（1）形成一个可以研究的临床问题；（2）查找文献，为问题找出最好的证据；（3）评价证据对实践的效度和应用性；（4）将证据应用到实践中。将研究应用到实践不一定要改变治疗干预的方式，可能意味着向服务对象提供关于使用方法有效性的更具体和最新的信息。在某些情况下，研究能提供与干预措施相关的信息以利于服务对象的结果。

有些资源可以协助作业治疗师检索研究结果，如康复参考中心（Rehabilitation Reference Center），科克伦综述（Cochrane Reviews）。美国作业治疗协会（AOTA）的《循证简报》（*Evidence Briefs*）是一系列作业治疗研究的文献回顾。每一篇简报总结一篇文章，概述该研究的主要特点、方法、流程、发现和实践上的应用。《循证实践资源目录》（*Evidence-Based Practice*（EBP）*Resource Directory*）提供在作业治疗中使用循证实践的相关信息，鼓励学生和治疗师使用各种资源以培养批判性评读，并把证据纳入其日常实践。

市场与公共关系

市场与公共关系能帮助提高作业治疗的知名度。许多部门在每年的 4 月份计划和执行公共关系活动，4 月被定为全国作业治疗月，如图 13-1。例如，在机构的餐厅设置展位展示改良式设备，能为作业治疗提供良好的宣传。美国作业治疗协会致力于提高作业治疗的知名度并为会员提供资料以推广专业。

市场与公共关系略有不同，因为它涉及市场计划的拟定和实施。市场计划需要考虑到：（1）接受服务的服务对象；（2）转介或有可能转介服务对象到作业治疗的资源；（3）机构内的管理部门（或内部的资金来源）；（4）为作业治疗服务报销（或有可能报销）的第三方付费者。

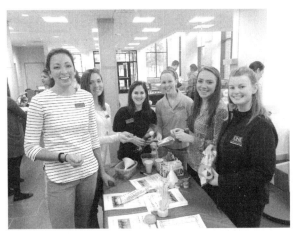

图 13-1　学生参加促进儿童健康和福利的作业治疗月活动。

总　结

服务管理职能是作业治疗师除了为服务对象直接提供服务之外所执行的活动，包括维护安全且有效的工作场所、文书记录作业治疗服务、获得服务的报销、规划和评估项目、将专业发展活动及循证实践整合到工作场所，以及从事市场与公共关系的活动。为了作业治疗部门能有效地运作，每位作业治疗师都负起责任参与到这些事务中非常重要。

学习活动　Learning Activities

1. 参观作业治疗部门。描述服务管理职能及部门的环境。储藏室够大吗？设备和日用品的数量看起来够不够？该部门是否显得很凌乱？所有的东西是否整洁并安全地摆放好？在你的拜访中是否注意到有明显的安全隐患？

2. 与作业治疗助理或作业治疗师面谈有关他们执行服务管理职能的类型。与你的同学比较各自的记录。作业治疗助理与作业治疗师做的事是否有显著的差异？

3. 以两三位学生为一组，设计一些可以用来宣传全国性作业治疗月的公共关系活动。在作业治疗月执行一个活动。

4. 参观作业治疗部门，并与作业治疗师讨论其所使用的文书记录类型。比较不同的文书记录类型（例如，评估报告、干预计划、进展报告或出院报告）

复习题　Review Questions

1. 作业治疗师会涉及哪些服务管理职能？

2. 在作业治疗部门里有哪些安全因素？

3. 何谓一般注意事项？

4. SOAP 记录各部分分别代表什么？

5. 为什么研究对实践是重要的？

6. 如何在实践中运用项目评估？

杨钰琳 译　马丽虹 审校

参考文献

1. American Medical Association. *Current Procedural Terminology 2010*. Chicago, IL: Author; 2010.

2. American Occupational Therapy Association. *Evidence-Based Practice and Research*; 2016. Retrieved from, http://www.aota.org/ebp [must be an AOTA member for access].

3. American Occupational Therapy Association. Guidelines for documentation of occupational therapy. *Am J Occup Ther*. 2013;67:S32–S38. http://dx.doi.org/10.5014/ajot.2013.67S32.

4. American Occupational Therapy Association. Reimbursement and Regulatory Policy Department. AOTA Guide to Medicare Local coverage Determination; 2007. Retrieved from, http://www.aota.org/practice/productive-aging/driving/practitioners/-/media/corporate/files/secure/advocacy/reimb/news/archives/medicare/lcds/resources/lcd%20advocacy%20packet1.pdf.

5. American Psychiatric Association. *Diagnostic and Statistical Manual of Mental Disorders*. 5th ed. Arlington, VA: Author; 2013.

5a. Bisk Education. *Federal Mandates for Healthcare: Digital Record-Keeping Requirements for Public and Private Healthcare Providers*. University of South Florida Healthcare online. http://www.usfhealthonline.com/resources/healthcare/electronic-medical-records-mandate/#.WCIrUC0rLcs; 2016, June 20.

6. Centers for Disease Control and Prevention. Mission, Role and Pledge. Retrieved from, http://www.cdc.gov/about/organization/mission.htm; 2014, April.

7. Commission on the Accreditation of Rehabilitation Facilities. About CARF; 2016. Retrieved from, http://www.carf.org/About/.

8. Joint Commission. About the Joint Commission. Retrieved from, http://www.jointcommission.org/about_us/about_the_joint_commission_main.aspx; 2016.

9. Law M, Baum C. Evidence-based occupational therapy. *Can J Occup Ther*. 1998;65(3):131–135.

10. Lieberman D, Scheer J. AOTA's evidence-based literature review project: an overview. *Am J Occup Ther*. 2002;56(3):344–349.

11. National Center for Health Statistics. *International Classification of Diseases, Tenth Revision, Clinical Modification*. Retrieved from, http://www.cdc.gov/nchs/icd/icd10cm.htm; 2016.

12. Siegel JD, Rhinehart E, Jackson M, Chiarello L, the Healthcare Infection Control Practices Advisory Committee, 2007 Guideline for Isolation Precautions: Preventing Transmission of Infectious Agents in Healthcare Settings; 2007:66–67. Retrieved from, http://www.cdc.gov/hicpac/2007IP/2007isolationPrecautions.html.

13. Uniform Data System for Medical Rehabilitation. (n.d.). FIM instrument. Retrieved from, http://www.udsmr.org/WebModules/FIM/Fim_About.aspx.

14. U.S. Department of Labor. (n.d.). Occupational Health & Safety Administration. Safety and healthcare. Retrieved from, https://www.osha.gov/dsg/hazcom/enforcementmsdsrequirement.html.

15. U.S. Department of Labor. (n.d.). Occupational Health & Safety Administration. OSHA quick card safety data sheets. Retrieved from, https://www.osha.gov/Publications/HazComm_QuickCard_SafetyData.html.

第四部分

作业治疗的过程
The Process of Occupational Therapy

第 14 章

作业治疗过程：
评估、治疗干预及成果评估

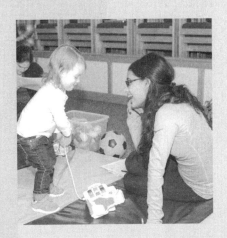

目的 OBJECTIVES

阅读本章后，读者将能够：

· 描述作业治疗的转介、筛查和评估过程。

· 确定作业剖面的目的。

· 描述作业表现分析及如何将其应用于作业治疗中。

· 详述进行面谈的步骤。

· 了解在评估过程中观察技巧的重要性。

· 确定治疗干预过程的步骤。

· 描述作业治疗中使用的 5 种常规治疗方法。

· 描述作业治疗师与作业治疗助理在作业治疗过程中的角色。

关键词 KEY TERMS

评估说明

评估流程

咨询

出院计划

教育

评估者间信度

治疗干预

面谈

非标准化测试

标准数据

观察

作业剖面

作业治疗过程

转介

信度

筛查

标准化测试

结构化观察

重测信度

过渡服务

效度

在我刚进入大学时，我的目标是成为一名临床心理学家。在我大四的时候，一位主修物理治疗的好朋友告诉我，基于原有的优势我应该成为一名作业治疗师。当时，我并不知道什么是作业治疗。毕业后，我被一家专业照护机构聘为文娱治疗师，在那里我接触到了作业治疗。当我仔细审视这份职业时，我觉得它非常适合我。我从孩童时代起，就喜欢分析事情是如何运作的，并提出解决方案。但我不知道我正在为成功提供作业治疗服务的关键环节——作业活动分析奠定基础！

我申请了纽约市哥伦比亚大学，并成功被录取，自此开始了我的职业生涯。大约 6 年后，我顺利过渡到成人躯体康复。我认为作业治疗是为数不多的可以在一生中灵活地与他人合作的职业之一。当我的孩子们还小的时候，作业治疗可以给我提供灵活性较强的兼职工作。让我在能够满足孩子们的需求的同时，继续从事我热爱的职业。

在指导实习生时，我意识到自己对教学的热爱，因此我研究了进入学术界成为作业治疗教授的必要步骤。在社区学校工作后，我有机会在新英格兰大学任教。在过去的几年里，我有幸在学校、医院、养老院等地方工作，这些地方涵盖了作业治疗师工作的绝大部分场所。因为有如此丰富的工作经历，所以我能够在新英格兰大学任教。

我当作业治疗师已经将近 20 年了。但是，我的内心从没动摇过，因为这是一个意义非凡的职业，同时它也为我的职业发展提供了无限的机会。有机会成为一名作业治疗师，并为这个职业的发展做出贡献，是我生命中最大的礼物之一！

玛丽·贝丝·帕特诺德

（Mary Beth Patnaude）

MS，OTR/L

新英格兰大学助理临床教授

波特兰，缅因州

作业治疗过程（occupational therapy process）涉及作业治疗师和服务对象之间的互动，两者之间是一种合作关系，包括解决问题以支持服务对象的作业表现。此过程是动态的，其焦点是作业活动和以作业活动而生活的服务对象。服务对象可以是某个人、某个人的照顾者、团体或社群。

作业治疗过程可以分为评估、治疗干预和成果评估。评估过程包括转介、筛查、形成作业剖面及分析作业表现；治疗干预过程包括治疗干预计划的制订、实施、再评估、过渡服务和服务停止；成果评估过程包括成果评估测量及与未来治疗干预方向相关的决策制订（如继续、修改或停止）。在本章中，我们阐述了每一阶段的要素，以及作业治疗师和作业治疗助理在整个过程中所扮演的角色。

评估过程

评估过程旨在找出服务对象想要的及需要的，并确认支持或阻碍作业表现的因素（图 14-1）。作业治疗师形成服务对象的作业剖面并分析作业表现，以确认服务对象进行日常生活活动、工具性日常生活活动、工作、教育、社会参与、睡眠和休息的技巧及能力。

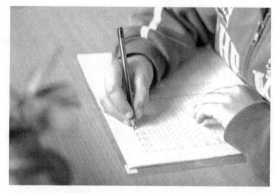

作业治疗师根据服务对象的年龄、诊断、发育水平、受教育程度、社会经济地位、文化背景和功能能力进行评估。评估过程的步骤包括转介、筛查、形成作业剖面、作业表现分析和评估，其中观察和面谈是此过程的关键。作业治疗师可以使用类似的评估过程来了解团体和社群。

图 14-1　作业治疗师可以进行正式的笔迹评估，以更好地了解支持或阻碍儿童书写的因素。©Getty Images/Creative RF/Kras1.

转介

作业治疗过程始于**转介**（referral），发生于特定的服务对象或社群提出服务需求时。转介可能来自医师、其他专业人士或服务对象，从特定的动态辅具处方到改善精细动作问题的一般性建议，都属于转介。作业治疗师负责接收及回应转介。美国联邦、州和地方法规以及第三方支付者的政策决定了转介的类型（如是否需要医生的转介）及作业治疗助理在转介过程中的角色。

筛查

通过**筛查** (screening)，作业治疗师收集服务对象的基础信息并决定是否需要进一步评估和进行治疗干预。筛查通常包括回顾服务对象的病历、使用简单的筛查测试与服务对象或照顾者面谈、观察或与转介处讨论服务对象的情况。作业治疗师应调查服务对象过去和现在的作业表现水平，并确定服务对象未来的作业表现需求。作业治疗师与适合的个体沟通筛查结果，其中包括转介的一方。

作业治疗师使用适合服务对象发展水平、性别、文化背景及医疗与功能状况的方法，启动及引导筛查过程。作业治疗助理在作业治疗师的指导下进行筛查，在进行筛查之前，作业治疗助理必须具备在特定任务中的服务能力。

如果筛查结果表明服务对象需要服务，则须安排综合性评估。作业治疗师确定以评估为基础的实践模式（见第 15 章）。实践模式有助于作业治疗师组织思维。作业治疗师从实践模式中选择参考架构及符合此参考架构的**评估说明**（assessment instruments）。

形成作业剖面

该步骤的目的是收集服务对象的信息以形成**作业剖面** (occupational profile)。作业治疗师获取服务对象的初步资料，包括服务对象的年龄、性别及转介原因，诊断及病史（包括发病日期），先前的生活状况及功能水平（如独自在家或在养老院），社会、教育和职业背景。初步回顾可以提供在作业治疗过程中需要采取的预防措施，这些背景信息通常记录在作业治疗病历与评估表中。图 14-3 举例说明了作业治疗场所使用的评估表。

作业剖面为作业治疗师提供了服务对象相关背景及功能表现的资料，有助于制订治疗干预措施。以下是《作业治疗实践架构》中有助于作业治疗师形成作业剖面的一些问题：

- 服务对象是谁（个体、照顾者、团体、社群）？
- 服务对象为什么寻求服务？
- 服务对象的顾虑是什么？
- 关于参与作业活动和日常生活活动，服务对象现在关心的是什么？
- 服务对象的哪些作业活动取得了成功？
- 服务对象在哪些作业活动中遇到了困难？为什么（会出现这些困难）？

・服务对象的作业活动史（如生活经历、价值观、兴趣、先前参与的作业活动与日常生活活动模式及其意义）？

・服务对象的优先选择及期望的目标是什么？

作业表现分析

作业治疗师根据从作业剖面中收集的信息（如服务对象的需求、问题及优先选择）形成关于作业表现分析的决策。这些信息为作业治疗师提供了关于需要进一步评估的领域的指导，作业治疗师可以选择特定的评估说明来收集进一步的信息。

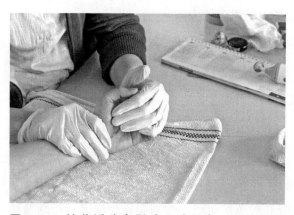

图 14-2　关节活动度影响运动能力，是作业表现分析的一部分。©Getty Images/Creative RF/Meinzahn。

作业治疗师收集服务对象在领域、技巧、模式、情境、个人因素及活动需求方面的信息（见第 10 章），见图 14-2。结果以类似于图 14-3 所示的形式记录，该评估信息是治疗干预计划的基础。

作业表现分析包括分析作业活动的各个方面，以确定成功进行作业活动所需的个人因素、模式、情境、技巧和行为。当作业治疗师对作业活动进行了较为彻底的分析，便可以确定是什么妨碍了服务对象参与理想作业活动的能力。本书的附录部分提供了治疗干预活动的抽样活动分析。

评估是治疗决策过程中的重要步骤，需要深入了解诸多因素。因此，评估的最终责任落在了作业治疗师身上，但是作业治疗师可以将某些责任委托给作业治疗助理。作业治疗助理将所有评估过程的结果传达给作业治疗师。如同筛查过程，作业治疗助理需要具备执行任务时所需的服务能力，全面评估或整合服务对象所有资料是作业治疗师的责任。

作业治疗师通过评估收集准确、有用的信息以确认服务对象的需求和问题，进而制订治疗干预计划。

作业治疗初步评估

姓名：
出生日期：
医学诊断（ICD-10 代码）：
既往史：
转介原因：
作业剖面（描述服务对象的兴趣、惯例、作业活动、生活经历、日常生活角色）：
服务对象的目标：
作业表现：

日常生活活动	表现水平	评论
泡澡		
淋浴		
穿衣		
吞咽 / 进食		
喂养		
功能性移动		
个人用具照护		
个人卫生 / 仪容		
性行为		

工具性日常生活活动及其他	表现水平	评论
照顾他人		
照顾宠物		
育儿		
沟通管理		
开车 / 社区性移动		
财务管理		
健康管理		
家庭设施使用		

图 14-3　作业治疗评估表样本。（在使用该评估表时，可能会用到以下名词或缩写：联系警卫助理，CGA；健康险承运人代码，HICN；下半身，LB；左上肢，LUE；右上肢，RUE；上半身，UB。）

摘自 Pendeleton，H.，& Schultz-Krohn，W. [Eds.]. [2012]. *Pedretti's occupational therapy practice skills for physical dysfunction* [7th ed.]. St. Louis，MO：Mosby.

工具性日常生活活动及其他	表现水平	评论
膳食准备和清理		
宗教 / 精神活动		
安全 / 突发事件		
购物		
休息与睡眠		
教育		
工作		
娱乐 / 休闲		
社会参与		

根据服务对象需要的帮助程度来记录作业表现水平：依赖；最大帮助；中等帮助；最小帮助；监督；独立。

个人因素

心理功能（认知、情感、表现）		描述作业表现
意识		
空间定向能力		
性格		
精力和动力		
感觉功能		
	视觉	
	听觉	
	前庭觉	
	味觉	
	嗅觉	
	本体感觉	
	触觉	
	痛觉	
	温度觉与压觉	

图 14-3（续）

心理功能（认知、情感、表现）		描述作业表现
运动		
	结构	
	关节灵活性	
	关节活动度	
	肌力	
	肌张力	
	协调性	
其他		

评估：
　　优势
　　劣势
长期目标：
短期目标：
作业治疗干预计划：（包括频率与持续时间）

治疗师签名：　　　　　　　　日期：

图 14-3（续）

评估过程可以分为三个基本阶段：（1）面谈，（2）技巧性观察，（3）正式评估。评估过程中可以使用多种技巧。

面谈

面谈（interview）为收集作业剖面信息的主要方式，是一种有计划、有组织地收集相关信息的方式。作业治疗的重点是作业活动，包括服务对象全天参与的活动。因此，作业治疗师需收集有关个体作业活动的相关信息。作业治疗师会询问转介前服务对象的日常活动功能。面谈也是与服务对象形成信任和融洽关系的一种方法。

在某些情况下，面谈前会先要求服务对象填写一份调查表或问卷。例如，由松羽（Matsutsuyu）设计的兴趣清单（interest checklist，图 14-4），提供了一个已被广泛应用的模型。兴趣清单可以让服务对象描述兴趣与爱好，活动结构可以提供有关服务对象如何度过一天的信息。服务对象列出他参与的所有不同活动，根据作业表现领域将活动进行分类（如日常生活活动、工具性日常生活活动、教育、工作、娱乐、休闲和社会参与）。服务对象依据活动是否为必须做或想要做及执行频率来打分。作业治疗师利用这些信息来决定服务对象如何度过每一天，以及开展什么类型的活动。

兴趣清单

活动	你对此感兴趣的程度						你目前参加此活动吗?		你将来还想继续参加吗?	
	过去十年			过去一年			是	否	是	否
	强烈	有些	没有	强烈	有些	没有				
园艺劳动										
缝纫 / 针线活										
打扑克										
学外语										
教堂活动										
听收音机										
步行										
汽车修理										
写作										
跳舞										
打高尔夫										
踢足球										
听流行音乐										
玩益智游戏										
假日活动										
养宠物 / 牲畜										
看电影										
听古典音乐										
听演讲 / 讲座										
游泳										
打保龄球										
拜访										
修补										
下跳棋 / 象棋										

图 14-4 兴趣清单（修正版）。Kielhofner & Neville（1983）. The modified interest checklist. Unpublished manuscript，Model of Human Occupation Clearinghouse，Department of Occupational Therapy，College of Applied Health Sciences，University of Illinois at Chicago.

活动	你对此感兴趣的程度						你目前参加此活动吗？		你将来还想继续参加吗？	
	过去十年			过去一年						
	强烈	有些	没有	强烈	有些	没有	是	否	是	否
烧烤										
阅读										
旅行										
聚会										
摔跤										
清扫房屋										
模型建造										
看电视										
听音乐会										
陶艺										
露营										
洗衣 / 熨烫										
参加政治活动										
玩桌游										
家居装饰										
参加俱乐部										
唱歌										
侦察										
服装设计 / 搭配										
手工艺										
美发										
骑行										
观看话剧										
赏鸟										
约会										
赛车										
家居维修										

图 14-4（续）

活动	你对此感兴趣的程度						你目前参加此活动吗?		你将来还想继续参加吗?	
	过去十年			过去一年						
	强烈	有些	没有	强烈	有些	没有	是	否	是	否
锻炼										
狩猎										
做木工										
清理泳池										
驾驶										
照顾孩子										
打网球										
烹饪 / 烘焙										
打篮球										
研究历史										
收藏										
钓鱼										
参加科学活动										
做皮革制品										
购物										
摄影										
绘画										

图 14-4（续）

面谈应该在安静且能保护服务对象隐私的环境进行。理想情况下，面谈过程中面谈者与服务对象应感到放松与舒服。面谈技巧包括将正式的信息收集与非正式的交流沟通结合起来。面谈可以分为三个阶段：初步接触、资料收集与结束面谈。

初步接触

通常在治疗性面谈中人们会产生焦虑与担忧的情绪，技术娴熟的面谈者会在面谈前的几分钟让受访者放轻松。服务对象可能有与疾病或创伤相关的压力，或可能对未来的治疗感到不安。

作业治疗师先从自我介绍及告知服务对象该诊所的情况、项目和标准过程开始面谈。传达一般信息很重要，但不要让服务对象因害怕忘记具体细节而加重负担。

每一位作业治疗师都会形成自己的面谈风格。面谈会留下治疗过程的"第一印象"，因此花时间创造一种轻松、不具威胁性的氛围有利于进一步的治疗。感到受欢迎的服务对象将开始接受治疗，并做好在治疗过程中建立合作伙伴关系的准备。

资料收集

讨论过治疗目的后，作业治疗师开始收集有关服务对象、团体和社群的信息。技术娴熟的面谈者以一种既能获得想要的资料，又能保持谈话轻松舒适的方式引导面谈。作业治疗师在面谈开始前会说明他将做记录，并以对话的方式提问，会与服务对象进行眼神交流而非直接阅读记录。技术不佳的面谈者可能会花较多的时间进行谈话，但最后并不一定能收集到所需的信息。为了确保能获取所需信息，作业治疗师会根据提纲进行面谈。

结束面谈

有效地结束面谈也是一个需要学习的技能。作业治疗师以一种愉快的对话方式引导面谈以收集所需的信息。当面谈将要结束时，面谈者应总结收集到的信息及回顾过程中的下一步骤以示面谈即将结束，避免突然结束面谈带给服务对象不适感。

培养观察技巧

观察（observation）是以观看和注意的方式来收集有关个人或环境的信息。观察可以通过作业治疗师引入的一系列结构化步骤进行，或通过有意的非结构化步骤进行，以便观察会发生什么。作业治疗师通过观察可以获取有关服务对象、团体和社群的信息，如服务对象的姿势、着装、社交技能、语调、行为和身体能力（如四肢的使用与行走），等等。

观察是一项重要的专业技能，可以通过实践来培养。作业治疗师可以通过记录结果并与有经验的作业治疗师讨论来提升观察技能。通过观看服务对象的录像来研究技巧是培养观察技能的另一种方法。使用观察问卷或工作表可以帮助缺乏经验的作业治疗师，使其更容易识别重要的观察结果。见图14-5。

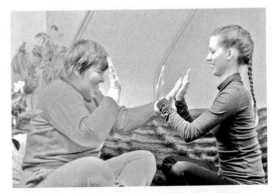

图 14-5 作业治疗师通过简单的游戏观察服务对象的反应、姿势、时间与顺序感知。© Getty Images/Creative RF/miriam-doerr.

结构化观察 (structured observation) 包括观看服务对象执行预定的活动。作业治疗师经常使用结构化观察来获取活动中服务对象能做什么或不能做什么的信息。例如，作业治疗师希望评估一项自我照护活动，如刮胡子，则会要求服务对象以平时的方式刮胡子。通过观察，作业治疗师了解服务对象在该活动中需要改进的功能。确定服务对象受限范围后，作业治疗师可以制订纠正或改进计划。作业治疗师通过观察来评估作业表现的质量，而非只看重作业表现的结果。例如，治疗师可能会观察服务对象如何回应指示、其活动方式是什么、如何与他人互动、如何处理挫折，以及如何在活动中参与任务。框 14-1 提供了观察指南。

正式的评估流程

正式的**评估流程** (assessment procedures) 有助于确认服务对象现有的作业表现水平，包括提供特定指南的测试方法、工具或策略，见图 14-6。作业治疗师可从中得知评估内容是什么、如何评估、如何交流数据及如何将信息应用于解决问题。正式的评估流程有特定的指导方针，因此很容易被复制和批判性分析。

框 14-1　观察指南

1. 根据以下个人因素描述服务对象如何执行活动：
   - 运动功能
   - 特定的心理功能（包括思考、判断、概念形成、情感、语言、运动计划、自我和他人的体验）
   - 整体的心理功能（包括意识、空间定向能力、气质、人格、精力和动力）
2. 依据活动时的整体印象描述服务对象：
   - 外貌
   - 对测试情况的反应
   - 对评估者的回应
   - 任务的处理方式
   - 成果评估
   - 与他人沟通
3. 收集与特定品质相关的信息：
   - 专注力
   - 独立性
   - 听从口头指示的能力
   - 遵循书面指示的能力
   - 合作性
   - 主动性
   - 尊重权威
   - 读写能力
   - 胆怯或攻击性
   - 整洁度
   - 准确性
   - 注意力不集中
   - 被动或主动参与
   - 动作容易度
   - 表现速度
   - 解决问题的能力
   - 运动技能
   - 适应性
   - 社交技能
   - 情感
   - 与他人互动

如果研究测试表明该测试能达到其真实衡量标准，则该测试就被认为具有**效度** (validity)。测试的**信度** (reliability) 是根据测试所得的分数反映服务对象真实表现的准确度。作业治疗师必须熟悉几种不同类型的测试信度。

重测信度（test-retest reliability）是不同测试的结果具有一致性的程度。**评估者间信度**（interrater reliability）是不论谁是测量者，测试结果的一致性程度。作业治疗师会对具有高效度和信度的工具更有信心。

标准化测试（standardized test）是指通过严格的科学研究过程来确定信度和效度的测试。每个标准化

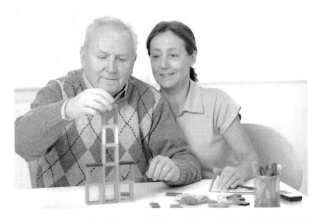

图 14-6　正式评估可以提供对服务对象有益的额外信息。© Getty Images/Creative RF/FredFroese.

测试都有一个精细制订的管理方案。作业治疗师按照设定的过程施测及评分。一些标准化测试要求治疗师与每位服务对象进行精准交谈。标准化测试以从代表性样本中收集的**标准数据**（normative data）为基础，通常称为常模，可以被测量者用来与他的测试对象进行比较。标准数据是通过对大样本的受试者进行测试来编制的。Jebsen 手功能测试（Jebsen Hand Test）和感觉统合与运用能力测试（Sensory Integration and Praxis Tests，SIPT）是标准化测试的例子。

作业治疗师也使用**非标准化测试**（nonstandardized tests）评估功能，非标准化测试有施测与评分指南，但没有形成标准数据或信、效度。非标准化测试的管理和评分更具主观性，取决于治疗师的临床技能、判断和经验。例如，徒手肌力评定（manual muscle testing）和感觉测评（sensory testing）都是非标准化测试。

目前有许多测评工具可供作业治疗师使用，作业治疗师除了考虑服务对象的背景、诊断和需求外，还需使用参考架构来指导测评工具的选择。

作业治疗师使用测评工具前必须做好适当的准备。实施测评之前，作业治疗师必须熟悉过程，了解正确的方法以指导步骤、评分与解释数据。对任何测评过程的熟悉都是通过练习达到的，有些测评甚至需要特殊的培训或认证才能实施。在作业治疗师的指导下，作业治疗助理经确定有服务能力后便可以实施测评。

治疗干预过程

作业治疗的目的是促使失能者在其所处的环境中尽可能地独立生活，作业治疗还可以让团体（如老年人）或社群（如城镇或当地社区）参与作业活动，但这需要采用解

决问题的方式来提高作业表现。作业治疗干预过程需要作业治疗师为服务对象、团体和社群制订目标、选择活动、进行主动治疗干预以指导服务对象提升作业表现，并监测治疗干预结果。

治疗干预计划：确定问题、制订解决方案和行动计划

治疗干预计划基于对在评估过程中收集到的信息的分析，制订治疗干预计划的第一步是确定问题。作业治疗师回顾评估结果以确认服务对象、团体、社群在表现技能、表现模式、个人因素与情境方面的优势与不足。由此，作业治疗师使用临床思维（也称为治疗思维）来确定哪些问题需要通过干预过程来解决。确定问题的过程还包括对问题的原因提出假设。了解这些有助于作业治疗师选择最合适的治疗方法。

制订解决方案是确认可供选择的治疗干预策略并设定目标与子目标的过程，选择作业治疗的实践模式和参考架构是制订解决方案的重要组成部分。在作业治疗实践中有几个较为常用的参考架构。每个参考架构都建立在一系列知识体系的基础之上，该体系确定了改变的原则与过程（有关实践模型和参考架构的更多信息，请参见第15章）。选定的参考架构为作业治疗师提供了临床思维和治疗干预计划指南。探讨基于不同参考架构的治疗干预策略将有助于作业治疗师制订潜在的解决方案。

以问题和确切的参考架构为基础，加上从服务对象那里收集到的信息，作业治疗师就可以制订治疗干预的行动计划（预期成果评估）。制订行动计划的第一步是制订解决所确定的问题的长期和短期目标，将这些目标根据服务对象的需求进行优先级划分。其次，决定帮助服务对象达到目标的治疗干预方法，包括考虑所需的工具或设备、任何的特殊之处、活动进行场所、活动如何组织与分级，以及活动是集体进行还是单独进行。治疗干预方法以选定的参考架构为基础，作业治疗师利用其对失能与治疗干预的了解来预测哪些方法可以达到预期结果。第16章将讨论作业治疗中使用的治疗活动类型。

治疗干预计划过程的结果是一份书面报告（或书面治疗干预计划），书面计划阐述了服务对象的优势与不足、服务对象与照顾者的利益、康复潜力预估和预期成果评估（短期和长期目标）及治疗干预的频率和持续时间、推荐的方法和媒介、显著的环境与时间限制、再评估计划，以及出院计划。图14-7是一份治疗干预计划表（供参考）。该计划表已被正式加入服务对象的记录中。

作业治疗师负责分析和解释评估数据，并制订和记录治疗干预计划，作业治疗助理也参与此过程。

作业治疗干预计划

服务对象的姓名：

出生日期：

报告日期：

转介原因：

背景资料：

初始表现水平：

优势：

劣势：

评估（临床印象）：

服务对象的目标：

长期目标：

短期目标：

治疗干预：　　　　　　　　　　　频率和持续时间：

参考架构（原则和理论基础）：

空间、环境要求：

注意事项：

其他：

图 14-7　医疗保险 700 表格修正版——作业治疗计划。(由 RehabWorks，a division of Symphony Rehabilitation，Hunt Valley，MD 提供 . 摘自 Pendleton，H.，& Schultz-Krohn [Eds.]. [2012]. *Pedretti's occupational therapy practice skills for physical dysfunction* [7th ed.]. St. Louis，MO：Mosby.)

治疗计划的实施

治疗干预（intervention）指治疗师与服务对象一起通过治疗达到其目标。美国作业治疗协会描述了作业治疗中使用的 5 种治疗干预方法：创造 / 促进；建立 / 恢复；保持；改善及预防。以下例子描述了如何在实践中实施这些方法。治疗性活动的样本见附录。

这些例子只是作业治疗师采用众多治疗干预策略中的一小部分。此外，这些策略也可以用于服务对象、团体和社群。

　　　　创造 / 促进（create/promote）：作业治疗师为学龄儿童组织了一个午后的手写小组，并把该小组推荐给他的有书写困难的儿童服务对象。

　　　　建立 / 恢复（establish/restore）：作业治疗师治疗 1 名 67 岁因中风无法使用右侧肢体的服务对象——盖伦，帮助其恢复从事晨间的常规作业活动。

> **保持**（maintain）：家访后，作业治疗师建议 90 岁的哈里待在家里。
>
> **改善**（modify）：作业治疗师给 35 岁的卡伦（患有创伤性脑损伤）提供进食辅具，让她可以自己进食。
>
> **预防**（prevent）：作业治疗师向毛毯厂的工人演示正确的抬举动作，防止他们受伤。

咨询（consulting）也是治疗干预的重要组成部分，作业治疗师经常向其他专业人士、服务对象与家庭成员提供有关治疗干预策略的咨询。作业治疗师向他人提供咨询时，并不直接对治疗干预的实施和后续成果评估而负责。例如，作业治疗师可能会向老师提供如何提高课堂书写能力的咨询。作业治疗师可以在工作环境中提供符合人体工程学的正确提升技术或安排工作空间的咨询。咨询需要有高深的知识、与他人清晰沟通的能力，以及对咨询情境的了解。

治疗干预的另一个重要方面是**教育**（education），作业治疗师教给服务对象、家属和照顾者进行能支持治疗干预计划的活动。当照顾者负责实施治疗时，他们需要意识到治疗干预的风险和好处。教育在形式上可以是正式的或非正式的，例如，作业治疗师可以面向家长群体举办关于特定参考架构的教育研讨会，也可以在会议中通过提供演示和讲义来教育服务对象。教育必须与服务对象的能力水平相匹配，作业治疗师应该讲解清晰，避免使用专业术语。教导服务对象重新参与作业活动时，作业治疗师需要确保服务对象理解课程，并提供针对性的技巧演示。作业治疗师会耐心回答服务对象、家属和照顾者提出的问题，并在下次会面时跟进。

作业治疗师和服务对象之间的互动是治疗的基本要素。治疗性关系应该始终以服务对象的利益为中心，作业治疗师选择最能支持治疗干预计划的互动方式，并帮助服务对象走向独立。确定互动的基调取决于服务对象整体的认知能力和态度。第 17 章将详细讲述治疗性关系的发展。

虽然实施治疗干预计划是作业治疗师和作业治疗助理共同的责任，但这是作业治疗助理的核心责任。教育项目旨在确保作业治疗助理理解作业治疗的哲学理念和技能，以便其能理解和实施治疗干预计划。作业治疗助理需在作业治疗师的监督下实施计划。

治疗干预再评估

随着治疗干预计划的实施，作业治疗师会重新评估服务对象的治疗进展。作业治疗师会持续监测服务对象、社区或人群的需求、环境及情况，以确定是否需要对治疗干预计划进行永久性或临时性的改变。再评估可能会涉及改变活动、重新测试、制订新计划或做出必要的转介。

作业治疗师通过评估治疗干预的影响和活动是否达到了预期的治疗效果，来综合评估服务对象的每次治疗干预。例如，如果活动对服务对象来说过于简单，作业治疗师可能会通过增加阻力或改变活动的要求来增加难度。作业治疗师负责重新评估治疗干预计划，包括计划的实施方式以及服务对象实现目标的结果；根据需要修改计划；确定是否需要继续、终止或转介到其他服务。治疗干预措施随着服务对象需求的改变而改变。

过渡服务

过渡服务（transition services）包括协调或促进服务以使服务对象为改变做好准备。过渡服务可能涉及新的功能层级、生命阶段、方案或环境的改变。作业治疗师参与确认服务与准备个体化的过渡计划，以促进服务对象从某一境况至另一境况的改变。换言之，过渡计划需要个体化，以满足服务对象的目标、需求和环境考虑。

以下案例说明了过渡服务的重要性。

75 岁的已婚男子 G 先生因全髋关节置换术而住院。回家后，他的配偶愿意做饭、打扫卫生、照顾他，所以他几乎不需要外界的帮助。住在附近的孩子们也会帮助他。G 先生的过渡服务计划包括训练他在房子周围安全地走动、上厕所，以及进行基本的自我照护。

75 岁的单身男性 W 先生也因全髋关节置换术而住院，但他是独自居住，而且家人没有住在附近，因此 W 先生需要一个个体化的过渡计划。他的过渡计划包括居家健康护士每天访问、送餐服务及作业治疗师的居家评估。作业治疗师将提高其在家中的移动、简单的餐饮准备及居家安全的能力。

这两个案例展示了过渡服务的差异，一些服务对象在回家之前可能需要转到较低层级的照护（如专业照护机构）。周密的计划是服务对象过渡到家里的关键。

服务停止

治疗干预过程的最后步骤是停止针对服务对象的作业治疗，当服务对象达到治疗干预计划制订的目标、已实现作业治疗服务的最大益处或不希望继续服务时，则停止作业治疗服务。**出院计划**（discharge plan）的制订和实施是为了帮助服务对象在出院后获得可能需要的资源与支持。出院计划包括继续服务建议（必要时包括作业治疗）、设备建议和后续建议。此外，该计划可能包括培训家人和照顾者。

作业治疗师需要写一份转介小结，内容包括服务对象的功能水平、作业治疗干预过程中的改变、出院计划及推荐的设备和服务，以及随访需求。作业治疗师根据作业治疗助理提供的资料准备并实施出院计划。

成果评估过程

作业治疗师根据评估结果确定目标是否已经实现，并就未来的治疗干预做出决定。评估结果为服务对象和作业治疗师提供了客观的反馈，因此选择有效、可靠并对变化适当敏感的评估方法非常重要。作业治疗师对及早选择并使用可能预测未来结果的评估方法很感兴趣，因为作业治疗的普遍结果是从事作业活动以支持参与，所以应选择能评估此结果的方法。作业治疗师还对评估服务对象的作业表现、满意度、适应能力、生活质量、角色能力、疾病预防能力及健康状态等感兴趣。

总　结

作业治疗是一个动态、持续、互动的过程。一般来说，这一过程包括转介、筛查、评估、制订治疗干预计划、实施治疗干预计划、过渡服务和服务停止。每个阶段都需要作业治疗师仔细观察与倾听服务对象的需求。

学习活动　Learning Activities

1.为学生提供一个个案研究，将学生（或团队）随机分配到 5 种治疗方法中的一种（如创造、建立、保持、改善或预防），请学生提供如何将治疗方法应用于服务对象的例子，在课堂上比较每种治疗方法的优点。

2.与一位同学面谈几分钟，以确定他参与的作业活动，写一页的面谈总结。提交一份一页的关于面谈过程的反思，讨论你本可以做得更好和已做得很好的地方。向你的搭档寻求反馈。

3.通过让学生们观看一位同学进行一个简单的活动（如泡一杯热可可）时写下他们所看到的一切，来帮助他们提高观察能力。写完后请他们使用《作业治疗实践架构》作为检查活动的指南，并讨论结果。

4.回顾一篇期刊文章来检验特定治疗干预方法的有效性，总结研究人员使用的治疗干预方法及研究结果。关于作业治疗干预你学到了什么？

5.采访一位作业治疗师，研究其感兴趣的特定案例，找出治疗干预方法和治疗干预发生时的情境，把这些介绍给你的同学。

复习题　Review Questions

1.作业治疗实践中使用的 5 种常规方法是什么？

2.成功面谈的技巧有哪些？

3.作业治疗过程的步骤有哪些？

4.对比作业治疗师和作业治疗助理在作业治疗过程中的角色。

5.作业剖面包括哪些类型的信息？

6.转介小结包括哪些内容？

7.制定治疗干预计划的步骤是什么？

董戌 译　马丽虹 审校

参考文献

1. American Occupational Therapy Association. Standards of practice for occupational therapy. *Am J Occup Ther.* 2015;69(suppl 3). Retrieved from, http://dx.doi.org/10.5014/ajot.2015.696506.

2. American Occupational Therapy Association. Occupational therapy practice framework: domain and process (3rd ed.). *Am J Occup Ther.* 2014;68(suppl 1):S1–S48.

3. American Occupational Therapy Association. Scope of practice. *Am J Occup Ther.* 2014;68(3):S34–S40.

4. Asher IE. *Occupational Therapy Assessment Tools: An Annotated Index.* 3rd ed. Bethesda, MD: American Occupational Therapy Association Press; 2007.

5. Ayres J. *Sensory Integration and Praxis Tests (SIPT).* Los Angeles, CA: Western Psychological Services; 1998.

6. Jebsen RH, Taylor N, Trieschmann RB, et al. An objective and standardized test of hand function. *Arch Phys Med Rehabil.* 1969;50(6):311–369.

7. Matsutsuyu J. The interest checklist. *Am J Occup Ther.* 1969;23:323–328.

第 15 章
实践模式与参考架构

目的　OBJECTIVES

阅读本章后，读者将能够：

· 定义理论、实践模式与参考架构。

· 讨论使用实践模式与参考架构的重要性。

· 了解研究如何支持实践。

· 确定参考架构的组成部分。

· 总结选定的作业治疗实践模式。

· 确定指导选定参考架构的原则。

关键词 KEY TERMS

生物力学参考架构

大脑可塑性

加拿大作业表现模式

认知障碍参考架构

概念

循证实践

参考架构

河川模式

人类作业活动模式

实践模式

作业活动的适应

人—环境—作业—表现模式

原则

理论

一次偶然的机会，我首次进入作业治疗职业。高中毕业后，我试图弄清楚自己以后想要做什么。为了找出生命中想做的事，我对学习心理学很感兴趣。然而，在我长大的国家——非洲的肯尼亚，当时任何高等教育机构都没有开设心理学专业。我姐姐刚刚在肯尼亚医学职业学院完成学业，并获得了放射学的文凭。她告诉我，在大学里有一门课程为作业治疗，她对该课程了解不多，但看到作业治疗师在编织篮子，看起来很有趣。不过，她也知道他们学了很多心理学知识。所以，我申请并加入了该课程的学习。

自1985年毕业以来，我在此专业的进步也是偶然的。有一段时间，我完全脱离此专业去进修，并且有一段时间从事心理咨询工作。然而，我意识到与服务对象一起"做"有意义的事情（有意义的作业活动）远比谈论问题更具治疗性。因此，我又回到了这个行业，希望自己在了解的基础上变得更有智慧、更确定。我的经历使我相信，提升作业治疗师的能力并确保其在未来发展得更好，需要他们非常清楚自己的初心（在我看来是心理健康）并坚持最初的原则，即使是在进行有益的创新也是如此。这就是为什么我最喜欢的消遣之一是和学生（未来的作业治疗师）讨论作业治疗理论及其起源，并推测它未来的发展。

摩西 N. 伊库古

（Moses N. Ikiugu）

PHD，OTR/L

南达科他州大学作业治疗部

教授兼研究部主任

南达科他州，维米尔市

作业治疗师帮助服务对象参与作业活动。他们服务于各个年龄段、来自不同文化背景及处于不同健康状况和环境条件的服务对象。治疗师基于对潜在条件和证据的了解以支持治疗干预技术。

实践模式有助于组织思维，而**参考架构**（frame of reference，FOR）是指导治疗干预的工具。参考架构告诉我们应该做什么，以及如何评估与治疗服务对象。此外，参考架构有研究支持、指导评估与治疗干预的原则。因此，使用参考架构来指导实践对循证实践是至关重要的。**循证实践**（evidence-based practice）是指根据尽可能最佳的研究选择治疗干预措施。本章概述了如何选定作业治疗实践模式和参考架构，并描述了它们如何应用于实践。

了解理论

理论（theory）是一套有助于解释事物的观点，研究则用来支持或驳斥理论。作业治疗借鉴了心理学、医学、护理学和社会工作学等学科的理论。理论是对一系列事实之间的关系的分析，有两大主要的结构性要素：概念与原则。

概念（concept）代表个人心里对某事的想法，包括从简单具体的到复杂抽象的想法，并通过符号和语言来表达。例如，一个孩子知道衣服可以分为外套、裤子、连衣裙和衬衫等。

原则（principles）解释了两个或多个概念之间的关系。例如，一旦学习了颜色的概念，如蓝色和黄色，孩子就会学到将这两种颜色混合在一起会产生绿色的原理。

理论被定义为"一组相互关联的假设、概念和定义，通过说明变量之间的关系来呈现对现象的系统观点，其目的是解释和预测现象"。理论的范围和复杂性处于一个连续关系中。理论的范围可能很广泛，试图涵盖一门学科的许多方面；也可能相对较窄，只涉及某领域的一小部分。图 15-1 说明了这些概念是如何结合在一起的。

为什么在作业治疗实践中了解与使用理论很重要？

学生常常不喜欢理论，他们更喜欢"去做些什么"，而不是讨论"为什么要做"。不将理论应用到实践中，如同没带路线图就去旅行，旅行将会是杂乱无章、缺乏条理的。旅行者最终可能会找到一个到达目的地的路线，但可能不知道自己是如何从 A 点到达 B 点的。因此，将很难给他人指明方向，也很难在未来重复此旅行。理论是临床制订与实施有效治疗干预措施所必需的要素，因此作业治疗师比较重视理论。同时，理论也为实践提供了基础。

帕勒姆（Parham）说："理论是解决问题的关键因素，是一种可以使治疗师命名与架构的工具。识别问题（命名），并计划改变现状的方法（架构）需要语言与逻辑思维。理论给我们提供词汇或概念来命名观察到的东西，并阐明概念之间的逻辑关系。"理论有助于作业治疗师构建与组织治疗干预。

理论还可以用来（1）证实和指导实践，（2）保证给付的合理性，（3）澄清专业化问题，（4）促进专业的成长和成员的专业性，（5）培养有能力的治疗师。

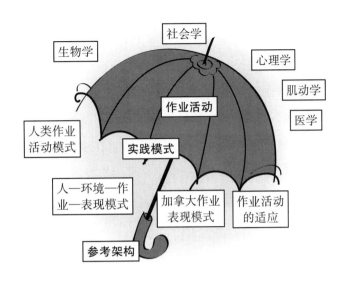

图 15-1　作业活动之伞：理论、作业活动、实践模式和参考架构之间关系的概念图。（引自 MacRae N；O'Brien J：OT 301 Foundations of occupational therapy，unpublished lecture notes，2001，University of New England.）

作业治疗实践的特有理论起源于以科学为基础的学科，如生物学、化学、物理学、心理学和作业科学。作业治疗师可以在治疗干预过程中使用多个理论，并结合部分理论。为达此目的，治疗师必须了解这些理论，以确保理论核心内容的一致性。作业治疗使用的理论主要由莫西（Mosey）、基尔霍夫纳（Kielhofner）、艾尔斯（Ayres）、赖利（Reilly）、略伦斯（Llorens）和菲德勒（Fidler）等人提出并构建。描述各种理论的使用超出了本文的范围。理论通过实践模式和参考架构与实践相联系。

实践模式

"实践模式""概念模式""参考架构"等术语可以互换使用。在本文中，我们将实践模式与参考架构进行了区分，不过这只是组织内容的一种方式。

实践模式（model practice）以专业的哲学观为基础，并构建了实践的概念。确切地说，作业治疗实践模式有助于作业治疗师围绕作业活动来组织思维，这是作业治疗的统一核心特征。实践模式为作业治疗师提供了描述实践的术语、专业的总体观、评估工具和治疗干预指南。

　　通过阅读和批判性地分析当前的文献，使用实践模式指导实践的治疗师可以对知识体系有更深入的理解，从而能够更好地理解实践与治疗干预对服务对象的益处。使用实践模式可以确保对服务对象进行系统评估，这是循证实践的重要一步。

　　人类作业活动模式（Model of Human Occupation，MOHO）是作业治疗中研究最充分的实践模式。基尔霍夫纳（Kielhofner）及其同事发表了大量关于该模式各个方面的文章，因此该模式有很好的证据来支持它在实践中的使用。人类作业活动模式从意志力、习惯、表现能力和环境四个维度来看待作业表现。意志力（Volition）是指人的动力、兴趣、价值观和对做事技巧的信念。习惯（Habituation）是指有关行为的日常模式、个人角色（角色赋予的规则与期望）以及个人的日常生活。表现能力（Performance capacity）是指对环境做出回应所需的运动、认知和情感层面的能力。环境（Environment）是指人所处的物理、社会与社群环境。每个系统分为若干部分，其中包括许多经过充分研究的工具，以便将实践术语付诸实施。使用旨在将模式的概念付诸实施的评估工具，可以帮助作业治疗师更充分地理解实践中的概念。

　　加拿大作业表现模式（Canadian Model of Occupational Performance，CMOP）也有大量研究来支持该模式的构建它的核心是灵性（spirituality），广义上是指激励或鼓舞一个人的任何事情。人、环境（包括机构）和作业活动是该模式的其他部分。该模式强调以服务对象为中心的照护，即了解服务对象对治疗干预措施与成果的期望。了解服务对象是该模式的核心所在。加拿大作业表现评估是一个基于该模式的半结构化会谈，为作业治疗师提供了组织思维的工具。

　　人—环境—作业—表现模式（Person-Environment-Occupation-Performance，PEOP）由克里斯蒂安森（Christiansen）和鲍姆（Baum）提出，该模式提供了每个术语的定义，并描述了人的互动性。人包括个体的生理、社会与心理层面；环境包括物质支持、社会支持及影响个体表现的相关因素；作业活动是指人们每天做的有意义的事情；表现是指作业活动中的行为。

　　作业活动的适应（occupational adaptation）由施卡德（Schkade）与舒尔茨（Schultz）提出，建议作业治疗师审视自己如何通过改变人、环境或任务因素，促进服务对象参与作业活动。在该模式中，作业活动被视为个体实现适应的主要方式。个体适应被视为一种存在状态与过程，可以在特定时间、特定时期或一生中进行评估。该模式侧重于人、作业环境与互动，如有必要，它也支持使用代偿技术。

　　这些模式为评估服务对象和设计以作业活动为本的治疗干预措施提供了架构。作业治疗实践中还存在其他的实践模式。

个案应用

以下个案研究概述了不同实践模式的使用。

　　雷文是一名 55 岁的女性，因脑动脉瘤住院，她的语言、右侧肢体运动和认知能力受到了影响。雷文无法长时间站立，在坐姿活动中需要频繁休息，同时她也有记忆障碍、注意力不集中的问题。

　　作业治疗师在雷文进入康复科的第一天就与她见面了，以下内容对作业治疗师从每个实践模式中收集到的有关雷文的信息进行了比较。

人类作业活动模式

意志力：雷文喜欢家庭活动，唱歌和烹饪。她和家人住得很近，每天都能看到她的母亲、三个孩子和许多其他家庭成员。此外，全家人在周日一起去教堂做礼拜，然后在她家聚餐，她在教堂唱诗班中也很活跃。

习惯：雷文在当地一家杂货店担任副经理，每周工作 5 天，每天从早上 8 点工作到下午 5 点。她会定期参加孙辈的学校活动，并帮助女儿照看孩子和接送孩子，周三晚上和周日去教堂做礼拜。

表现能力：她在患动脉瘤之前，可以轻松地完成所有工作。目前，她无法使用右侧肢体，说话含糊不清，难以与他人交谈，且很容易感到困惑。在活动时雷文无法持续超过 20 分钟，否则会表现出明显的疲劳迹象。

环境：雷文和丈夫住在市区的一栋小公寓中，他们已经结婚 35 年了。他们住在三楼，楼内有电梯但雷文不敢使用。她的家人就住在附近，并且经常来看望她，她在家里举办了许多次家庭聚会。

加拿大作业表现模式

灵性：雷文周三晚上和周日去教堂做礼拜，她在教堂里很活跃，很享受教会家庭的友情。雷文在唱诗班唱歌，并将自己定义为一名虔诚的基督教徒。

人：雷文是一位 55 岁的已婚女性，因罹患动脉瘤入住医院的康复科，她无法使用右侧肢体，说话含糊不清，记忆力差，专注力不佳。

环境：雷文在一家杂货店工作，因此她需要遵循公司的政策与程序。她有医疗保险，同时她还遵循教会的政策制度。

作业活动：雷文喜欢和家人在一起，她在教堂里很活跃，也是唱诗班的成员。雷文在当地一家杂货店工作，如有可能，她也会参加孙辈的学校活动。

人—环境—作业—表现模式

人：雷文和她丈夫同住，他们已经结婚 35 年了，她有很多定期见面的家庭成员。雷文喜欢家庭活动、唱歌和烹饪。

环境：雷文住在市区的一栋小公寓中，她住在三楼，她的家人就住在附近。

作业活动：她在当地一家杂货店工作，每周工作 5 天，从早上 8 点到下午 5 点。雷文经常去教堂，也经常去看望她的家人，参加孙辈的活动。

表现：雷文说话含糊不清，使用右侧肢体也有困难，很容易疲劳。

作业活动的适应

作业活动：雷文在一家杂货店担任副经理，她照顾家人并参与教会活动，喜欢与人交往。目前，因右侧肢体无力、说话含糊不清且易疲劳，她无法参与这些作业活动。

适应：作业治疗师通过让雷文坐在椅子上与家人短暂会面来满足社交活动的需求。作业治疗师为雷文提供了一些简单的活动，让她可以在孙辈来访时参与其中，这样可以在帮助雷文获得功能的同时维持她的养育活动。

结论

以上个案研究说明了实践模式之间的细微差异，虽然每个实践模式收集到的信息相似，但侧重点不同。每个实践模式都提供了如何分析人类作业活动的独特见解，因此治疗师应该仔细探究每个术语的复杂性、定义与解释。此外，鼓励治疗师深入理解现有的评估工具和措施，因为它们较为具体地定义了各种模式的概念。例如，在人类作业活动模式（MOHO）下设计的意志力问卷（Volitional Questionnaire）调查了个人的兴趣、价值观和因果关系，了解此评估工具有助于治疗师更全面地理解意志力的概念，以便更好地为服务对象提供服务。

参考架构

威廉森（Williamson）说："参考架构是从专业知识体系中产生的，并处理该专业关注领域的特定方面。"参考架构描述了服务对象的变化过程，以及让服务对象从功能障碍逐渐变为功能独立的原则。根据治疗干预的重点，治疗师可以一次使用数个参考架构，或在一段时间内依次使用。

参考架构将理论与原则应用于实践之中，因此进行循证实践最有效、最实用的方法之一就是检验参考架构，它将理论与原则应用于实践中。参考架构为治疗师提供了如何治疗特定服务对象的细节，其要素包括社群、关于改变的理论、功能与失能、治疗干预原则、作业治疗师的角色及评估工具。框 15-1 中列出了参考架构的各部分，以下段落进行了详细说明。表 15-1 概述了 7 种参考架构。

社群

通过参考架构可以确定能够从治疗干预中获益的诊断类型或社群，参考架构也描述了年龄、疾病类型与治疗干预处理的失能类型。例如，体力和耐力下降的服务对象通常使用生物力学参考架构。相关研究支持通过重复运动来增强肌力。生物力学参考架构的相关研究已表明，提供重复的运动、增加重量与提供渐进式阻力都是增强肌力的技术，因此使用生物力学参考架构的治疗师不必再对如何增强肌力进行研究。见图 15-1。

框 15-1　参考架构的要素

- 社群
- 功能—失能的连续关系
- 关于改变的理论
- 原则
- 作业治疗师的角色
- 评估工具

表 15-1　参考架构

人类作业活动模式：一种动态的参考架构和实践模式，描述了人的意志力、习惯、表现能力和环境之间的相互作用，以制订以作业活动为本的治疗干预措施。了解这些组成部分之间的关系有助于作业治疗师进行治疗干预，并促进服务对象参与有意义的作业活动。

原则：

a. 作业行为、思想和情感产生于意志力、习惯、表现能力和环境的动态相互作用中。

b. 意志力、习惯、表现能力和环境的任何方面的改变都会导致思想、感觉和行动的改变。

c. 意志力、习惯和表现能力是通过一个人的行为和他对"做"的想法和感受来保持和改变的。

d. 只要潜在的想法、感觉和行动在支持的环境中不断重复，特定的意志力、习惯和表现能力便会保持不变。

e. 改变需要新的想法、感觉和行动出现，并在支持性环境中充分重复，以结合成一种新的有序的模式。（Kielhofner, 2008）

发育参考架构：确定儿童运动（粗大、精细、口头）、社交、情感和认知技能水平以促进参与，并制订针对性治疗干预措施以促进服务对象进步。

原则：

a. 发育是随着时间与空间的变化而发生的。

b. 特定技能的发育顺序会因疾病、创伤或出生情况而受损。

c. 发育差距会受到身体、社会、情感或创伤事件的影响。

d. 作业治疗可以缩小发育差距。

e. 服务对象重复练习并掌握这些技能，可以促进大脑可塑性与学习。

f. 发育参考架构以发育顺序和略高于服务对象的功能水平促进技能的学习。（Llorens, 1976）

续

生物力学参考架构：基于运动学的概念，该参考架构对关节活动度（range of motion，ROM）、肌力（strength）与耐力（endurance）进行评估和治疗干预，侧重于影响服务对象参与作业活动能力的身体限制。

原则：

a. 通过被动和主动方式改善关节活动度可以增强活动和运动所需的功能性移动能力。

  • 关节活动度影响运动，在一定运动范围内，向某个方向移动的能力依赖骨骼结构和周围组织的完整性。（Trombly & Radomski，2002）

  • 预防与减少挛缩、畸形可以增强运动功能。

b. 增加力量可以促进成功参与活动的稳定性和平衡性。

  • 肌肉力量是指肌肉产生对抗阻力的姿势和运动所需张力的能力。

c. 一个人在某段时间内为一项活动或锻炼产生所需的强度或速度需要能量。

  • 耐力是指肌肉持续工作的能力。

感觉统合（Sensory Integration，SI）：感觉输入的组织产生适应性反应的理论和治疗干预方法。处理来自环境的感觉信息的方法包括识别、整合和调节，目的是产生有意义的适应性反应。（Ayres，1979）

原则：

a. 感觉输入可以系统地引发适应性反应。

b. 在做出适应性反应之前，有意义的感觉输入需要记录。

c. 适应性反应有助于感觉统合的发育。

d. 较好的适应性反应可以增强服务对象的一般行为组织。

e. 较为成熟复杂的行为模式来自简单行为的整合。

f. 服务对象的活动越内向化，这些活动改善神经组织的潜力就越大。

运动控制 / 运动学习：运动控制研究的是一个人如何指导和调节运动，而运动学习描述的是服务对象如何学习运动。这种方法基于动态系统理论，许多因素都会影响运动，在治疗干预时必须加以考虑。

原则：

a. 系统间的相互作用是运动自适应控制的关键。

b. 动作表现是适应性和灵活性相互作用的结果。

c. 当运动模式缺乏足够的适应性来适应任务要求和环境限制时，就会发生失能。

d. 任务特征会影响运动需求，所以治疗师需要修改和调整任务需求和负担，以帮助服务对象取得成功。

e. 当服务对象在自然环境中重复有意义的、完整的（作业活动）任务时，他们会发展出更好的神经通路。

f. 运动学习发生在个体的重复运动任务中，这些任务具有激励性与意义性，可以帮助解决问题。

神经发育疗法（Neurodevelopmental Treatment，NDT）：由卡雷尔（Karel）和伯塔·博巴斯（Berta Bobath）研发的技术，用于帮助因神经病变而导致功能障碍的儿童，主要是脑瘫儿童。神经发育疗法的目的是帮助儿童更有效地运用动作技能，以便他们可以掌握生活技能。治疗师需要先了解典型动作。治疗师使用**处理技巧**和**关键控制点**来促进**正常的**姿势，让孩子"体验"典型的**运动模式**。（Bobath，1975；Coker-Bolt，2016：350–352；Schoen & Anderson，2009）

原则：

a. 神经发育疗法的治疗干预目标是通过增加对躯干和受累肢体的积极使用来改善日常活动中的整体功能。

b. 治疗干预具有个性化，关注功能结果。

  • 在功能性运动之前与过程中，作业治疗师会尝试促使肌张力正常化。

续

- 作业治疗师分析影响运动和功能的肌肉、骨骼限制。
- 作业治疗师促进对儿童有意义的正常动作的产生。
- 治疗干预强调运动的质量（如准确、快捷、适应和灵活）和重复性。

c. 经验是孩子成长的原动力，新的活动建立在先前的感觉、运动经验的基础上。

d. 通过使用关键控制点来实现姿势控制和运动目标。近端控制点（如髋部、躯干、骨盆）可以为儿童提供更多支持，而远端控制点（如头、手、脚）则要求儿童进行更多的运动。

e. 作业治疗师通过让儿童参与"典型"的运动模式和重复使用新的运动模式，以产生新的神经通路。

f. 在制订治疗干预目标和活动时，要考虑儿童的动力和积极解决问题的能力。

河川模式：河川模式（kawa model）试图解释作业治疗的总体目的、解释服务对象情境的策略，并阐明在服务对象特定的社会和文化背景下作业治疗的理论基础和应用。（Tech & Iwama，2016）

原则：

- Kawa（日语"河川"的意思）模式将河流的隐喻或图像作为生命的象征。
- 以服务对象为中心的方法允许服务对象思考与理解作业治疗过程，确认作业活动限制，并与治疗师一起制订策略。
- 如同河流，其源头代表生命的开始，在河口与大海交汇代表终点，该模式考虑了服务对象过去、现在和未来的作业需求。
- 河流的隐喻成为沟通和理解服务对象日常生活体验，以及作业治疗如何以积极的方式提供帮助的载体。（Iwama，2016）
- 服务对象使用图片或文字来陈述他们的生活环境：
  （i）生命流动和整体作业活动（河流）
  （ii）环境/情境，社会环境和物理环境（河岸）
  （iii）阻碍生命流动并导致失能/残疾的情况（岩石）
  （iv）个人资源，可以是资产或负债（浮木）

河川模式的包容性体现在将作业治疗的服务对象看作一个整体，可以用于个人、家庭、团体与组织。

参考文献

Ayres，JA（1979）. *Sensory integration for the child*. Los Angeles，CA：Western Psychological Services.

Bobath，B（1975）. Sensorimotor development，*NDT Newsletter*，7，1.

Coker-Bolt，P（2016）. Positioning and handling：A neurodevelopmental approach. In J. Solomon & J. O'Brien（Eds.），*Pediatric skills for occupational therapy assistants*（pp. 335–352）. St. Louis：Elsevier.

Kielhofner，G（2008）. *A Model of Human Occupation：Theory and application*（4th ed.）. Baltimore，MD：Lippincott Williams & Wilkins.

Llorens，LA（1976）. *Application of a developmental theory for health and rehabilitation*. Rockville，MD：American Occupational Therapy Association.

Schoen，S，& Anderson，J（2009）. Neurodevelopmental treatment frame of reference. In P. Kramer & J. Hinojosa（Eds.），*Frames of reference for pediatric occupational therapy*（3rd ed.，pp. 99–186）. Baltimore，MD：Lippincott Williams & Wilkins.

Shumway-Cook，A，& Woollacott，M（2007）. *Motor control：Theory and practical applications*（3rd. ed.）. Philadelphia：Lippincott，Williams & Wilkins.

Tech，JY，& Iwama，M（2016）. *The Kawa Model Made Easy Manual– updated 2015*. http：//www.kawamodel.com/v1/index.php/2016/08/06/the-kawa-model-made-easy-download/

Thelen，E（1995）. *Motor development：A new synthesis*. American Psychologist（50）2，79-95.

Trombly，CS，& Radomski，MV（2002）. *Occupational therapy for physical dysfunction*（5th ed.）. Philadelphia，PA：Lippincott Williams & Wilkins.

功能—失能连续关系

参考架构依据现有的研究定义了功能—失能连续关系的特征和行为，治疗师在评估过程中评估这些行为，评估结果因依据参考架构的不同而有所不同。例如，根据生物力学参考架构，功能评估包括完成作业活动所需的力量、耐力与关节活动度，失能评估则包括力量、关节活动度与耐力的受限程度。

相反，依据行为参考架构，功能是指没有异常行为，失能则是指存在干扰功能的行为。根据行为参考架构，异常行为可能是社会无法接受的行为或任何其他团体定义的干扰功能的行为，见图 15-2。有研究提供了确定"典型"功能的指导方针。作业治疗师使用现有的研究来确定是否有必要提供作业治疗服务。

有关改变的理论

参考架构描述了关于改变的理论与假设。例如，许多神经学理论［如神经发育理论（NDT）、感觉统合（SI）、运动控制］都基于大脑可塑性。**大脑可塑性**（brain plasticity）指大脑能够改变的现象，即个人可以通过活动增进神经突触、改善树突生长或增加通路。因此，治疗干预的目的是通过重复活动来改善神经元的放电并改善大脑功能。根据参考架构理解关于改变的理论对提供循证治疗干预非常重要，见图 15-3。

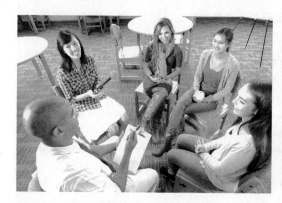

图 15-2　服务对象在作业治疗小组中工作，以培养社交行为。© Getty Images/Creative RF/asiseeit。

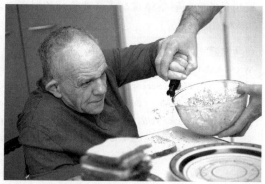

图 15-3　服务对象参与准备午餐，以促进运动控制、运动学习及神经元的变化。© Getty Images/Creative RF/GaryRadler。

原则

参考架构提供了指导评估和治疗干预的基本原则，这些原则与理论基础相关，并描述了如何促进个体从失能状态进步到功能状态。了解参考架构的原则可以让作业治疗师使用临床思维来确定参考架构是否有益于服务对象（尽管最初可能不是为该群体设计的）。这些原则建立在理论和研究的基础之上。作业治疗师需要评估证据和理由，以决定参考架构是否支持其主张。参考架构应该清楚地描述它们的技术的原则，例如，强化的原理是通过重复的肌肉收缩募集更多的纤维，增强肌力，见图 15-4。从业人员从了解增强肌力的原理是募集更多的肌肉纤维中受益。

治疗师的角色

参考架构的原则和理论是作业治疗师角色的基础，为他们如何与服务对象和环境互动提供了指导。这是基于这样一种预期的研究证据，即如果作业治疗师使用某种技术，服务对象的功能将得到改善。随后，作业治疗师则可确认使用参考架构对他人是有效的，但仍需谨慎地分析来确定该项技术是否有充分的基础或支持。循证实践建议作业治疗师审视研究的严谨性，包括研究方法、理论基础、结果与设计，见图 15-5。检验参考架构的研究有助于作业治疗师充分理解其复杂性与自己的角色。

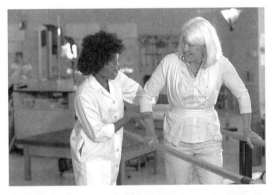

图 15-4　服务对象进行重复运动以增强肌力完成日常生活活动。© Getty Images/Creative RF/kali9。

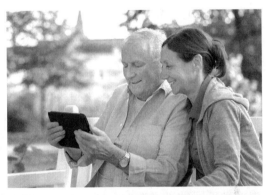

图 15-5　当服务对象发现有兴趣的休闲活动时，作业治疗师会给予鼓励。© Getty Images/Creative RF/FredFroese。

重要的是，参考架构描述了作业治疗师如何与服务对象互动。例如，使用行为参考架构奖励正向行为，弱化消极行为。行为参考架构使作业治疗师深入了解可以提供给服务对象的线索类型。神经发育参考架构要求作业治疗师在整个动作过程中触摸服务对象，并促进正常的运动模式。因此，对参考架构的了解与研究为实践提供了丰富的信息。

评估工具

参考架构还为作业治疗师提供了各种工具来实施这些原则。例如，艾伦（Allen）认知水平（Allen Cognitive Level，ACL）是为了确定服务对象的认知功能水平而设计的，并与认知障碍参考架构一起使用。

感觉统合和实践测试、感觉处理评估、成人感觉剖面与临床观察皆以感觉统合原则为基础，旨在帮助作业治疗师确定服务对象如何从参考架构中获益。作业自我评估（Occupational Self-Assessment）、意志力问卷（Volitional Questionnaire）与人类作业筛查测试（Model of Human Occupation Screening Test）是一些常用的评估方法，这些评估旨在将与MOHO理论和实践相关的概念付诸实施。

许多与特定参考架构原则相关的工具已被研发出来，用以评估服务对象的功能。

为什么使用参考架构？

以理论和研究为基础的参考架构为作业治疗师提供了支持治疗干预的证据。作业治疗师可以使用参考架构的原则制订治疗干预措施，并建立他们的治疗思维。治疗师在考虑特定服务对象的结果时，可以使用先前的评估方法。当治疗师使用这些原则和策略时，可以确定服务对象的反应，并对治疗干预进展情况做出判断。如果服务对象没有取得预期的进展，治疗师可以重新审视参考架构的理论和原则，重新选择参考架构，或基于当前的参考架构改变策略；也可以回顾当前与参考架构相关的研究，查看是否有任何关于治疗干预策略或方法的新进展。使用参考架构可以使治疗师从他人的研究中受益，并理解某些治疗干预措施对特定服务对象更成功的原因。

两种参考架构的应用

在作业治疗中可以找到数种参考架构。为了说明其目的，使用前面描述的要素来呈现两种不同的参考架构。第一个是生物力学参考架构，此参考架构来源于动力学和运动学（研究力和运动对物体的影响的科学）理论。

在功能—失能连续关系中，**生物力学参考架构**（biomechanical FOR）用于周围神经、肌肉、骨骼、全身（如皮肤）或心肺系统有问题的人，但这些人的中枢神经系统是完整的，这些问题可能导致姿势与动作异常、关节活动度与肌力受损以及耐力下降。可能受益于生物力学参考架构的失能情况包括类风湿关节炎和骨关节炎、骨折、烧伤、手外伤、截肢和脊髓损伤等。

作业治疗师可以使用各种工具评估服务对象的关节活动度、肌力和耐力。已证实通过运动、活动与物理因子疗法可以改善服务对象的关节活动度、肌力和耐力。

另一个用来说明目的的参考架构为克劳迪娅·艾伦（Claudia Allen）提出的**认知障碍参考架构**（cognitive disability FOR）。该参考架构的前提是心理健康失能者的认知障碍是由与大脑生物功能相关的神经生物学缺陷引起的，其理论基础来自神经科学、认知心理学、信息处理和生物精神病学的研究。

在功能—失能连续关系中，当个体能够处理信息以执行环境要求的日常任务时，视为功能存在；当个人处理信息的能力受限，无法执行日常任务时，就会出现失能。Allen 定义了 6 个认知水平，这些水平以层级为组织构成一个连续关系。级别 1 代表在信息处理方面严重失能，级别 6 代表获取和处理信息的能力正常。每个认知水平都代表功能—失能的信息处理行为。治疗师用来评估个人功能水平的两个特定工具是 Allen 认知水平测试（ACL Test）和常规任务清单测试（Routine Task Inventory Test）。认知障碍参考架构提出改变的发生是由于（1）服务对象的能力和（2）环境。服务对象能力的改变可能会受到临床干预、精神药物和作业治疗干预的影响。作业治疗干预通过教服务对象完成日常作息（认知水平的级别 4 和 5）来影响其能力，还可以通过修改任务流程、辅助程度、方向和场所来改变环境。环境的改变可能会使服务对象在执行活动时获得更多的成功体验。

使用多个参考架构

虽然在作业治疗中围绕一种实践模式组织思维具有意义，但针对不同服务对象有多个参考架构。作业治疗师可能会使用多个参考架构，这具体取决于环境与服务对象。作业治疗师在决定参考架构是否对服务对象及环境有用之前，必须依据参考架构检验使用的理论、原则与技术。如果治疗师要修改参考架构，必须注意其中的原因，并批判性地检验其理论基础和研究。以不同的方式使用参考架构可能不会产生太大的变化，但在某些情况下可能会更实用。

有时，作业治疗师可能会决定将参考架构结合使用，例如，将感觉统合和行为参考架构结合起来可能会对某些服务对象起作用。但作业治疗师须仔细观察这种结合是否有用并了解每种参考架构背后的原则，以确定结合是否合适。

有些参考架构不适合结合使用，若结合使用可能会导致在实现目标方面进展缓慢。

评估参考架构

作业治疗师负责评估服务对象实现其目标的进展情况，如果进展缓慢或没有进展，作业治疗师需重新审视目标与参考架构，仔细检查参考架构提供的技术可能会发现帮助服务对象实现目标的其他技术。此外，参考架构可以为治疗师提高洞察力。作业治疗师可能会改变与服务对象合作的方式或改进某些技术，或咨询更有经验的治疗师。

作业治疗师探索参考架构的原理可以了解缺乏进展的原因。还有什么事情没有发生吗？治疗师可以重新检索文献，以确定他人有没有发现这种参考架构对特定群体有效。如果有，他人使用了哪些技术？这项服务与自己目前所做的有何不同？治疗师可能需要更多时间或需要更大的强度对待服务对象。

当参考架构不起作用时，作业治疗师可以决定更换参考架构。考虑到原则、目标、作业治疗师的角色与服务对象的动力，改变参考架构可能会为推动进步提供正确的动力。

个案应用

乔治是一名 34 岁的男子，因车祸造成头部外伤。他目前走路步态较宽，身体向右倾斜，左腿无法用力，表现出动作不协调的运动模式。乔治嘴唇闭合不佳（右脸下垂），且咀嚼食物困难，右手抓握能力差，有长期和短期记忆损伤。他常常在治疗时流泪，因为无法理解别人的提示。

以下例子展示了作业治疗师如何用不同的参考架构看待此个案。

行为参考架构：培养乔治在没有不当表现的情况下完成活动和参与社交谈话的能力。当注意到正向行为时，治疗师提供积极的强化。

生物力学参考架构：通过重复运动提高乔治的肌力和耐力。作业治疗师为乔治提供了难度渐增的活动，训练的重点是肌力、耐力和关节活动度。

认知行为参考架构：帮助乔治确定自己的目标和行为，希望通过自我反省做出改变。作业治疗师让乔治完成一项活动，并讨论之后如何进行以及他们下一次如何改善他的行为。此参考架构背后的理论是，当服务对象能够从认知上接受时，他们会做出更大的改变。

发育参考架构：确定乔治在运动、社交与认知方面可以参加的最高级别的活动，从这个起点促进功能的改善。活动分级使服务对象可以完成稍具挑战性的任务，活动评分使其能够实现这些目标，但受到了轻微的挑战。在服务对象无法胜任的领域帮助其"缩小差距"。

人类作业活动模式：探索乔治先前的兴趣、动力、日常生活、习惯和作业活动，并确定他回家想要做什么，考虑环境是如何支持或阻碍他实现目标的。通过代偿、适应与调整任务，帮他发展运动技能，使其回到先前的作业活动，努力培养自我效能感。

运动控制参考架构：通过在自然环境中的活动来训练乔治受损的运动技能，允许他犯错并从中吸取教训，运动控制参考架构建议作业治疗师在必要时提供语言和身体提示。练习时间不宜太长，且要经常休息。

神经发育参考架构：通过抑制不正常的肌张力和促进正常的运动模式来提高乔治的运动技能，作业治疗师要求乔治完成活动，在选定的"关键控制点"（即手、肩膀和腰部）促进运动。

这个例子简要总结了使用不同参考架构时治疗干预的不同之处，作业治疗师根据治疗思维、经验、判断、当前研究，以及对服务对象作业剖面（包括作业活动发生的背景）的深入了解，整合这些信息形成作业治疗干预的基础。

总　结

实践模式有助于组织个人的思维，参考架构指导作业治疗师在实践中应该做什么，围绕作业活动概念组织个人的实践是该专业的核心。因此，选择由作业治疗师研发的实践模式提供了最好的保证，即治疗师可以像作业治疗师一样"思考"，这有助于教育大众、服务对象和消费者了解该专业的知识。

参考架构对确保治疗师使用循证实践来说很重要，通过对所选参考架构的研究进行评论，治疗师能够充分理解原则、治疗干预程序和措施。这有助于治疗师在必要时为服务对象与未进行研究的诊断调整参考架构，以便使其他服务对象受益。了解参考架构之间的细微差异，有助于治疗师更熟练地与服务对象一起工作。在当今的健康照护环境中，阐明治疗干预措施背后的原理非常重要。此外，了解参考架构有助于作业治疗师更好地为服务对象提供服务。

学习活动　Learning Activities

1. 使用选定的实践模式来分析你自己的作业表现，以报告的形式来总结你的发现。

2. 在短报告中对两种实践模式进行比较。

3. 让班里每位同学在给定的参考架构中展示至少三种治疗干预研究的结果，讨论此参考架构在选定的社群中产生的效果。

4. 要求学生给出为某社群选择特定参考架构的理由，至少使用三项研究来证明选择的合理性。

5. 确定某特定参考架构的改变理论、原则与治疗干预措施，在课堂上汇报这些发现。

6. 参观一个作业治疗部门，确定在该场所使用的实践模式与参考架构。观察一位作业治疗师在治疗过程中实施参考架构的作业治疗。

复习题　Review Questions

1. 解释理论、实践模式和参考架构。

2. 为什么使用实践模式、参考架构很重要？

3. 参考架构的要素是什么？

4. 参考架构研究是如何支持作业治疗实践的？

5. 请概述什么是作业治疗实践模式。

董戌　译　马丽虹　审校

参考文献

1. Allen CK. Activity, occupational therapy's treatment method: 1987 Eleanor Clarke Slagle lecture. *Am J Occup Ther*. 1987;41(9):563–575.

2. Allen CK. *Occupational Therapy for Psychiatric Diseases: Measurement and Management of Cognitive Disabilities*. Boston, MA: Little Brown; 1985.

3. Ayres JA. *Sensory Integration for the Child*. Los Angeles, CA: Western Psychological Services; 1979.

4. Bobath B. Sensorimotor development. *NDT Newsletter*. 1975;7:1.

5. Case-Smith J, O'Brien J. *Occupational Therapy for Children and Adolescents*. 7th ed. St. Louis, MO: Mosby; 2015.

6. Christiansen CH, Baum CM, eds. *Occupational Therapy: Performance, Participation and Well-Being*. Thorofare, NJ: Slack Inc.; 2005.

7. Crepeau EB, Cohn ES, Boyt Schell BA, eds. *Willard and Spackman's Occupational Therapy*. 10th ed. Philadelphia, PA: Lippincott Williams & Wilkins; 2003.

8. Kielhofner G. *Conceptual Foundations of Occupational Therapy*. 4th ed. Philadelphia, PA: FA Davis; 2009.

9. Kielhofner G. *A Model of Human Occupation: Theory and Application*. 4th ed. Baltimore, MD: Lippincott Williams & Wilkins; 2008.

10. Law M, Cooper B, Stewart D, et al. The Person-Environment-Occupation model: a transactive approach to occupational performance. *Can J Occup Ther*. 1996;63(1):9–23.

11. Law M, Baptiste S, Carswell A, et al. *Canadian Occupational Performance Measure*. 2nd ed. Toronto: Canadian Association of Occupational Therapists Publication; 1994.

12. Llorens LA. *Application of a Developmental Theory for Health and Rehabilitation*. Rockville, MD: American Occupational Therapy Association; 1976.

13. MacRae N, O'Brien J. *OT 301: Foundations of Occupational Therapy*. Unpublished lecture notes, University of New England; 2001.

14. Mish F, ed. *Merriam-Webster's Collegiate Dictionary*. 10th ed. Springfield, MA: Merriam-Webster; 1994.

15. O'Brien J, Solomon J. Scope of practice. In: Solomon J, O'Brien J, eds. *Pediatric Skills for Occupational Therapy Assistants*. 4th ed. St. Louis, MO: Mosby; 2016.

16. Parham D. Toward professionalism: the reflective therapist. *Am J Occup Ther*. 1987;41(9):555–561.

17. Pedretti LW, Paszuinielli S. A frame of reference for occupational therapy in physical dysfunction. In: Pedretti LW, Zoltan B, eds. *Occupational Therapy: Practice Skills for Physical Dysfunction*. 3rd ed. St. Louis, MO: Mosby; 1990:1–17.

18. Pendleton H, Schultz-Krohn W, eds. *Pedretti's Occupational Therapy: Practice Skills for Physical Dysfunction*. 6th ed. St. Louis, MO: Mosby; 2006.

19. Reed KL. Understanding theory: the first step in learning about research. *Am J Occup Ther*. 1984;

38(10): 677–682.

20. Schkade JK, Schultz S. Occupational adaptation: toward a holistic approach in contemporary practice, Part I. *Am J Occup Ther*. 1992; 46:829–837.

21. Schoen S, Anderson J. Neurodevelopmental treatment frame of reference. In: Kramer P, Hinojosa J, eds. *Frames of Reference for Pediatric Occupational Therapy*. 3rd ed. Baltimore, MD: Lippincott Williams & Wilkins; 2009:99–186.

22. Townsend E, Brintnell S, Staisey N. Developing guidelines for client-centered occupational therapy practice. *Can J Occup Ther*. 1990; 57:69–76.

23. Trombly CS, Radomski MV. *Occupational Therapy for Physical Dysfunction*. 5th ed. Philadelphia, PA: Lippincott Williams & Wilkins; 2002.

24. Walker KF, Ludwig F, eds. *Perspectives on Theory for the Practice of Occupational Therapy*. 3rd ed. Austin, TX: Pro-Ed; 2004.

25. Williamson GG. A heritage of activity: development of theory. *Am J Occup Ther*. 1982;36(11):716–722.

第 16 章
干预形式

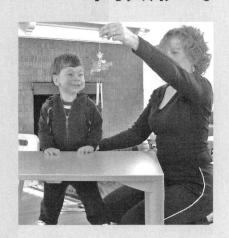

目的　OBJECTIVES

阅读本章后，读者将能够：

· 确定作业治疗实践的主要工具。

· 描述准备性活动、目的性活动、模拟性活动及以作业为本的活动
　的不同之处。

· 描述作业治疗实践中咨询和教育的运用。

· 解释活动分析的目的，并描述其在作业中的应用。

· 理解作业治疗师在使用物理因子治疗时的角色。

· 理解作业治疗师在矫形和辅助技术中的角色。

关键词 KEY TERMS

活动分析

活动整合

适应

辅助设备

分级

媒介

方法

形式

以作业为本的活动

矫形装置

物理因子治疗

准备方法

目的性活动

模拟活动或特设活动

感觉输入

治疗性运动

关于观察和分享如何令他人获益，作业治疗给我提供了独特的机会。能够去观察使得（我的）生活变得有趣，让我可以旁观、发现、经历或美好或痛苦的情境。深入观察提供了驻足和理解的机会，作业治疗师们可以进行作业活动分析和活动分析（作业治疗的主要方法）来理解作业表现方面的功能与失能，以及个人因素，但是作业表现关注人本身。观察能让作业治疗师通过作业表现了解一个人，这些作业活动是塑造服务对象的关键力量。换句话说，作业治疗师凭借"作业活动分析"和"活动分析"这两个有力的工具而成为观察者。通过观察，作业治疗师可以使用不同的临床思维方式来评估作业表现，设定目标，依据目标指导治疗干预，并批判性评估治疗效果。

人是随着作业表现变化而变化，通过做过的事情而塑造的，倘若没有能力或者动力去做事，哪怕就差一点推力（而没办法去做），生活都将没有意义。跬步般的收获对于正在做事的人来说也是重要的，就好像对其他人来说丰功伟绩般的成就一样重要。

作业治疗让我能够分享关于改善他人生活质量的作业表现知识。它为我提供了一个机会，以一种令人感到兴奋的方式挑战不同层级的作业表现不足，因为其中一些作业表现不足是我认为不可能被影响的。很多作业表现的不足让人有更成熟的可能性，它们不仅带来挫败和消极，也能带出一个人内隐的长期美和能够令人焕发光彩的未知潜力，这都有助于一个人的成熟。

因此，作业表现是一种令人更好地生活的力量。成为一名作业治疗师，能够参与到这股强大的推动力中，是一种荣幸。

古德龙·阿纳多蒂尔

（GUÐRÚN ÁRNADÓTTIR）

PhD

冰岛国立大学医院格伦斯作业治疗部

冰岛大学医学院临床副教授

冰岛，雷克雅未克

《作业治疗实践架构》（*Occupational Therapy Practice Framework*，OTPF）（第
3 版）确定了以下 4 类干预形式：（1）治疗性使用自我，（2）治疗性使用作业活动，
（3）咨询，（4）教育。本章描述了治疗性使用作业活动，咨询和教育。治疗性使用自
我将在第 17 章进行介绍。

　　治疗性使用作业活动包括使用准备性活动、目的性活动和以作业为本的活动。作业
治疗师通过使用特设活动帮助服务对象达到他们的目标。在治疗性使用这些作业活动
时，作业治疗师要考虑与服务对象目标相关的情境、活动需求和服务对象特点。咨询
包括与家庭和其他健康专业人员合作，来帮助服务对象实现他们的目标。作业治疗师
在促进作业参与的各种主题上对他人进行指导和教育。在作业治疗干预期间，教育被
认为是帮助服务对象、他们的家庭、陪护和健康照护人员理解和匹配服务对象的目标
以参与到作业中的一种方式。

治疗性使用作业活动和活动

　　作业治疗师的治疗工具有多种形式。每种**形式**（modality）都包含干预方法和媒
介。用于启动媒介治疗效应的步骤、顺序和方式是干预的**方法**（method），所用的物
品和设备是**媒介**（media）。比如，作业治疗师在进行膳食管理时可能会使用烹饪媒介。
作业治疗师会要求患者使用各种工具来达到治疗目标。例如，当使用准备三明治这个
活动来促进姿势控制时，服务对象可以通过搅拌混合物来提高握力或站立能力。在干
预过程中，作业治疗师同时考虑媒介和方法。治疗师能够熟练地选择和使用不同形式
来帮助服务对象实现其目标。干预活动示例见附录。

　　作业治疗师在治疗初始就使用准备方法，以便让服务对象为目的性活动做好准备。
目的性活动是模拟实际作业以目标为导向的活动。作业治疗师的目标是帮助服务对象
参与以作业为本的活动。

准备方法

　　准备方法（preparatory methods）又称准备性活动，用于帮助服务对象为目的性活
动以及作业表现做好准备，包括感觉输入、治疗性运动、物理因子治疗及矫形器和支
具。这些方法解决了与服务对象因素和身体结构相关的补救和恢复问题。准备方法支

持服务对象获得重返其角色及日常作业活动所需要的表现技巧。

感觉输入

提供**感觉输入**（sensory input）帮助服务对象恢复功能性移动，属于准备性活动。比如，作业治疗师可以通过振动刺激肌肉，旨在激活肌肉纤维进行收缩并产生运动。使用感觉输入，如深层压力，可以帮助抑制异常的肌肉张力，以便服务对象能够进行目的性活动。其中许多技术都是由玛格丽特·鲁德（Margaret Rood）提出的，这些技术可以帮助服务对象进行实际活动前的准备。因此，提供感觉输入来改变肌肉的张力或感觉敏感性是一项准备性活动。

感觉输入可以作为一种技术来帮助服务对象重新学习可能因疾病或创伤而丧失的动作。尽管感觉输入的目标是改善功能，但这个技术不要求服务对象参与活动。一般来说，感觉输入直接作用于肌肉纤维。因此，作业治疗师可以将感觉输入作为目的性活动和以作业为本的活动的辅助手段。

治疗性运动

治疗性运动（therapeutic exercise）属于生物力学参考架构中的一种运动形式，是"预防肌肉萎缩，恢复关节和肌肉功能，提高心肺功能的科学性运动管理"。通过理解治疗性运动的原理，作业治疗师能够将生物力学原理应用于目的性活动。对下神经元病变所引起的无力或软弱（如脊髓损伤、脊髓灰质炎、吉兰-巴雷综合征）或关节炎等骨科疾病，治疗性运动是最有效的干预形式。

治疗性运动的一般目标是：（1）增强肌力，（2）保持或增加关节活动度和灵活性，（3）提高肌肉耐力，（4）改善身体状况和心血管健康，（5）改善协调能力。作业治疗师根据服务对象的需求、目标、能力和与其病情相关的预防措施，从可用的选项中选择合适的治疗性活动。虽然描述每个治疗性活动超出了入门教材的范围，但表16-1介绍了适用于一般目标的治疗性运动的类型。

治疗性运动的优点是治疗师可以针对目标肌肉群和动作要求服务对象锻炼，也可以控制阻力大小和重复次数。虽然不应该在作业治疗中单独使用治疗性运动，但它可用来帮助服务对象准备目的性活动和作业活动。

表 16-1 治疗性运动的类型

总体目标	运动类型	运动概述
增加肌力	主动辅助	服务对象尽可能多地移动身体，作业治疗师或治疗设备协助其完成移动
	主动运动	服务对象在没有帮助或阻力的情况下，主动移动身体，完成最大关节活动度的运动
	抗阻运动	服务对象在关节活动度内抗阻运动，阻力可来自徒手、特殊治疗设备或使用重量施加，阻力随着人的力量增加而增加
维持或增加关节活动度或灵活性	被动关节活动	服务对象无法移动身体，由作业治疗师或治疗设备（如持续性被动运动设备）提供外力来运动；没有肌肉收缩发生
	主动关节活动	服务对象可以在无协助的情况下移动身体
提高肌肉耐力	低负荷、高重复性活动	作业治疗师确定服务对象进行强化训练的最大能力，然后降低最大阻力负荷，增加重复次数
改善身体状况和心血管健康	持续有节奏的有氧运动	例如，慢跑、骑自行车、游泳和散步
提高协调能力	协调训练	重复性活动和运动，需要平稳、受控的运动形式（例如，在孔中放置木棍、堆叠木块、拾弹珠）

物理因子治疗

物理因子治疗（physical agent modalities，PAMs）常常被作业治疗师作为一种引起软组织反应的准备方法，用于治疗手和手臂的损伤或疾病。物理因子治疗使用光、声、水、电、温度和机械设备来促进功能改变。温度疗法（thermal modalities）包含将热传导至受伤部位（即热蜡疗、热敷、水疗或超声波治疗），用于缓解疼痛和关节僵硬、增加运动、增加血流量、减少肌肉痉挛和减轻水肿。另一种温度疗法是使用冷传递（即冷敷包和冰）。冷传递用于治疗疼痛、炎症和水肿。电神经刺激（electrical modalities）包括经皮神经电刺激（transcutaneous electrical nerve stimulation，TENS）、功能性电刺激（functional electrical stimulation，FES）和神经肌肉电刺激（neuromuscular electrical stimulation，NMES）等媒介，这些疗法用于减轻水肿、缓解疼痛、增加运动和重新训练肌肉。

物理因子治疗作为干预准备时的辅助治疗，能够最大化促进作业参与。仅使用物理因子治疗进行干预而没有应用作业活动，不能视为作业治疗。新手治疗师不得使用物理因子治疗；作业治疗师需要完成特殊的专业培训，并提供证据证明具有使用物理因子治疗所需的理论背景和技术技能才可以使用。国家执业条例和注册法对物理因子治疗在作业治疗中的使用进行监管。作业治疗师必须熟悉这些法律，并接受适当的培训。通过合理应用，物理因子治疗可以让作业治疗师为服务对象提供全面的治疗方案。

作业治疗师必须仔细回顾、评论和批判性评估与物理因子治疗相关的研究，以确定其可能有效的具体条件和情况。作业治疗师应仔细思考结果，并检查如何以及何时在实践中使用物理因子治疗。

矫形器

任何"用于支撑、对线、预防或纠正畸形或改善身体可移动部分功能的装置"均被视为**矫形装置**（orthotic device）或**矫形器**（orthotics）。矫形器可以预制或定制，选择矫形器需要评估服务对象、确定最合适的矫形器、特设装置和评估适合性。矫形器以前被称为**支具**（splints），一些治疗师仍在使用这个术语，目前普遍使用矫形器一词，并且能够准确显示计费代码。作业治疗师教服务对象使用矫形器，监控穿戴时间表，并评估服务对象的反应。

矫形器包括用于下肢和躯干的护具。这些类型的矫形器通常由高温热塑材料制成，制作时将材料放置在身体部位的石膏模型上。这些材料非常坚固耐用，需要专用工具进行切割和成型。通常，这些材料制成的矫形器由**矫形器师**（orthotist）制作。

用于支撑、对线和预防畸形的座椅和姿势系统（seating and positioning systems）也被视为矫形器。作业治疗师可能会与其他团队成员一起参与对服务对象的评估以及制作座椅和姿势系统。然而，座椅和姿势的内容超出了本文的范围。

作业治疗师通常制作的上肢矫形器是"用于固定、约束或支撑身体任何部位的矫形装置"。它们可以是刚性的，也可以是柔性的。矫形器的 3 个主要目的是：（1）限制移动，（2）完全制动，（3）限定移动。作业治疗师应能辨识何时需要矫形器，针对问题设计、制作矫形器，以及教服务对象正确使用和护理矫形器。

矫形器有两种主要分类：静态和动态。顾名思义，静态矫形器没有可活动的构造，保持在一个固定的位置。静态矫形器用于保护或放松关节、缓解疼痛或预防肌肉缩短，如图 16-1A 所示。动态矫形器具有一个或多个可移动的活性组件。动态矫形器的目的是增加被动运动、增强主动运动或替代丧失的运动。可移动部件（松紧带、橡皮筋或弹簧）固定在静态底座上，如图 16-1B 所示。

无论是已经制作好的，还是由作业治疗师根据服务对象需求定制的静态和动态矫形器，均可购买。定制的矫形器通常使用低温热塑板材，用热水或加热枪加热时，能变得柔软且可成型。

作业治疗师负责评估服务对象并推荐矫形器的类型。作业治疗师或作业治疗助理都可以制作矫形器。在一开始制作及整个使用过程中,作业治疗师都必须考虑矫形器的适合程度。作业治疗师负责确保部件固定在舒适的位置,并确保装置将身体部位保持在正确的对线位置。服务对象必须接受有关配戴矫形器的教育,了解如何正确地穿戴和取下矫形器,配戴矫形器的时间,以及如何保持相关区域和矫形器的清洁。

在每次治疗过程中,作业治疗师都会寻找容易受压的区域和不适迹象,如发红、肿胀或不适之处。

制作矫形器除了要了解服务对象外,还需要掌握身体结构、运动分析和残疾预防等知识。虽然功能是首要考虑因素,但作业治疗师也要关注外观和心理因素。

此外,作业治疗师需要依据已有的研究成果来确定穿戴计划、支具类型、预期结果和矫形器的预期情况。

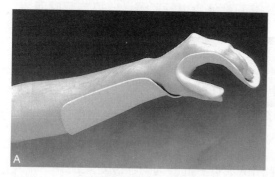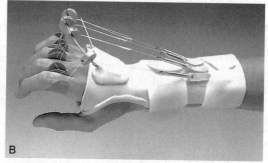

图 16-1　A,静态掌侧腕—手矫形器。B,带四指支腿的动态手腕—手背部伸展支具。(引自 Pedretti, L. W. [1996]. *Occupational therapy: Practice skills for physical dysfunction* [4th ed.], St. Louis, MO: Mosby.)

目的性活动

作业治疗的独特之处是使用目的性活动实现治疗。**目的性活动**(purposeful activity)被定义为"以目标为导向的行为或任务构成的作业活动。如果个人是积极、自愿的参与者,并且活动针对一个目标,则该活动是有目的的"。例如,制作陶罐的作业活动是捏黏土,制作三明治的作业活动之一可以是使用有阻力的治疗泥来加强握力。

目的性活动既有内隐的长期目标,也有治疗的短期目标。内隐的长期目标是活动的最终成果。例如,皮革编织内隐的长期目标是制作皮革硬币夹。烹饪内隐的长期目标是准备吃的东西。目的性活动的意义在于,服务对象关注的是活动的结果,而不是单独部分的表现,如完成活动所需的动作。内隐的长期目标的结果是使服务对象专注于活动本身，表现得更加主动和自然。图 16-2 所示为一名妇女制作眼镜架。

作业治疗师也有理由要求服务对象参与一个根据治疗目的选定的活动。例如，治疗师可将皮革编织活动用于改善个体精细运动或提高做事排序技能。烹饪活动的治疗目标可能是增加安全意识、提高自尊或展示解决问题的能力。作业治疗师会向服务对象解释活动的治疗目的（如果治疗目的不明显）。

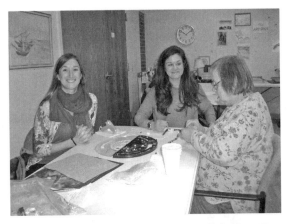

图 16-2 对这位女士来说，制作眼镜架是一项目的性活动。作业治疗师特别设计的活动是有目的的，涉及精细运动技能的使用。

研究表明，当活动具有目的性时，服务对象会重复多次。目的性活动需要服务对象参与，并用于预防、维持或提高功能。目的性活动包括日常生活活动（activities of daily living，ADLs）、工具性日常生活活动（instrumental activities of daily living，IADLs）、职业活动、社交活动、体育运动、手工艺活动、游戏或建筑活动。

模拟活动或特设活动

在某些情况下，使用目的性活动是不可能或不实际的。临床环境可能不具备活动所需的材料和设备，服务对象可能不具备所需的技能或耐力，或者可能没有足够的时间完成活动。在这些情况下，治疗师使用**模拟活动或特设活动**（simulated or contrived activity）。费希尔（Fisher）将特设活动描述为需要某种程度的模拟。比如，一个特设活动可能是在没有实际材料的情况下模仿在三明治上涂花生酱的动作，使用穿衣板模拟系扣子或拉拉链等穿衣任务，再比如使用操纵板（图 16-3A）模拟不同类型的把手，以执行如打开门锁、打开水龙头或开灯等任务。倾斜打磨板（图 16-3B）在作业治疗中有着悠久的历史，可以用于锻炼手臂肌肉，模拟木材打磨，但是没有实际的最终产品。此外，各种桌上媒介也可用来训练认知及感知技巧，这都属于特设活动。

使用特设活动作为治疗手段时应该谨慎考虑。如图 16-4 所示，一名男子在玩一种特设的曲棍球游戏。当资源有限或对运动、知觉和认知技能进行再培训时，特设活动是有价值的，但它们应只是综合治疗计划的一部分，该计划还包括目的性和以作业为本的活动。特设活动可能不会产生泛化。此外，作业治疗师应当谨记，不要设计不太自然的活动而失去活动的目的。

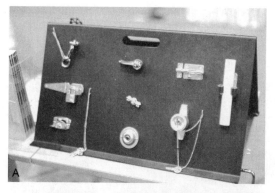

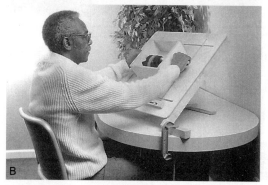

图 16-3　A，用操纵板模拟日常活动中不同的把手。B，用倾斜的打磨板模拟在斜面上打磨木材，用于锻炼肘部和肩部肌肉。（B，Courtesy S & S Worldwide，Adaptability，1995.）

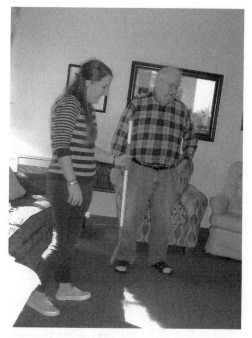

图 16-4　作业治疗师特设的一种"曲棍球"活动，让这位老人参与锻炼，以改善其姿势控制和平衡能力。

以作业为本的活动

作业治疗服务的目的是协助服务对象投入做事。附录中可见以作业为本的治疗活动。举例而言，一个人最重要的认定是他的学生角色，那么**以作业为本的活动**（occupation-based activities）就是阅读文献、为考试而学习、写作业。这些活动组成了作业活动，因此它也是必要的。对另一个人而言，最重要的认定不是他的学生角色，他入学是因为"不得不去"。对于这名学生，上学只是一个必须完成的任务，而不是核心的角色认定。

虽然作业治疗师意识到我们都会从事可能不是我们核心身份的任务，但在一个人的生活中找到有意义的作业是关键。因此，作业治疗的目标是帮助人们找到对他们有意义的作业，并重返作业。图 16-5A 和 B 显示了人们参加以作业为本的活动。尽管我们完成的许多任务是相同的，但每个人做的作业活动各不相同。正是这种对作业活动诸多方面的精细分析使作业治疗专业独一无二。

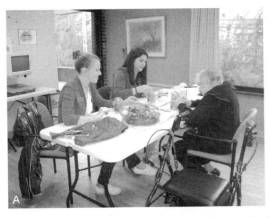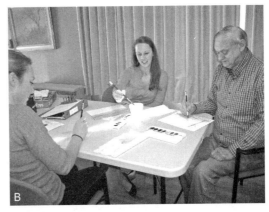

图 16-5 A，为房间装饰上落叶是这位女性喜欢的活动。她回忆起自己与作业治疗师一起参与这项活动时的许多装饰。B，这位老人是一位专业画家，至今仍喜欢用水彩作画。他向作业治疗师展示他在创作一幅画时学到的一些经验。

咨询

咨询（consultation）是提供建议和治疗策略以协助服务对象投入做事。例如，治疗师在不同的工作场所使用咨询方法协助父母照顾或者陪同孩子。咨询过程可能涉及面向家庭成员、朋友、教师或雇主的描述。服务对象始终参与咨询环节，他们有权知道哪些信息会传达给其他人。当提供咨询时，作业治疗师会考虑不同的人和他们与服务对象的关系。例如，治疗师会向老师提供关于孩子学习策略的咨询。在这种情况下，咨询的焦点是教育。治疗师只向老师提供与教育直接相关的信息，不泄露有关孩子的预后或医疗状况的信息。提供咨询的治疗师必须注意提供有利于服务对象的信息，而不得泄露与咨询无关的私人信息。治疗师在提供信息时需要考虑环境和传递信息的人员。例如，如果咨询治疗师的是服务对象的配偶，或者是养老院的照护人员，则信息会有所不同。

教育

作业治疗师对医疗专业人员、服务对象、家庭成员、员工、雇主和教师进行与服务对象护理和跟进相关的各种主题的教育。教育可以帮助服务对象了解自己的健康状况和康复过程。

教育包括教与学两个过程。这就要求作业治疗师持续地教并要求被教者展示已经学会的技能。教育始于最初的预期目标。例如，作业治疗师可能要教育服务对象简化工作的技术，以帮助其取得更大的成功。作业治疗师依据服务对象的水平教他们，并且只提供当时所需的信息量。一旦作业治疗师觉得服务对象已经准备好获取更多的信息，教学就会继续进行。有时，家属或服务对象要求针对病情的进展进行教育。这种教育可能更适合由医生或护士提供，但作业治疗师通常了解与病情相关的作业表现。

作业治疗师经常教他人挖掘可利用的作业资源。例如，作业治疗师可以帮残疾服务对象完成当地休闲活动的清单，如帆船项目、改装自行车项目、轮椅运动或残疾人滑雪项目。

活动分析

为了解作业的方方面面及如何选择和实施活动以实现服务对象的作业表现目标，作业治疗师必须首先理解并能够分析活动。**活动分析**（activity analysis）是详细检查活动步骤及其组成以确定服务对象需求的过程。有了活动分析的经验，作业治疗师能够快速确定执行一项活动所需的因素并评估其治疗价值。图 16-6 展示了作业治疗师让儿童参与游戏活动以促进其游戏和手部技能的发展。

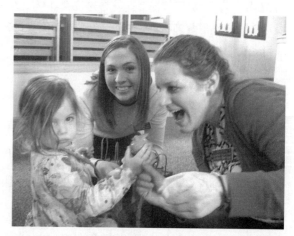

图 16-6　治疗师特设了一个有趣且好玩的活动来帮助儿童练习游戏和手部技能。

活动分析的方法有很多。一种方法是根据所使用的参考架构进行活动分析。参考架构确定需要检查的范围。例如，当使用生物力学参考架构时，作业治疗师会分析完成活动所需的关节活动度、肌肉收缩类型及力量。使用发育参考架构时，作业治疗师会分析活动来决定怎样匹配特定年龄的发育目标。

作业治疗师还可以根据 OTPF 分析活动，确定活动通常发生的环境，并确定进行活动所需的内容（活动需求），包括物理空间、工具、设备、材料、时间、成本需求和社会需求。社会需求也是活动环境的一部分，包括游戏规则、其他参与者的人数和期望，以及可能相关的文化期望。接下来，作业治疗师将活动分成相关的步骤，并描述活动的顺序或时间要求。例如，制作蛋糕需要注意顺序（如在添加湿的食材之前先将干的食材混合）。作业治疗师分析活动的每个步骤，以确定所需动作、身体功能和身体结构。框 16-1 提供了刷牙的活动分析示例。

框 16-1 刷牙的活动分析

活动名称：刷牙
材料用品：牙刷，牙膏，水槽，水，毛巾
活动步骤：

1. 准备好材料用品。
2. 站（或坐）在水槽旁。
3. 一只手拿着牙刷，另一只手拿起牙膏，然后把牙膏挤到牙刷上。
4. 把牙膏放下。
5. 打开水龙头。
6. 把牙刷头放在水中。
7. 张开嘴，把牙刷头放进嘴里。
8. 移动牙刷彻底刷牙（约 3 分钟）。
9. 吐掉并冲洗。
10. 重复。
11. 用毛巾擦脸。

所需动作：手眼协调，将牙膏涂抹在牙刷上，将牙刷放入口腔，然后彻底刷牙。抓住用品。双手协调。站或坐的耐力。

认知：按顺序做事。需要解决的问题有确定牙刷上涂多少牙膏，放在水中多长时间，何时移到口腔中新的部位。

感官：口腔中牙膏的味道。水和牙刷在嘴里的感觉。

身体功能：吞咽、张口、闭口、抓握和释放、手对口移动的能力，坐或站的姿势控制。

环境：服务对象的浴室很小。如果需要，家人会在旁边协助。

注意事项：在浴室跌倒。服务对象必须能够安全地站立或坐下。

日常活动需要一些步骤、动作和思维过程才能完成。作业治疗师应能够熟练地分析完成日常活动所需的详细步骤和动作，从而帮助服务对象在其生活中恢复这些活动。完成活动分析后，作业治疗师开展活动，以解决服务对象遇到的困难。作业治疗师利用活动整合来制订计划和设计干预。

活动整合

作业治疗师完成服务对象的作业剖面，以便更好地了解服务对象的需求，评估服务对象的优势和劣势，以制订干预计划。干预计划（见第 14 章）包括治疗目标和以治疗为导向的活动。作业治疗师完成活动分析，以确定影响服务对象表现的步骤或行动。干预包括使用治疗性活动来帮助患者掌握新技能、恢复缺损、代偿功能障碍、维持健康或预防功能障碍。

作业治疗师一旦发现表现的差距，就会通过升降级、适应活动或环境来帮助服务对象弥补这些差距，为服务对象提供"恰到好处"的挑战。这被称为**活动整合**（activity synthesis），包括决定要进行的活动、活动的时间安排，以及如何为服务对象适应活动。

整合要求治疗师使用有关服务对象健康状况、服务对象个人目标和叙述以及活动需求的知识。框 16-2 展示了使用活动整合达到服务对象作业表现目标的示例。

框 16-2　应用活动整合的案例

弗朗西丝是一位 72 岁的妇女，她和女儿住在乡下的一个小农场里。弗朗西丝喜欢园艺和烹饪，特别喜欢为孙辈做饼干。她最近因糖尿病和心脏病并发症住院。她现在忍耐力差，表现出一些困惑。弗朗西丝工作很慢。作业治疗师利娅每天为她提供治疗，而她仍在康复病房。

利娅首先询问弗朗西丝在住院前会做哪些事情。

以前的作业：弗朗西丝喜欢园艺和烹饪（给孙辈们做饼干）。她女儿做饭。弗朗西丝能自己穿衣服，洗澡。她帮忙做家务活，但她的女儿主要负责家务。弗朗西丝喜欢和家人聊天，花时间看电视、玩纸牌游戏和拼图游戏。弗朗西丝没有开车。

在母亲出院后，女儿将在家待 3 周，担心母亲如果不会园艺或烹饪会感到无聊。

作业治疗师决定帮助弗朗西丝重新开始烹饪（饼干）和园艺。此外，作业治疗师将确保弗朗西丝能够进行自我护理。下面的活动分析探讨了弗朗西丝在园艺中涉及的因素。

表现模式：在夏天的几个月里，弗朗西丝每天至少花 1 个小时照料她的花园。她给植物浇水并除草。

环境：
- 文化。弗朗西丝的母亲喜欢园艺，桌上总是摆放着鲜花。她把这些传给了女儿。弗朗西丝喜欢与其他园丁讨论花卉，这些园丁分享了她对这一活动的热爱。
- 身体健康。花园位于靠近房子的乡间，由许多花卉组成。它坐落在平坦的地面上，宽阔平坦的石板提供了步行路径。花园被周围的树木遮住了。
- 社交。弗朗西丝喜欢自己进行园艺活动，也喜欢向他人（如邻居和孙子孙女）展示美丽的花朵。
- 个人。弗朗西丝是一位 72 岁的女性，她喜欢向别人展示她的花园，喜欢活跃。
- 当其时。弗朗西丝喜欢夏天，那时她可以在花园外面。

表现技能：
- 运动技能。弗朗西丝必须能够走在一条平坦（石板岩）的小路上（约 6 米长），弯腰捡起杂草。她必须能够携带水罐，并有足够的力量在需要时挖土。她必须能起床。
- 过程技能。弗朗西丝必须意识到植物和杂草之间的区别，植物何时需要浇水，并决定如何照顾植物。
- 沟通／互动技能。弗朗西丝必须能够与前来看花的人互动，根据需要向女儿寻求帮助。

活动需求：

园艺需要使用植物、园艺工具和环境。一个人必须弯腰去触碰，拔草，携带园艺工具。园丁必须收集补给品，步行到花园，开始照顾植物；必须从杂草中识别植物，并确认工作何时完成。

服务对象特点：

作业治疗师决定专注于神经肌肉骨骼和运动相关功能。经过评估，作业治疗师了解到弗朗西丝的活动范围很广，但很难保持姿势，很快就会疲劳。目前，她的手臂、躯干和腿部肌肉力量不足。耐力仅限于 20 分钟的坐姿活动。弗朗西丝步行 3 米后会感到疲劳，走路的步态很宽，不稳定。她能用双手捡起物体，但手的力量有限。眼—手协调足以完成精细运动任务。

作业治疗师可能会从多个角度特设活动来解决弗朗西丝的困难，以实现她重返园艺的目标。

为了解决弗朗西丝耐力差的问题，这位作业治疗师在诊所进行桌面活动，包括通过撕下图片和粘贴在页面上制作拼贴花朵。作业治疗师与弗朗西丝就园艺问题进行对话。一旦弗朗西丝能够耐受30 分钟的坐姿活动，作业治疗将通过让弗朗西丝参与室内园艺活动来增加需求，例如在小盆中播种或移植几种植物。这些活动可以分级，这样弗朗西丝就可以在她的耐力足够时坚持且完成任务。

分级（grading）涉及改变活动的过程、环境、工具或材料，以增加或减少服务对象的表现需求。当治疗目标是改善或恢复功能，以及当作业治疗师想让服务对象挑战某一水平时，会使用活动分级。例如，如果作业治疗师认为服务对象在进行一项打磨木头的活动时，并没有受到最大程度的挑战，可以改变粗砂纸以提供更大的阻力，或者将木头放在斜坡上增加难度。当服务对象在执行活动遇到困难时，作业治疗师可能会降低要求。例如，也许在某一天，服务对象会因为前一天晚上睡得不好而感到疲倦，无法站着完成剃须，作业治疗师可以降低难度，允许他坐位下刮胡子或只要求他刮一侧脸，作业治疗师帮他刮另一侧脸。表 16-2 总结了活动分级的方式。

表 16-2　活动分级

分级范畴	分级举例
力量	增加 / 减少重复次数 增加 / 减少阻力
关节活动度	增加 / 减少所需的移动 增加 / 减少移动肢体的助力
耐力	增加 / 减少任务时间 改变任务要求，减少 / 增加肌肉耐力 增加 / 减少重复次数 坐着和站着做运动
协调	增大 / 减小被操纵物品的体积 增加 / 减少被操纵物品的数量 更改物品的质地或属性 提高 / 降低精确度要求
知觉能力	增加 / 减少完成技能的时间 增加 / 减少物品大小（如拼图） 增加 / 减少复杂性 增加 / 减少外来刺激
认知技能	增加 / 减少指定任务的步骤 在任务中或多或少地解决问题 要求服务对象在不提问的情况下或多或少地完成任务 增加 / 减少任务的新颖性 增加 / 减少对材料和方向的熟悉度
社会技能	从个人活动转移到团体活动 增加 / 减少预期的社交行为 增加 / 减少对社交环境或人的熟悉度 增加 / 减少谈话的强度 增加 / 减少社交活动的目标

适应（adapting）活动或环境可以让服务对象以尽可能高的功能水平进行活动。适应是指"改变活动或环境的一个方面以确保成功表现和实现治疗目标的过程"。适应可能涉及改变环境和使用辅助技术或替代策略。

辅助设备（assistive devices）包含从低科技到高科技的设备。低科技设备通常指不含电子元件的设备，如用于自我进食而特制的设备，多年来一直是作业治疗的一部分。高科技设备通常指带有电子元件的设备，如增强通信设备、日常生活电子辅助设备和电动轮椅。使用设备以辅助功能是活动整合的一部分，可以提供必要的适应，以便服务对象能够实现治疗目标。

培训服务对象用替代策略进行活动是另一种类型的适应，作业治疗师每天教育服务对象改善功能的策略。例如，作业治疗师可能会向服务对象传授受伤后单手穿衣或洗澡的技能。在某些情况下，所需要的只是应用这些策略或技能的教育，而服务对象可以不使用辅助设备。

作业治疗师可能需要改造服务对象的环境以促进功能。作业治疗师评估环境的可到达性（如家庭、学校、工作），提出改造建议，并跟进以确保建议的改造已落实，且被服务对象有效使用。环境改造包括在建筑物入口安装坡道，加装扶手以确保浴室安全，以及在家中或工作场所合理布置家具。

以下案例说明了分级和适应的过程。

哈维尔经受了一起导致脊髓损伤的机动车事故。他失去了抓住物体的能力。作业治疗师意识到这种缺陷是无法克服的，然而，哈维尔希望能够独立养活自己。治疗师进行了活动分析，以确定自我喂食的需求，并意识到握持器具需要手抓握能力。因此，如果哈维尔要独立地自我喂食，就必须找到一种方法让他能够抓握。为了做到这一点，治疗师首先让哈维尔试着用一种设备固定器具袖口（称为通用袖口），它会滑到他的手上，这样就不需要抓住叉子或勺子了。哈维尔可以用这个设备吃饭，尽管一开始对他来说很有挑战性。哈维尔和作业治疗师决定，他们可以一起使用该设备进行训练，以实现自我喂食的目标。不到一周，哈维尔就可以在所有的膳食中使用通用袖口来独立进食。这是一个弥补手抓不到物品的适应活动的例子。

在另一个治疗环境中，作业治疗师正在与患有精神疾病的桑德拉合作。桑德拉性格孤僻，躲避社交。作业治疗师分析可用的小组活动，以确定哪种活动最适合她。治疗师根据临床判断，决定不从烹饪小组开始，因为这是一项高度社交活动。相反，治疗师选择了一种简单、要求不严格的工艺活动，并且可以在房间的某个区域进行，桑德拉可以与其他人在一起，而无须与他们互动。随着桑德拉的进步，社交互动变得更加自如，活动也会被分级，使其更具挑战性。具体来说，作业治疗师首先要求桑德拉与其他服务对象在同一张桌子上独立开展手工活动。逐渐地，作业治疗师增加了互动和共享物资的量。我们的目标是，桑德拉最终能够参加一个正在做饭的小组。治疗师使用活动分析来确定活动需求，回顾桑德拉的优势（精细运动）和劣势（不良的社会互动）。为实现这一目标，作业治疗师通过选择一项社会需求较低的活动并对活动进行分级，逐渐提高服务对象的社会接触水平，直到其能够在不受威胁的情况下与他人建立关系。

每个作业治疗师都必须能够在多个层面上评估活动需求，将信息与服务对象的需求和能力相结合，并根据需要对活动进行分级和适应，从而选择合适的活动。

总　结

作业治疗中有各种各样的治疗方式来实现服务对象的目标，特别是治疗性使用自我（见第 17 章）、治疗性使用作业活动、咨询和教育。作业治疗师每天就一系列问题对服务对象进行教育，如教导服务对象受伤后如何用一只手穿衣或洗澡。通常作业治疗师会为做好某个作业活动而提供替代技术或者策略。治疗性使用作业活动包括准备性活动、目的性活动和以作业为本的活动。准备性活动用于为服务对象执行目的性活动或作业活动做准备，包括感觉输入、治疗性运动、物理因子治疗和矫形器。除短期目标外，目的性活动还有一个内隐的长期目标。以作业为本的活动包括 ADL、IADL、工作和学校任务、游戏或休闲任务，以及服务对象的社会参与，这是作业治疗干预的最终目标。咨询包括与服务对象和其他专业人士讨论干预策略。治疗师通过教育帮助服务对象和其他人了解干预过程，也教育其他人了解残疾的特征和预后。通过实践学习活动分析是经验丰富的作业治疗师的第二特点。活动整合包括知道如何给活动分级，何时以及如何提供适应活动和辅助技术。

学习活动　Learning Activities

1. 选择一项简单的活动，并确定该活动的所有表现要求。与同学交换清单。

2. 在《美国作业治疗杂志》（*American Journal of Occupational Therapy*）或其他专业资源中找到并阅读一篇关于矫形器的文章（带有图片或特设矫形器照片）。向全班或小组的同学报告这篇文章。

3. 收集辅助设备的可用资源。可以通过两种方式实现：

a. 在你的社区，研究提供辅助设备的公司，以及他们提供的设备和服务的类型。

b. 选择一个特定类别的辅助设备（例如，喂食设备、增强通信设备、电动轮椅），并在互联网上搜索生产或销售这些设备的公司。写一篇报告总结你发现的信息。

4. 论述目的性活动在作业治疗中的益处。

5. 制作一个可用于作业治疗的活动笔记本。

复习题　Review Questions

1. 定义并描述准备性活动、目的性活动和以作业为本的活动。

2. 目的性活动和以作业为本的活动有什么区别？

3. 什么是分级和适应？

4. 作业治疗师和作业治疗助理在矫形器制作中扮演什么角色？

5. 什么是物理因子治疗，在作业治疗中如何使用？

刘婧 译　马丽虹 审校

参考文献

1. American Occupational Therapy Association. *Occupational therapy practice framework: domain and process* (3rd ed.). Am J Occup Ther. 2014;68(suppl 1):S1–S48.

2. American Occupational Therapy Association. Physical agent modalities: a position paper. *Am J Occup Ther*. 2008;62(6):691–693.

3. American Occupational Therapy Association. Position paper: purposeful activity. *Am J Occup Ther*. 1993;47(12):1081.

4. Breines EB. Therapeutic occupations and modalities. In: Pendleton HM, Schultz-Krohn W, eds. *Pedretti's Occupational Therapy Practice Skills for Physical Dysfunction*. 6th ed. St. Louis, MO: Mosby; 2006:658–679.

5. Fisher AG. Uniting practice and theory in an occupational framework. *Am J Occup Ther*. 1998; 52(7): 509–521.

6. Hanner NK, Marsh AC, Neideffer RC. Therapeutic media: activity with purpose. In: Solomon J, O'Brien J, eds. *Pediatric Skills for Occupational Therapy Assistants*. 4th ed. St. Louis, MO: Mosby; 2016: 453–471.

7. Hseih CL, Nelson DL, Smith DA, et al. A comparison of performance in added-purpose occupations and rote exercise for dynamic standing balance in persons with hemiplegia. *Am J Occup Ther*. 1996;50:10–16.

8. O'Toole M, ed. *Mosby's Medical, Nursing, and Health Professions Dictionary*. 9th ed. St. Louis, MO: Mosby; 2013.

9. Schwartz DA. Orthoses, orthotic fabrication and elastic therapeutic taping for the pediatric population. In: Solomon J, O'Brien J, eds. *Pediatric Skills for Occupational Therapy Assistants*. 4th ed. St. Louis, MO: Mosby; 2016:543–564.

10. Trombly CS, Radomski MV. *Occupational Therapy for Physical Dysfunction*. 5th ed. Philadelphia, PA: Lippincott Williams & Wilkins; 2002.

第 17 章
治疗性关系

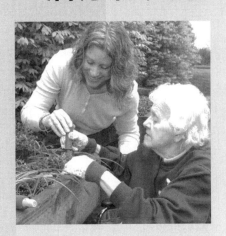

目的 OBJECTIVES

阅读本章后，读者将能够：

· 解释治疗性关系的独特性。

· 明白丧失的不同阶段。

· 描述治疗师如何"使用自我"。

· 理解自我觉察对有效治疗性关系的重要性。

· 识别自我觉察中的三个"自我"。

· 解释建立有效治疗性关系所需的技能。

· 描述小组带领所需的技能。

· 解释意向性关系模式中的 6 种方法。

关键词 KEY TERMS

积极倾听

澄清

同理心

团体

小组动力学

理想自我

非语言沟通

已知自我

通俗易懂的语言

真实自我

反思

复述

自我觉察

任务小组

治疗性关系

治疗性使用自我

丧失的一般阶段

作业治疗有一种难以言喻的神秘感。当我们治疗服务对象并影响与其相关的事情时，这个专业的魔力就会显现出来。无论我们是为手指损伤者制作支具，示范如何用改良的钥匙把手，还是指导如何管理时间，重要的是对服务对象而言，这些互动是有意义的。我们治疗的是完整的人，而不仅仅是转诊单上写明的损伤部位或疾病诊断。我们治疗的是疾病经历，而不仅仅是疾病。我们探究服务对象真实生活的需求，帮助他们恢复参与日常活动的能力。我们认同每日"平凡幸福"（blissful ordinariness）[1] 的价值，并帮助服务对象重返这种幸福。我们倾听他们诉说因受伤或疾病而被打乱的生活的细节。我们寻找方法帮助他们回去做事，通过实践过程，我们验证了普通事情对他们生活的重要性。当我们的治疗过程达成时，服务对象会更清楚地意识到自身价值，回归他们"平凡幸福"的生活。神秘的作业治疗不容易被说清楚。表面上看起来简单，实际上非常复杂和强大。服务对象一般凭直觉理解这一点，因为这些直觉不可言传。

辛西娅·库珀

（Cynthia Cooper）

MFA，MA，OTR/L，CHT

库珀手疗法

加利福尼亚州，卡尔斯巴德

---

[1] 引自 Ian McEwan，Doubleday. *The Innocent*. 1990：134.

作业治疗师和服务对象之间的互动称为**治疗性关系**（therapeutic relationship）。治疗性关系不同于日常关系，因为它是促进愈合和康复的关键。因此，作业治疗师建立治疗性关系，以帮助服务对象实现他们期待的目标。本章通过治疗性使用自我、自我觉察和建立信任等方面描述这种关系，探究治疗性关系的独特性。笔者在对意向性关系模式（intentional relationship model，IRM）的回顾中提供了示例，以说明其在实践中的使用。治疗师用来发展治疗性关系的技能包括信任、同理心、非语言和语言交流、积极倾听和小组带领技能。通过案例贯穿全文，让读者了解如何将治疗性关系运用在临床实践中。

康复心理学

经历灾难性创伤、疾病或发育障碍的人有身体和情感的需求。作业治疗师可以理解服务对象的身体和情感双方面的需求，并从整体看待服务对象，这意味着治疗师在以个性化的方式治疗一个人，包括了解服务对象及其动力、愿望和需求。以这种方式了解服务对象，治疗师可以与服务对象建立一种治疗性关系，通过这种独特的关系，治疗师得知如何设计对服务对象有内在激励作用和意义的活动，并能满足服务对象的目标。通常，发展有助于治疗而达成的治疗性关系是治疗师的一种能力。

> 75 岁的戈登在中风后接受了作业治疗干预。治疗师设置了一个简单的任务——抓住衣夹，以解决手灵活性差的问题。然而，当他努力抓住衣夹时，治疗师坐下来和他交谈。戈登珍视这种关系，并期待参与治疗。他觉得自己花在作业治疗上的时间非常值得，他一直在进步。
>
> 回过头来看，这一环节的价值不在于治疗师提供的精细动作任务，而在于她坐在那里与他交谈。早年，戈登的三个女儿（现在都住得很远）经常坐着和他说话，就像治疗师那样。他喜欢这个熟悉的作业活动，这促使他继续治疗。他的妻子很放心，因为她不在的时候他也能接受治疗，这让她松了一口气。这个例子展示了治疗性关系的力量。

许多接受作业治疗的服务对象都有一种丧失感。他们可能会失去功能、健康、作业能力或时间。他们可能意识到自己因为慢性疾病而需要治疗。伊丽莎白·屈布勒·罗斯（Elisabeth Kübler Ross）将**丧失的一般阶段**（universal stages of loss）定义为否认、愤怒、讨价还价、抑郁和接纳。在治疗干预过程中，服务对象可能会经历这些阶段的部分或全部。这个过程是动态的，服务对象可能会回到早期阶段。作业治疗师必须能够意识到这些阶段，并提供支持和机会帮助服务对象度过。

至关重要的是，治疗师不能单凭阶段来判断服务对象的进展，因为每个人和家庭的经历都不同。例如，对治疗师来说，判断一个母亲因孩子发育不良而悲伤过度多久是没有帮助的。当孩子错过发育里程碑时，父母可能会长时间感到悲伤，这可能就是需要治疗师支持的地方。在发展治疗性关系和帮助服务对象进步方面，能敏锐地察觉到丧失情绪的治疗师更有效率。

治疗性关系

治疗性关系不同于友谊。在友谊中，每个人都对关系做出贡献并从中获益，而治疗性关系的目标是让一方（服务对象）获益。治疗师通常在帮助他人时会得到"回报"，但这不是互动的原意。

在每次治疗过程中，作业治疗师都会了解服务对象的需求，并使用技术性和互动性的技能来选择利于服务对象的反应或行动方案。治疗性关系往往决定着治疗的成败。治疗师不断评估自己的互动技能，并判断如何使用这些技能来帮助服务对象。这种利用个人的互动来帮助另一个人的过程被称为"关系的艺术性"（art of relating），也称为**治疗性使用自我**（therapeutic use of self）。治疗性使用自我涉及自我觉察，包括如何沟通、表达以及与他人相处。

意向性关系模式

泰勒（Taylor）开发了意向性关系模式（IRM），系统地描述了治疗性使用自我的用途，并以服务对象的利益为出发点，发展与服务对象互动的模式。意向性关系模式定义了治疗性关系中使用的 6 种主要处理人际关系的方法（或风格）：倡导、合作、共情、鼓励、指导和解决问题。

Taylor 认为，最有效的意向性关系是治疗师了解互动模式，并且能够根据需要改变模式。这种模式提供技术和练习，以培养治疗性使用自我技能。治疗模式的临床示例见框 17-1。在图 17-1 中，作业治疗师使用解决问题的方式鼓励服务对象参与活动。

治疗性使用自我的基本原则

治疗性使用自我有几个基本原则。首先，作业治疗师必须具备一定程度的自我觉察能力，以便能够有意识地查看自己在治疗干预过程中的作用。其次，作业治疗师要学会建立信任、提供支持、积极倾听和共情。在与服务对象互动时，他们表现出真诚、尊重、自我披露、信任和热情，这些品质有助于建立和维持治疗性关系。

框 17-1　治疗模式的示例	
倡导	・向学校系统证明，需要作业治疗服务来帮助孩子完成学业 ・向雇主咨询工作场所的办公安排，以便让服务对象返回工作岗位
合作	・与服务对象一起制订目标和策略 ・根据服务对象的接受程度修改治疗干预计划
共情	・积极倾听服务对象的故事 ・调整治疗干预课程以满足服务对象的需求
鼓励	・建议服务对象"再重复一次" ・提供正面强化
指导	・教服务对象单手穿衣 ・强调针对健康状况的注意事项 ・演示辅助设备或技术的使用
解决问题	・与服务对象探讨如何使用日常生活技能 ・与服务对象一起检查如何访问资源 ・改造设备以满足服务对象的需求

改编自 Taylor,R.R.（2008）. *The Intentional relationship:Use of self and occupational therapy*. Philadelphia，PA：F.A.Davis.

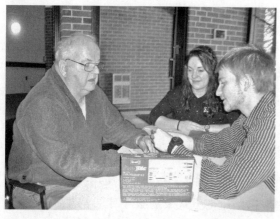

图 17-1　作业治疗师与服务对象一起解决问题，表示尊重并承认服务对象的能力。

自我觉察

自我觉察（Self-awareness）是指了解自己的本质，它是识别自己的行为、情绪反应以及对他人产生影响的能力。作业治疗师应学会了解自己的优势和劣势，以便更好地为服务对象服务。了解自己的优势和劣势可以让治疗师专注于他人，调整自己的行为和与他人的互动。

提升自我觉察能力需要对理想自我、已知自我及真实自我进行反思。**理想自我**（ideal self）是一个人如果没有世俗的现实要求而想要成为的自我。这个层面是"完美自我"，只有欲望的本质和愿望的满足。理想自我是不现实的，包括所有意图、感觉和欲望，他人可能并不清楚，当他人不承认时，人们经常觉得有必要捍卫理想自我（尽管可能是潜意识的）。

已知自我（perceived self）是他人对自己的看法，而不需要了解一个人的意图、动力和局限性（即仅由外部行为定义）。因此，已知自我不是真实自我。已知自我与理想自我常常是不同的。

真实自我（real self）是内外世界的融合，包括对意图、行动及环境的觉察。真实自我包括感觉、个人的优势或劣势，以及个人所存在的现实（环境）。

缺乏自我觉察可能会导致已知自我扭曲，从而破坏"真实"的人际关系。那些忙于捍卫理想自我、否认已知自我的人不允许真实自我出现，因此他们的人际关系肤浅或易出现误解，而一个有自我觉察能力的人能够实事求是地承认自己的优势和劣势，并调整和改变行为，以帮助他人或参与健康的人际关系。有自我觉察能力的作业治疗师能够帮助那些在新身份和危机中挣扎的服务对象。作业治疗师可以参加各种各样的练习，以培养治疗性使用自我的自我觉察能力。

自我觉察练习

- 写日记，记录对生活事件的感受和反应。
- 参加团体活动。寻求反馈，以便更好地了解自己的优点和缺点。
- 询问具体反馈（例如，沟通方式、身体姿势、倾听、提供治疗干预时的互动）。
- 在自己进行对话或提供治疗干预时进行录像。通过描述自己在互动中喜欢的东西以及想改进的东西来反思自己的表现。
- 向他人提供反馈可能会帮助自己更加了解他人对自己的看法。
- 完成意向性关系模式（IRM）教科书中的一些活动。
- 描述自己的个人风格以及与他人互动时的独特之处。请熟悉自己的人发表评论。
- 反思个人风格如何在治疗性关系中发挥作用。
- 反思个人风格可能影响治疗性关系的领域。

建立有效治疗性关系的技巧

　　健康照护专业人员为来自不同文化背景和环境的服务对象提供治疗。建立有效治疗性关系需要自我觉察和各种技巧。这些技巧或技术可以通过实践加以完善，以便作业治疗师能够有效地为各种服务对象提供治疗。作业治疗师可能需要调整他们的技巧或技术，以便与来自其他文化背景的服务对象合作，这些服务对象可能会对不同事情有不同看法。总之，发展和维持治疗性关系需要建立信任、表达同理心、理解语言和非语言交流，以及积极倾听的能力。

建立信任

　　健康照护专业人员首先与每位服务对象建立融洽的关系。一旦服务对象信任治疗师，他将乐于分享治疗过程中起作用的个人信息。服务对象和作业治疗师之间的信任随着诚实和开放关系的发展而建立。在治疗性关系中，治疗师对情况、过程及问题的识别是诚实和专业的。治疗师在诚实地解决服务对象的问题的同时表达关心，通过保持真诚、根据计划实施治疗干预和倾听服务对象的意见来建立信任，通过对服务对象和治疗的不断理解展现诚意。图 17-2 显示了一名作业治疗师在采访家长时表现出热情和信任的互动。

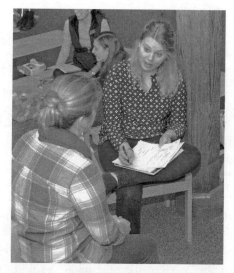

图 17-2　在最初的访谈中，作业治疗师进行了明确的眼神接触，她集中注意力，并提出了清晰的问题，通过积极倾听与这位家长建立了信任。

　　作业治疗师可能会发现，他们会掌握与服务对象相关的个人信息。尽管这可能有利于治疗干预过程，但要牢记，治疗性关系针对的是服务对象而不是治疗师。当服务对象处于危机中或表达想法时，治疗师不应披露自己的观点。治疗师必须考虑披露信息的多少和类型，不能向服务对象提供地址或电话号码。多种对治疗性关系有利的技术可以帮助治疗师获得服务对象的信任。

建立信任的技巧

- 根据计划实施治疗干预。
- 准时与服务对象会面。

- 对服务对象诚实。

- 不承诺无法完成的事。

- 披露个人信息时要谨慎。

- 私下讨论服务对象的进展和治疗干预计划。

- 总将服务对象纳入决策过程。

- 直面决策。

- 使用通俗易懂的话让服务对象好理解。

- 解决治疗性关系中出现的任何问题。

- 记住把服务对象放在第一位。

- 通过准时治疗并做好准备来尊重服务对象。

建立同理心

同理心（empathy）是将自己置于他人的位置并理解他人经历的能力。在不丧失客观性的同时，有同理心的作业治疗师能理解并感知服务对象的想法、感受和经历。同理心对治疗性关系中信任的建立非常重要，有助于服务对象积极沟通和参与治疗。图 17-3 显示了作业治疗师和一位母亲讨论孩子的治疗干预目标。随着治疗师对这些问题了解得更多，她会更理解父母。

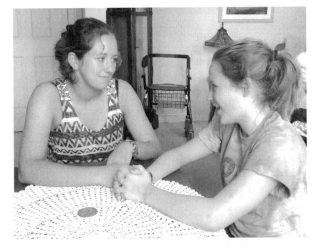

图 17-3　倾听父母的声音可以让治疗师产生同理心并更好地理解孩子的需求，从而制订更好的治疗干预计划。

同理心不能与同情、怜悯或认同混淆。对服务对象表示同情是以俯视的角度表达态度。怜悯是对个人的贬低，表达了作业治疗师优于服务对象的态度。认同意味着作业治疗师与服务对象拥有同一性，从而忽略了差异性。在认同服务对象时，作业治疗师可能会忘记每个人都有不同的价值观和感受；作业治疗师的价值观和需求可能会与服务对象的混淆，导致治疗师的看法对治疗过程不那么重要。了解服务对象和同理心是进行以作业为本的治疗的核心。因此，作业治疗师可以利用各种技巧来培养同理心。

建立同理心的技巧

- 阅读阅历丰富者的故事。
- 参与其他文化的活动。
- 采访他人，尝试了解他们的人生观。
- 看那些刻画创伤、疾病、残疾或健康状况经历的叙事性电影，并讨论角色的故事。
- 回顾服务对象和同伴的故事。
- 观看或阅读关于残疾、创伤或疾病的故事的作品后，写出你的感受。
- 体验在轮椅上度过一天，试着不用手完成晨间作息，戴上视物不清的眼镜等。讨论这些经历带给你的感受和你学到的东西。
- 花时间与残疾人士交流，以了解他（或她）的人生观。
- 参加支持小组会议，更好地了解服务对象面临的问题。
- 在候诊室与服务对象交谈（确保先获得许可）。
- 试着从服务对象和家人的角度认识残疾、创伤或疾病。

沟通

沟通是治疗性关系的重要组成部分。作业治疗师使用语言和非语言沟通向服务对象表达自己。沟通是收集信息、制订治疗干预计划和跟进计划的关键。因此，治疗师应发展沟通技能，并不断检验与不同服务对象沟通所用技能和技巧的效果如何。

服务对象使用语言和非语言沟通技巧与治疗师沟通。为了与服务对象沟通，听和看得仔细的作业治疗师在发展治疗性关系方面更有效。

语言沟通

也许最明显的沟通形式是语言沟通，包括与他人交谈。治疗性关系可以通过语言沟通来形成。作业治疗师通过语言沟通来传达想法，并提出问题来制订治疗干预计划。因此，用清晰、简洁、"通俗易懂"的语言说话的作业治疗师最容易被不熟悉医疗环境的服务对象理解。**通俗易懂的语言**（plain language）是指"外行"（例如，那些不熟悉卫生保健环境或未在该环境中受过教育的人）能够理解的语言。通常，我们建议专业人士使用六年级水平的语言与他人交流。允许听到信息的人处理问题或回答。考虑到服务对象可能正在经历压力、不适或困难，许多生活变化正在发生，作业治疗师应使用简单的语言来更好地与服务对象沟通。作业治疗师应该考虑到对服务对象来说这些信息是新的，所以不使用可能让人困惑的专业"术语"。

治疗师也应考虑自己语言沟通的水平。例如，说得太快、太大声或太匆忙，这些会暗示他们太草率或忙于其他事情而无法倾听，可能会让服务对象觉得自己不重要。这并不能建立信任的治疗性关系。作业治疗师自信且清晰而不是胆小且含糊其辞地说话有助于获取服务对象的信任。由于作业治疗师与来自不同文化背景的服务对象合作，因此其必须不断检查和发展沟通技巧。

培养语言沟通能力的技巧

- 在各种情况下练习与各种人互动。
- 反思自己的沟通技巧。
- 寻求并听取他人的反馈。
- 回顾治疗录像，观察优势和劣势。
- 练习使用不同的技巧。
- 明白自己可能使用的其他人的沟通技巧。
- 熟悉自己的沟通方式。
- 观察他人的沟通方式，学习有益的方面。
- 参与艰难的对话，反思自己的表现。

非语言沟通

非语言沟通（nonverbal commuication）包括面部表情、眼神接触、语调、触碰和肢体语言。作业治疗师应知道自己非语言沟通的表达。例如，访谈时交叉双臂可能会让服务对象觉得作业治疗师没有倾听或生气了；叹气或避免眼神接触可能表示对服务对象所说的话不感兴趣。作业治疗师会注意服务对象可能如何自我察觉，并使用非语言沟通来提供支持。例如，作业治疗师可能会微笑点头，为服务对象的进步提供积极的支持；可能会轻轻抚摸服务对象的肩膀，以表明自己了解治疗有多困难。有时仅用眼神接触就足以表示理解。

有兴趣和支持可以通过微笑、触碰、向服务对象倾斜身体和眼神接触等非语言的行为表现出来。图 17-4 显示了一名作业治疗师使用非语言沟通（面部表情）与儿童互动。作业治疗师应谨慎使用肢体语言，并将其与服务对象的特定需求相匹配。显然，当服

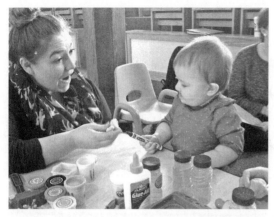

图 17-4 作业治疗师与该儿童进行眼神接触，并展示与其互动的非语言表达，通过她顽皮的天性来鼓励孩子。

务对象分享生活如何变得更糟的感受时，微笑是不合适的，而触碰能表达作业治疗师的关心并帮助一些可能感到不舒服的人。作业治疗师需要对这些可能性保持警惕和敏感，并尊重个体差异。

工作有效的作业治疗师对服务对象非语言沟通的内容很敏感，并保持警惕。残疾可能使服务对象难以进行语言沟通。在这些情况下，作业治疗师和服务对象都依赖非语言沟通，例如，了解服务对象的面部表情和肢体语言。服务对象可用语言表达一种想法，同时用面部表情或肢体语言传达完全不同的信息。作业治疗师可以凭借非语言沟通的知识来更好地理解服务对象。

例如，伯特兰在受伤后努力增加肩膀的活动范围，作业治疗师将他的手臂移动到关节活动度范围内，并询问他是否感到疼痛，伯特兰回答"不"。然而，作业治疗师观察到他在回答时的畏缩，觉得伯特兰先生正在经历痛苦，因此要求他停止运动并且记录下疼痛。作业治疗师发现伯特兰对病情好转没有耐心但在治疗方面非常努力，于是向他强调，尽管他嘴上那样说但也不要强迫自己太用力。

以下是一些可以帮助治疗师发展非语言沟通能力的练习。

培养非语言沟通能力的技巧

- 观察一次治疗干预，明白使用了哪些非语言沟通。
- 观察其他人在各种环境下如何使用非语言沟通。
- 眼神接触。
- 肢体语言（倾斜身体、手的位置、身体姿势）。
- 触碰。
- 练习使用、理解面部表情。
- 用不说话的方式与同伴交流。
- 练习在不说话的情况下表达自己的情绪。

- 让别人录下你采访另一个人的过程，观察你如何进行非语言沟通。反思你使用的技巧，并清楚你想在其他时间尝试的技巧。
- 玩字谜游戏是练习非语言沟通的一种方法。

积极倾听

保持有效治疗性关系的一项关键技能是**积极倾听**（active listening）。治疗师积极倾听服务对象的意见，而不是做出判断、提出建议或提供防御性回应。通过积极倾听，听者会复述讲者的话，以确保理解其意图。

戴维斯（Davis）将积极倾听描述为三个过程：复述、反思和澄清。当使用**复述**（restatement）时，信息的接收者（作业治疗师）会重复说话者（服务对象）的话。例如，服务对象说："我很生气自己中风了，我刚刚退休，我和妻子计划去旅行和环游世界。"治疗师可能会复述这段话："你很生气，因为你的中风可能会阻止你和妻子一起旅行。"复述只在积极倾听的初始阶段使用，它的主要目的是鼓励对方继续说话。

反思（reflection）是一种回应，其目的是"用语言表达说话者话语背后的感受和态度"。作业治疗师使用反思表达服务对象暗示的内容和感受。例如，服务对象说："我已经试着自己穿衣服好几个星期了，就是做不到。"作业治疗师可能会反思并表达出："你感到沮丧和挫败，因为不能自己穿衣服。"通过反思，作业治疗师向服务对象证明，他听到的是文字背后的情感而不仅仅是文字。如果治疗师没有正确识别情绪，可以将反思作为一个问题提出，让服务对象有机会表达他真正的感受。

在**澄清**（clarification）过程中，服务对象的想法和感受会被总结或简化。例如，服务对象可能会说："当医生把我介绍给作业治疗师时，我以为你会是帮助我恢复手臂功能的人。我已经接受治疗好几个星期了，但手臂仍然没有完整的功能，我该怎么办？我还能再使用我的手吗？"作业治疗师可能会用澄清的方式说："当你来进行作业治疗时，你希望立即恢复手臂的功能。现在你意识到了恢复手臂和手的功能需要比预期更长的时间，而不仅仅是有人修复它。"澄清有助于服务对象更仔细地了解自己的想法和感受。以下技巧可以帮助作业治疗师提高积极倾听能力。

提高积极倾听能力的技巧

- 练习复述、反思和澄清。
- 各种访谈中的角色扮演。

- 采访他人并征求反馈意见。试着总结一下他们的描述。

- 接受同伴的反馈意见。

- 记录（或录制）对话，回顾你是如何倾听的。

- 明确优势和劣势。

- 通过设定目标，培养提高倾听能力的技巧。

- 观察他人并明白他们使用的积极倾听技巧。

治疗性使用自我在作业治疗中的应用

治疗过程很复杂，包括明确目标和目的、制订治疗干预计划，以及利用互动过程帮助服务对象实现他们期望的目标。下面是治疗干预过程的案例。

杰克是公立学校的作业治疗师，性格随和开朗。尽管他的方法成功服务了许多孩子，但与以下两位服务对象成功互动需要改变他的风格。

阿曼达是一个过度放纵的孩子，她把自己的感情表现出来。杰克知道将使用自我作为治疗工具，以及与每位服务对象建立治疗性关系的重要性。他很快意识到，自己平时随和开朗的态度可能不利于阿曼达的治疗。她可能会因为自己的操纵行为而将他视为一个"好说话的人"。他选择采用一种坚定的、不随意的方法。他对阿曼达制订的治疗干预计划包括明白期望、回报和后果。

在第一节课中，阿曼达用发脾气来"测试"他。他平静地以顺其自然的方式不带感情地重复他对她的期望。通过使用这种方法，杰克让这个孩子相信她必须遵守规则，他不会受到她的操纵的影响。一旦这种关系建立起来，他就会逐渐放松并恢复他惯常的方式，但如果需要，他随时准备回到不随意的方式。

妮科尔是一个胆小、害羞、顺从的孩子。杰克和妮科尔一起工作时，他再次考虑了这个孩子的个性，并评估了她的需求。他得出结论，妮科尔需要在做出选择时享受乐趣和锻炼。他向她介绍了几种活动进行选择，并让妮科尔设计游戏。杰克和妮科尔玩得很开心，很随意。

以上两个案例说明了作业治疗师如何有效地一对一地工作，建立治疗性关系，并利用互动过程促进服务对象目标的实现和进展。作业治疗师运用治疗性使用自我可以有效地满足服务对象的需求。

作业治疗师珍妮弗专注、认真、能干，她以一种实事求是、信息丰富的方式做出了很好的治疗选择。

巴特勒先生 40 岁了，他同意自己的治疗计划，但从未完全完成这些活动。他在整个访谈期间都在讲话，但似乎"毫无动力"。

巴特勒先生有过好几位作业治疗师，他以"难相处"和"没动力"而闻名。珍妮弗意识到，她往常的直接、信息丰富、实事求是的方法可能对巴特勒先生无效。在第一节课上，她了解了巴特勒，明白了他的兴趣、动力和目标。她与他安排了 1 个小时的个人治疗干预课程。在这 1 个小时内，她还安排了另外两名服务对象，都是与他年龄相仿的男性，一起治疗 1 个小时，然后让他成为"唯一"的服务对象，时间大约为 10 分钟或 20 分钟。她为他提供活动（基于他声明的兴趣），这些活动可以在规定的时间内完成，完成后他可以将作品带回家。

珍妮弗与他会面，以友好的方式交谈，并解释说她知道他工作缓慢，给了他更多的治疗时间，同时她还安排了其他人。她希望巴特勒先生能与其他服务对象交谈，并希望他们能相互支持。

随着治疗干预措施的实施，珍妮弗定期查看服务对象的情况。20 分钟后，她只有在他完成了大部分活动后才和他在一起，在这种情况下，她用剩下的 10 分钟愉快地谈论非治疗性话题。巴特勒开始分享他对活动的不满，让珍妮弗有机会巩固他的进步（并找到他可以成功完成的活动）。她开始更清楚地理解他的动力。

因为珍妮弗花时间积极倾听巴特勒先生的意见，所以她能够设计出对他有意义的活动。花时间和巴特勒一起解释这个过程，让他感觉到自己是这个过程的一部分，并让他对自己的处境有了一些控制。珍妮弗意识到，尽管她同情巴特勒先生，但她不能像他的同伴那样与他相处，这可能对他有益。因此，为一小部分男士提供互动的机会被证明是有益的。巴特勒先生很自豪地把他完成的作品带回家，他喜欢和另外两个男士（他们和他年龄相仿）聊天。男人们期待着每周的见面。巴特勒不再被视为"没动力"的人。重要的是，他有了进步。

别霍先生是一个闷闷不乐、易怒的年轻人，和作业治疗师珍妮弗同龄。他因为一次车祸"被困"在轮椅上。在治疗中，他拒绝合作。珍妮弗对别霍用了不同的手段，安排了单独的访谈，并计划了别霍能够成功完成的活动，没有对他施加压力让他接受计划或参加活动，而是根据他的情绪给活动打分。他们讨论了他过去的兴趣，珍妮弗把这些融入治疗过程。她鼓励他谈论内心的感受，但她谨慎地不说自己感觉到的他的感受。相反，珍妮弗要求服务对象描述他的生活发生如此巨大变化的感觉，使用积极倾听的技巧来复述、反思和澄清他所说的话。她还问他希望在治疗中得到什么，并同意重新考虑治疗计划，以将他的治疗目标包括在内。当珍妮弗与别霍交谈时，她让他做简单的事情，帮助他重新融入日常生活。珍妮弗用他们有相似的音乐品味这一事实来建立治疗性关系。在治疗过程中，她经常用那些音乐作为背景音乐。

别霍在治疗上投入了更多，因为他觉得珍妮弗从一开始就站在年轻人的角度听他说话，而不是在评判他。他们对音乐有着共同的兴趣，珍妮弗利用音乐让别霍继续努力。别霍觉得自己可以从过去的经历出发，并可以与同龄人相处。随着他的进步，珍妮弗帮助他重新定义了新的身份认同，并协助他意识到自己可以建立新的人际关系和兴趣。

在每种情况下，作业治疗师都会考虑服务对象的需求。巴特勒先生需要计划和支持，他并不是"没动力"，而是认为这些活动和环节对他来说没价值。一旦珍妮弗积极听取他的意见，并将他的兴趣融入治疗环节中，巴特勒就能够取得进展。与同龄人交谈让他有了疏解焦虑的渠道，意识到自己并不孤单，这让他能够专注于治疗干预目标。

年轻时就遭遇瘫痪，别霍正处于丧失刚开始的否认和愤怒阶段。相应地，作业治疗师给予服务对象充分的关注，不提出任何要求。最初，珍妮弗为别霍制订了简单的目标，这样他们就可以建立信任并助他成功。随着治疗干预的进展，珍妮弗将他们对音乐的共同兴趣融入作业治疗中，作为与服务对象建立关系的一种方式，并帮助他适应新的身体情况。她讨论了过去的兴趣，并表示愿意讨论服务对象希望讨论的创伤的任何方面。服务对象认为自己已经失去了对生活的控制，因此，作业治疗师不能迫使他接受自己并没做好准备的治疗来获得更多的控制感。她只是通过简单的陪伴来接纳他的反抗和愤怒。因为，她知道一个人往往需要的是另一个人愿意等和愿意听所传达出的那份耐心。

小组带领技能

作业治疗师经常将服务对象进行分组开展治疗干预。当人们围绕共同的关注点或任务进行小组互动时，行为模式就会出现。对这些模式的认识和理解使作业治疗师能够在积极、目标导向的方向上引领和指导互动。对于作业治疗师来说，了解如何管理小组、带领组员，以及在小组中实现个人目标非常重要。

作业治疗师通常带领**任务小组**（tasks groups），任务小组有治疗小组、同伴支持小组、焦点小组、咨询和督导小组，等等。关于这些小组的描述见表 17-1。在带领**小组**（group）之前，治疗师先决定组员的个人目标。下一步是决定小组目标，并决定如何在小组任务中满足个人需求。例如，当在心理社会环境中与服务对象合作时，作业治疗师可能会带领一个烹饪小组，组员的目标包括社交、分享及遵循食谱的步骤等。虽然所有组员都在完成同一项任务，但每个人都在实现自己的目标。作业治疗师应熟练地创建环境以实现每个目标。这包括根据特定服务对象的治疗需求将责任进行分派。

小组活动可能包括烹饪、工艺美术、锻炼、日常生活活动、休闲参与和现实导向。作业治疗师可能会带领团队帮助服务对象更加了解社区资源或培养自尊。在开展小组活动时，作业治疗师会考虑小组规模、组员的构成、服务对象团体、参考架构，以及小组活动的环境、持续时间和频率等因素。

表 17-1　作业治疗中的任务小组类型

小组类型	描述
咨询和督导小组	组建形式是同伴支持小组由作业治疗助理、助手和护理人员进行咨询和督导；随着大型作业治疗部门的减少和越来越多的治疗师在私人和社区实践中独立工作，对这种类型的需求日益增长
焦点小组	目的是了解组员的态度和意见；作为一种调查主题以产生研究假设或围绕特定主题组织讨论的手段，在作业治疗中获得了广泛的应用
功能小组	目的是实现特定目标，如筹款小组或宣传小组
兴趣小组	围绕共同利益成立的小组，如家长支持小组、锻炼小组、青少年支持小组或退伍军人小组
同伴支持小组	主要目的是为有同样诊断、医疗相关问题或残疾的个人提供支持；小组还可能涉及个人的伴侣、家庭和照顾者；作业治疗师的参与形式从作为带领者的积极参角色与到作为促进者的咨询角色各不相同。小组可大可小，具体取决于形式
任务小组	需要完成具体成果和任务。组员们可能有共同的需求，比如学习如何烹饪轻食、如何在社区中走动或休闲探索
治疗小组	小组的首要目标是个体的改变；作业治疗师使用治疗性任务，旨在恢复或发展作业表现领域和个人因素的功能；其他目的可能包括预防疾病和支持现有优势。小组规模通常为 6~10 人

参考文献

O'Brien, J（2013）. Occupational analysis and group process. In J. O'Brien & J. Solomon（Eds.）, *Occupational analysis and group process*（pp.1–15）. St. Louis, MO：Mosby.

Scaffa, M（2014）. Group process and group intervention. In B. Boyt-Schell, G. Gillen, M. Scaffa, & E. Cohn（Eds.）, *Willard and Spackman's occupational therapy*（12th ed., pp. 437–452）. Philadelphia, PA：Lippincott, Williams & Wilkins.

治疗师一旦明白了小组目标，就会通过分析所涉及的步骤来组织活动。作业治疗师应了解明白参与活动的人数及所需的环境、时间和材料，需要对小组活动需求和结构进行彻底分析，以确保所有组员在小组活动过程中都朝着自己的目标努力。在为小组做准备后，作业治疗师运用治疗性使用自我的技巧来引导组员参与活动。

在活动中带领一组服务对象涉及运用治疗性使用自我技巧和对小组动力的意识。作业治疗师必须持续了解组员是如何合作的。熟练的作业治疗师了解所有成员的个人目标，并帮助他们实现目标。这可以通过调整和改变任务、分派责任，以及在需要时进行治疗干预来实现。例如，作业治疗师可以通过将物体放置在离一位组员较近的位置来帮助正在努力改善右手功能的组员；可能会建议另一位组员走到桌子的另一端，以帮助其获得补给品。小组工作的关键是通过一项共同的任务来实现小组和个人的目标。图 17-5 显示了一名作业治疗师带领几位女士玩游戏，以增加社交和提高记忆力。

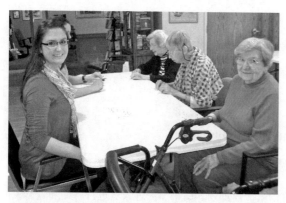

图 17-5　作业治疗师带领一个女子小组玩拼字游戏。该小组旨在提高记忆力和增加社交。

小组动力学（group dynamics）是指组员之间基于个性和关系的互动。团队的工作方式不同，组员的行为方式也不同。作业治疗师在环节中观察小组，以促进积极的小组动力，并在小组动力不利于组员进步时进行治疗干预。这也许会涉及对该小组某些个人的环境限制。例如，治疗师可能要求一位服务对象远离另一个组员，以允许另一个组员与其他人互动。治疗师可能会决定单独会见可能干扰小组活动的组员，以帮助他们更有效地与他人合作，或帮助他们意识到自己在小组中的存在。治疗师可以与服务对象就改善小组动力的小组目标进行合作。在其他情况下，治疗师可以允许小组讨论本小组的工作。组员之间可能需要直接沟通，以帮助彼此实现目标。

培养小组带领技能对帮助服务对象实现治疗干预目标至关重要。带领者向组员传授知识、组织和执行小组任务，并引导组员去做。带领者告知组员他们的任务分配，加强积极倾听，并促进小组进程。如果小组遇到困难，可能需要带领者决定如何进行。在作业治疗小组中，很多时候，带领者允许小组通过困难解决问题，因为这有助于服务对象的治疗。总的来说，带领者需要传达对活动目标和结构的信心和明确性。小组中的带领关系可能会发生变化，但作业治疗师最终要对小组的结构和形式负责。框 17-2 提供了在组建小组时练习带领力的指南。

带领者负责介绍小组主题或目标、组织任务、委派责任、督导活动、结束小组，并确保该区域得到清理。带领者记录组员的进展，并决定未来小组的行动方针。很多时候，作业治疗师与组员一起决定未来的事。带领者最终负责确保所有材料可用且所有组员安全。在紧急情况下，带领者遵循科室的应急程序。作业治疗师负责将小组的规则和期望告知新组员。这些期望可通过与小组成员合作来了解。

框 17-2　负责一个小组

1. 为了了解还缺什么，计划、练习或排练小组带领活动。
2. 做足准备！想一想人们会如何理解这些小组活动流程。
3. 携带一份记录所有要点的书面清单。
4. 站起来向大家讲话。
5. 在讲话前引起大家的注意（保持期待，好事就会发生）。
6. 适当调节声音（根据情况，音量足够大、口齿清晰）。
7. 按顺序讲。说话尽量简洁，并使用"第一个""下一个"等词。
8. 当小组任务完成时告诉大家要做什么。
9. 示意小组活动的开始和结束。

总　结

治疗性使用自我是作业治疗实践的关键，因为它是治疗性关系的核心。与不同能力的服务对象合作，需要自我觉察、同理心、语言和非语言沟通、信任和积极倾听。作业治疗师通过各种练习可以提高发展治疗性关系的能力。作业治疗师经常带领小组活动来帮助服务对象实现他们的目标。这要求作业治疗师理解并实践小组动力和带领力。作业治疗师通过治疗性使用自我来提供支持性的氛围，帮助服务对象改善他们的功能。

学习活动　Learning Activities

1. 列出在治疗性关系中希望达到的能力水平。找出每项的书面说明，写一两句话进行描述，并做一个自我评估量表。

2. 与搭档合作在特定情况下（如课堂讨论、参观诊所、午餐会）查看彼此的沟通情况（语言和非语言）。每个人都要记录事件的"个人反应日志"，以及其他人行为的"报告日志"。在查看结束时，分享日志，并将个人反应和报告的行为进行比较。

3. 观看有障碍、残疾或行为问题的人的影像资料。如果此人成为你的服务对象，描述你在每种情况下可能发展的治疗性关系，和你选择该治疗性关系的理由。

4. 选择搭档。每个人都要写 4~5 条服务对象可能对作业治疗师说的语言信息。将你的信息与搭档的信息进行交换。在一张单独的纸上，每个人都要对每条信息写出一个适当的积极倾听的回应。完成后，让搭档在你给出回复时一次一条地阅读他 / 她的信息。相互分享对回应的反馈（例如，从搭档那里得到回答感觉如何？回应是否表现了积极倾听？ ）。

5. 练习管理小组。目标是"有"带领的经验并练习带领力。可以通过以下方式在6~10 人的小组中完成：

• 在与人数相等的纸条上写下简单的活动（例如，在黑板上写一个单词，排成一行，在桌子周围走动）。

• 每个组员都画（或写）一张纸条，不要让其他人知道内容。

• 在给定的时间内，每个组员依次带领小组进行已设定的小组活动。

• 小组活动结束后，提供有关体现带领力水平的书面反思。

6. 带领 3~5 名同学参加一项小组活动，反思小组活动过程和治疗性互动。

复习题　Review Questions

1. 治疗性关系的特点是什么？

2. Kübler-Ross 提出的丧失的一般阶段是什么？

3. 理想自我、已知自我和真实自我是什么意思？

4. Taylor 的意向性关系模式中的 6 种方法是什么？

5. 作业治疗师如何与服务对象建立信任？

6. 什么是同理心，如何培养？

7. 在治疗性关系中可以使用哪些言语和非言语沟通策略？

8. 作业治疗师如何积极倾听服务对象的意见？

9. 有效地带领治疗小组需要什么？

刘婧 译　马丽虹 审校

参考文献

1. Davis CM. *Patient–Practitioner Interaction: An Experiential Manual for Developing the Art of Health Care.* 3rd ed. Thorofare, NJ: Slack; 1998.

2. Early MB. *Mental Health Concepts and Techniques for the Occupational Therapy Assistant.* 3rd ed. Philadelphia, PA: Lippincott Williams & Wilkins; 2001.

3. Kielhofner G. *Model of Human Occupation: Theory and Application.* 4th ed. Baltimore, MD: Lippincott Williams & Wilkins; 2008.

4. Kübler-Ross E. *On Death and Dying.* New York, NY: Macmillan; 1969.

5. O'Brien J. Occupational analysis and group process. In: O'Brien J, Solomon J, eds. *Occupational Analysis and Group Process.* St. Louis, MO: Mosby; 2013:1–15.

6. Taylor RR. *The Intentional Relationship: Use of Self and Occupational Therapy.* Philadelphia, PA: F.A. Davis; 2008.

第 18 章
治疗思维

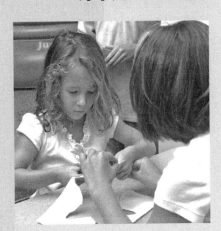

目的 OBJECTIVES

阅读本章后，读者将能够：

· 解释治疗思维的本质。

· 描述治疗思维的三个要素。

· 描述作业治疗师治疗思维的过程和策略。

· 将新手治疗师和专家治疗师的治疗思维能力进行比较。

· 确定作业治疗师培养治疗思维能力的途径。

关键词 KEY TERMS

进阶新手治疗师

伦理性要素

实用思维

艺术性要素

专家治疗师

程序思维

胜任的治疗师

互动思维

精通的治疗师

情境思维

叙事思维

科学性要素

临床思维

新手治疗师

治疗思维

　　我在13岁的时候发现了作业治疗，它立刻吸引了我。我了解到，作业治疗帮助人们完成生活中值得做的事——做一顿好的晚餐、吃东西、与朋友玩游戏或完成一个项目。还有什么能比它更重要呢？我是对的。作业治疗涉及参与作业活动的能力，它是美国健康照护系统中最佳的奥秘之一。

　　多年来，我发现直接与服务对象接触有巨大的收获和挑战，但规划项目、教育学生和进行研究也是非常令人满意的。我从事作业治疗已经13年了，在目前的职业生涯阶段，我发现自己可以通过研究为我们的知识库做出贡献，帮助构架这个行业的未来，这是作为一名作业治疗师特别有价值和有趣的部分。

　　我不断回想自己13岁时的发现，作业治疗对我们作为一个人，以及伴随年龄增长成为怎样的一个人有着强大的影响。还有什么能比探索作业治疗如何运作更令人着迷的呢？还有什么能比与一群共同致力于了解作业治疗和如何利用作业治疗来帮助人们过上健康、充实的生活的人一起工作，更令人兴奋的呢？

L. 黛安娜·帕勒姆

（L. Diane Parham）

PhD, OTR, FAOTA

新墨西哥大学医疗系

作业治疗专业教授

阿尔布开克，新墨西哥

扎克是一个发育迟缓的 2 岁男孩。作业治疗师科琳娜负责完成他的评估和治疗干预计划。她对这个孩子的诊断了解多少？他有哪些优势和劣势？她如何确定他所需要的治疗类型？她如何选择一个参考架构？什么类型的活动将是最有用的？她将如何评估他（做事）的成功？这个孩子的家庭现在有什么问题？她将如何组织这些与治疗干预相关的信息？

在治疗服务对象时，有许多问题需要考虑。要找出解决服务对象的问题的方法，并进行干预，需要用到**治疗思维**（therapeutic reasoning），这是治疗师评估服务对象、设计和进行干预的思维过程，治疗思维又被称为**临床思维**（clinical reasoning）。然而，许多作业治疗师在诊所以外的环境中工作，所以治疗思维这一术语适合（工作的）所有环境，并将在本章中使用。治疗思维涉及复杂的认知和情感技能，也就是说，它同时包含了思考和感觉。所有作业治疗师在作业治疗过程的每一步都在使用治疗思维，治疗思维的知识有助于作业治疗师更好地服务于他们的服务对象。

作业治疗师使用治疗思维来做决定，消费者和雇主寻找基于循证（即通过研究支持）的实践。作业治疗师使用治疗思维来批判性地分析和探索，做出有关服务的决定，并服务于服务对象。本章概述了治疗思维的思考过程，并提供策略帮助学生培养这些技能。

治疗思维的要素

治疗思维有 3 个要素：科学性要素、伦理性要素和艺术性要素。**科学性要素**（scientific element）解决的问题是"可以为服务对象做哪些可能的事？"。这个问题的答案可以在评估程序中找到，通过确定服务对象的优势和劣势，撰写计划以指导和引导改变过程，并选择治疗模式以获得成功的作业表现。科学性要素要求仔细和精准地评估、分析和记录。

爱子是一个患有威廉姆斯综合征的 7 岁女孩。在学校系统工作的作业治疗师玛丽研究了这种病，并查阅了有关威廉姆斯综合征儿童所面临问题的文献，她决定评估爱子的肌张力、肌肉骨骼功能、耐力、视觉—运动整合技能和精细运动能力，她相信通过调整策略能够提高爱子在课堂上的能力。

根据医疗条件确定儿童的优势和劣势，玛丽使用科学性要素计划儿童的干预措施。通常，治疗师使用科学性要素来启动治疗思维过程，因为这种类型的思维遵循医学模式。

科学性要素帮助作业治疗师了解服务对象的治疗过程和故事，因此是一个很好的出发点。

伦理性要素（ethical element）解决的问题包括"应该为这个服务对象做什么？"以及"什么是正确又公平的方式？"，答案要考虑到服务对象的观点及其干预目标。每个人对（自己的）健康状态、生活中什么是重要的，以及如何完成事情都有不同的看法。当作业治疗师理解并尊重服务对象的观点时，就可以制订一个支持服务对象价值观的干预计划。作业治疗师与服务对象协商，以便他（或她）也能参与做出有关干预目标和方法的决定。作业治疗师要考虑所有与个人需求、目标、文化、环境和生活方式有关的科学性和伦理性要素的信息。

> 马克是一位79岁的老人，他在脑血管意外（中风）后想回到家里，医疗团队认为这不是最好的解决方案，因为他住得离别人很远，也没有人照顾。马克拒绝讨论住在其他地方的选择。作业治疗师进行了一次家庭评估，提供了一份建议和家庭改造清单，以便团队可以探索其他选择。作业治疗师必须决定是否支持马克回家，与马克讨论了她的角色，并解释如果可能的话她将尽量支持他的选择。

这个例子说明了作业治疗师可能面临的许多伦理困境。治疗师必须考虑服务对象的权利，并根据实践的伦理原则做出决定（见第8章）。治疗师使用治疗思维来检查所有的方案，预测未来的成功，并探究服务对象的需求。在这个案例中，治疗师使用治疗思维来调查所有可能干扰马克独自生活的因素，这些信息可以帮助团队制订另一种伦理解决方案。从伦理上讲，她是在尽力满足服务对象的愿望，也没有让团队失望。

治疗思维的**艺术性要素**（artistic element）体现在作业治疗师在面对治疗过程固有的不确定性时，用来指导治疗过程和选择的"恰好的行动"上。治疗过程包含整合和融合很多不同的领域，如找出服务对象的劣势、回应服务对象的兴趣和愿望、使用治疗媒介或活动，以及建立支持治疗进行下去的人际关系。

治疗性关系及作业治疗师与服务对象的互动方式在艺术性要素中起着重要的作用。艺术性要素包括运用创造力巧妙地设计有针对性的干预措施。这需要治疗师打磨活动，发挥幽默感或者在辅导、互动时读懂服务对象传达出来的信息（线索）。

> 作业治疗助理米西在治疗中会与布赖恩开玩笑。布赖恩是一位77岁的老兵，他的右腿膝盖以下被截肢。布赖恩今天不想来做治疗，米西温柔地看着他的眼睛，微笑着开玩笑说："布赖恩，你说过每天治疗的呀，来吧，我们走吧。"米西没有被拒绝，并且布赖恩微笑着跟着她去治疗。

　　米西已经与布赖恩建立了融洽的关系，这种互动的艺术性是显而易见的，因为米西用开玩笑的方式解读布赖恩的话。米西知道她已经和布赖恩建立了互信，可以开玩笑。同样的治疗情境可能会被解释为拒绝治疗，面对不同服务对象处理方式也会不同。治疗的艺术性包括在环境和服务对象—治疗师关系的背景下解读服务对象传达出来的信息。使用艺术性要素需要治疗性关系、创造力、反思和自我意识的技巧（见第17章）。

治疗思维的思考过程

　　治疗思维是一个认知性的思维过程。在这个过程中，收集许多不同的信息（评估）、考量许多外部因素（如生活空间、预后和意图）、分析活动需求（活动分析）、选择投入的时间（计划），以及规划可识别的目标（干预）。

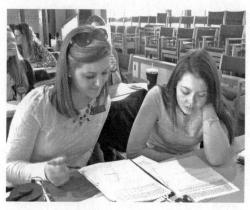

图 18-1　作业治疗学生在课堂上使用治疗思维的步骤来分析一个案例的诸多因素。

　　在整个治疗过程中，治疗思维需要分析数据，利用特定知识对过程和所有信息进行整合。作业治疗师必须积极思考和处理不同来源的信息。图 18-1 显示了作业治疗学生通过一个案例来培养（自己的）治疗思维。

　　罗杰斯（Rogers）和霍尔姆（Holm）描述了在作业治疗评估和干预过程中，使用治疗思维进行思考的步骤。在每个步骤中，作业治疗师都要收集、组织、分析和整合信息。见框 18-1。

框 18-1　治疗思维思考过程的步骤

1. 形成预期轮廓。治疗师收集有关服务对象的初步信息，包括诊断、年龄和以前的功能水平等。作业治疗师自问："对这个服务对象，我将考虑什么？""我对这种考虑了解多少（一般情况下这些考虑如何影响这个人）？"
2. 获取线索。作业治疗师收集与服务对象的功能状态和作业活动角色相关的资料。
3. 产生假设。作业治疗师组织所收集的资料形成暂时假设，并将这些假设作为治疗干预的基础。
4. 解释线索。作业治疗师收集更多的线索，并继续寻找资料。每个线索都要与正在考虑的假设进行比较，以确定相关性。作业治疗师解释该线索是否能证实假设、无法证实假设或无法以任何方式证实假设。
5. 评估假设。作业治疗师检查收集到的数据，并权衡每一个支持或反对假设的证据。选出证据最多的假设，并构成治疗干预的基础。

改编自 Rogers, J. C., & Holm, M. B. .Occupational therapy diagnostic reasoning: A component of therapeutic reasoning. *American Journal of Occupational Therapy*, 1991, 45: 1045–1053.

第一步，作业治疗师形成服务对象的**预期轮廓**（preassessment image），这是一个初步的印象，将用于对服务对象的进一步评估。作业治疗师考虑服务对象的诊断、年龄和背景（如生命中的阶段），试图找出与诊断、服务对象角色、受伤或创伤前的功能状态等方面相关的信息。在这个阶段，作业治疗师正在形成对一个人的总体印象。

作业治疗师利用预期轮廓开启**获取线索**（cue acquisition）的步骤，即第二步。这一步涉及收集服务对象目前功能状态、作业角色和过去经历的资料，目的是收集资料或线索，为干预计划提供信息。图18-2显示了一位作业治疗师通过观察一个孩子的游戏来收集信息。

作业治疗师利用有关服务对象需求的线索产生**假设**（hypothesis），即第三步，涉及整理收集到的资料并做暂定假设，作为干预的基础。假设的产生是基于所有可用的资料、模型或实践知识和参考架构，以及治疗师本身的经验。

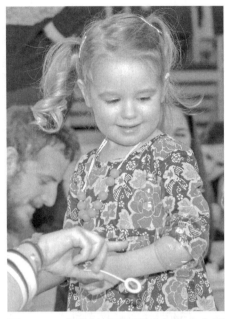

图18-2 作业治疗师可以在游戏中观察姿势、平衡、运动计划、游戏中的手功能，这为制订干预计划的假设提供了信息。

在评估一位女性服务对象的自我进食能力时，作业治疗师注意到该服务对象有困难，她无法吃完盘子里的所有食物，食物从她的嘴里溢出，她也无法使用左手。作业治疗师可以假设，这种困难是由中风引起口腔运动功能差造成的；也可以假设，这种困难源于她必须用非利手进食造成她很难把食物盛在勺子上，且容易疲劳。

过程进行到第四步——**解释线索**（cue interpretation），作业治疗师继续根据所提出的假设寻找资料。在这个阶段，作业治疗师可能会根据设定好的假设进行干预，并收集更多的数据来验证相关性。这便引起了**评估假设**（hypothesis evaluation），即第五步。在这个阶段，作业治疗师解释线索是否能证实假设、无法证实假设或无法以任何方式证实假设。拥有最多支持性证据的假设构成了干预的基础。图18-3显示了一组学生正在与模拟服务对象进行访谈，这是帮助学生培养治疗思维的一种方式。

治疗思维的思考过程带动了对服务对象作业表现不足的评估，和基于现有资料制订干预计划。这个过程需要考虑作业表现不足的原因、症状和体征、对病情的了解，以及

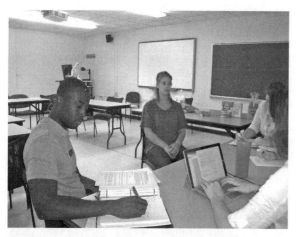

图 18-3　一组作业治疗学生与模拟服务对象进行访谈，以制订有关干预计划的假设。与模拟服务对象一起工作是培养治疗思维的一种方式。

对问题的定义。作业治疗师在作业治疗过程的各个阶段都会使用治疗思维从各种干预方法中做选择，在目标、方式和活动方面的选择中做决定，并使用治疗思维来评估干预的有效性。

作业治疗师密切监督和评估干预措施的有效性，以确定所选择的治疗形式是否达到预期目标。重要的是，作业治疗师在整个过程中都在与服务对象合作，以确认治疗是在对服务对象有意义的方向上进行的，治疗思维的思考过程是动态的。

治疗思维的策略

理解并应用一系列治疗思维策略的作业治疗师，能够调整他们的干预措施以满足服务对象的需要。表 18-1 列举了几种类型的治疗思维策略。

表 18-1　作业治疗师使用的治疗思维策略

策略	描述
程序思维	专注于服务对象的疾病或残疾，并力求找到最合适的方式来改善功能性作业表现。
互动思维	用来理解服务对象作为一个人的策略，发生在作业治疗师和服务对象面对面的互动中。
情境思维	作业治疗师将服务对象的状况当作一个整体来考虑，包括疾病或残疾及其对人的意义——物理性情境和社会性情境。根据参与的程度，考虑如何改变服务对象的状况。
叙事思维	作业治疗师使用讲述故事的方式将关于服务对象的故事告诉他人；使用创作故事的方式设想服务对象的未来，以便指导干预过程。
实用思维	作业治疗师应考虑实践情境和个人背景等因素如何影响干预过程。与实践情境相关的因素涉及资源的可用性（例如，报销和设备）。作业治疗师个人的情境因素包括其治疗技能水平和个人动机。

改编自 Mattingly, C., & Fleming, M. (1994). *Therapeutic reasoning: Forms of inquiry in a therapeutic practice*. Philadelphia, PA: F.A. Davis；Neistadt, M. E. (1996). Teaching strategies for the development of therapeutic reasoning. *American Journal of Occupational Therapy*, 50, 676–684；Rogers J. C., & Holm, M. B. (1991). Occupational therapy diagnostic reasoning: A component of therapeutic reasoning. *American Journal of Occupational Therapy*, 45, 1045–1053；以及 Schell, B. A., & Cervero, R. M. (1993). Therapeutic reasoning in occupational therapy: An integrative review. *American Journal of Occupational Therapy*, 47, 605–610.

马丁利（Mattingly）和弗莱明（Fleming）发现，作业治疗师在治疗思维的过程中使用了三种不同的策略或思路：程序、互动及情境思维，治疗师根据治疗特定服务对象需要处理什么，在这三个策略中轻松而频繁地转换。

程序思维（procedural reasoning）是当作业治疗师专注于服务对象的疾病或残疾，并力求找到最合适的方式来改善功能性作业表现时，使用的一种思考策略。在程序思维过程中，作业治疗师的核心任务是问题识别、目标设定和治疗计划。这个思路类似于治疗思维中的科学性要素。

> 作业治疗师服务一位新的服务对象时，应检查诊断、病因、特点、预后和建议的干预措施。作业治疗师确定对有此诊断的服务对象最常用的方法，并基于此开始干预。作业治疗师进行程序思维。

互动思维（interactive reasoning）是作业治疗师用来理解服务对象作为一个人的策略，发生在作业治疗师和服务对象面对面的互动中。作业治疗师使用互动思维以便（1）从服务对象的角度理解残疾；（2）让服务对象参与干预；（3）通过将目标和程序与某个服务对象及其生活经历和残疾相匹配，来实现个性化的干预；（4）向服务对象传递信任感和接纳感；（5）通过幽默来缓解紧张；（6）共建包含行动和意义的共同语言；（7）确定干预是否有效。

互动思维考虑到了服务对象的角色、目标和环境。尽管作业治疗师使用程序思维来形成干预的基础，但他们也会使用互动思维让干预更为个性化。

> 作业治疗师了解到，服务对象与结婚20年的妻子和3个十几岁的孩子住在家里。该服务对象希望回到注册会计师的工作岗位上，他喜欢和家人一起骑自行车，在乡下徒步旅行。作业治疗师在设计干预计划时，使用这些信息和关于诊断、预后、病因和干预策略的信息。

作业治疗师使用的第三个策略是**情境思维**（conditional reasoning）。情境思维有几个层面，作业治疗师考虑服务对象的整体状况，包括疾病或残疾及其对人的意义——物理性情境和社会性情境。作业治疗师通过分享对干预结果的相同愿景来激励服务对象参与干预。有了这些做事的画面，作业治疗师在实施干预时将在服务对象身上观察到的变化与服务对象的目标进行比较。作业治疗师使用情境思维来考虑服务对象的所有方面，特别是要评估干预的情境与服务对象的目标和愿望之间的关系。

作业治疗师安娜评估了萨姆的干预进展，决定将干预的重点从补偿改为代偿。安娜认为，萨姆在治疗中很努力，但根据他的病情严重程度和迄今为止的进展，决定采用代偿的方法使萨姆更早地回到他的生活中。

安娜使用情境思维来改变干预的重点，让萨姆回到作业活动中。她分析了令萨姆进步的多种因素，并推断改进干预措施能让他更快地达到作业活动目标。

文献中描述的另一种治疗思维策略是**叙事思维**（narrative reasoning）。马丁利（Mattingly）介绍了作业治疗师使用叙事思维的两种方式：讲述故事和创作故事。在讲述故事时，作业治疗师们互相讲述服务对象的故事，以更好地通过这个过程理解和思考。这种讲述故事的方式可以在服务对象研究报告中看到。马丁利指出："叙事，通过将行动和事件的外部世界与人类意图和动机的内部世界联系起来，使现实变得有意义。"

服务对象也可以通过讲述故事来重塑自己的叙述，并使所经历的事情有意义。讲述一个人过去的故事是有助于创作"未来故事"的一种方式。因此，讲述故事可以为服务对象和家庭带来治疗效果。例如，一名遭受脊髓损伤的年轻运动员可以讲述他过去作为运动员的成功故事，随着干预的进展，他可能会产生新的成功故事，并通过参与适应性运动或轮椅篮球运动来重塑自己的运动员形象，他可以利用讲述故事来重新定义自己目前的角色。讲述故事可以帮助服务对象理解自己的作业表现并建立新的认同。

实用思维（pragmatic reasoning）考虑了实践情境和作业治疗师的个人背景等因素，这些因素可能限制或促进治疗干预。与实践情境相关的因素包括报销资源以及设备和空间的可用性。例如，作业治疗师在制订干预计划时要考虑报销可利用的资源。作业治疗师还必须考虑个人因素，包括治疗技能、知识和经验，其他实用因素包括时间／习惯、成本、资源、环境、场所和人员。

作业治疗师尼克正在治疗一位 63 岁的中风患者卡洛斯。他们正一起努力改善卡洛斯患侧手臂和手的运动，以便他能够回到汽车机械师的工作。卡洛斯向治疗师讲到他对自己未来的期许：他想在工作中执行多种任务并从同事和家人那里得到认同。尼克解释说，他在作业治疗中完成的项目需要专注、设计、解决问题和精细运动的技能，这些技能也是卡洛斯工作时需要的。同时，尼克帮助卡洛斯明白，他已经听到了他的故事，并将协助他回到汽车机械师的工作。

从新手治疗师到专家治疗师：治疗思维的发展

治疗思维随着时间的推移和实践经验的积累而不断发展，学者们描述了职业发展的五个不同阶段：新手治疗师、进阶新手治疗师、胜任的治疗师、精通的治疗师和专家治疗师（表18-2）。

表18-2 治疗思维的发展阶段

发展阶段	名称	功能类型
1	新手治疗师	使用程序思维或者科学性要素，知识大多来自课堂
2	进阶新手治疗师	能识别更多的线索，并开始将服务对象视为一个个体
3	胜任的治疗师	能看到了更多的事实，理解服务对象的问题，采用个性化的治疗，但缺乏灵活性和创造性
4	精通的治疗师	将情况视为一个整体，而不是孤立的部分。实践经验使其能够形成服务对象应该去哪里的愿景，并且很容易修改计划
5	专家治疗师	认可并理解实践的规则，凭直觉知道下一步该做什么，灵活使用各种推理

改编自 Dreyfus, H. L., & Dreyfus, S. E. (1986). *Mind over machine, the power of human intuition and expertise in the era of the computer*. New York, NY: The Free Press：101–121；Neistadt, M. E., & Atkins, A, (1996). Analysis of the orthopedic content in an occupational therapy curriculum from a therapeutic reasoning perspective. *American Journal of Occupational Therapy*, 50：669–675; and Benner, P. E. (1994). *From novice to expert: Excellence and power in therapeutic nursing practice*. Menlo Park, CA: Addison-Wesley.

新手治疗师（novice practitioner）的重点在学习执业必需的程序和技巧（如评估、诊断及设计干预方案）。新手治疗师感到最舒服的是执行和完善在学校学到的技术和程序，在使用互动思维策略时会感觉不舒服。**进阶新手治疗师**（advanced beginner）能够识别更多的线索，并开始将服务对象视为一个个体。然而，进阶新手治疗师仍然没办法看到人的全貌。

胜任的治疗师（competent practitioner）能看到更多的事实，并确定这些事实和观察的重要性。在这个阶段，作业治疗师对服务对象的问题有了更深入的理解，更有可能进行个性化的干预，但仍缺乏灵活性和创造性。**精通的治疗师**（proficient practitioner）将情况视为一个整体，而不是孤立的部分。实践经验使其能够形成服务对象应该去哪里的愿景。如果最初的计划不奏效，精通的治疗师很容易修改计划。

专家治疗师（expert practitioners）认可并理解实践的规则，但对这些治疗师来说，规则会隐藏在暗处。他们经常凭直觉就知道下一步该做什么，"这种直觉判断是基于在治疗的特定时间中，正确识别相关线索，并考虑各种健康、身体和社会心理的因素"。专家治疗师灵活应用程序、互动和情境思维没有困难，他们依靠经验来为服务对象处理可预见的结果。

培养治疗思维的技巧

作业治疗教育者意识到促进和培养学生和临床人员的治疗思维非常重要。以问题为导向的学习是教育项目中用来培养治疗思维的一种技术，其他密切相关的技术包括基于个案的整合学习和要求学生完成模拟评估和制订干预计划的作业。图 18-4 A~C 显示了学生参与基于个案的整合学习，以提高治疗思维能力。这些课程和作业的意图是帮助学生进行治疗思考，反思他们的学习，并提高他们考虑多种因素的能力。在比较美国和苏格兰作业治疗学生的治疗思维能力时，麦坎农（McCannon）等人发现，在以问题为导向的学习中，学生治疗思维的主要形式是程序思维。弗罗曼（Vroman）和麦克雷（MacRae）在他们的工作中报告了类似的发现。

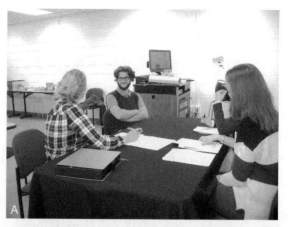

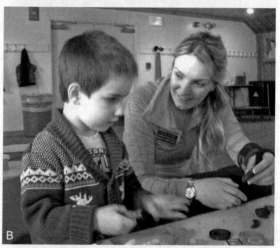

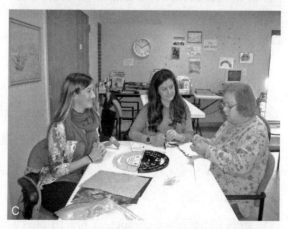

图 18-4　A，作业治疗学生与模拟服务对象进行访谈，作为帮助学生培养治疗思维的一种方式。B，作业治疗学生与孩子一起完成发展评估，访谈家长，并完成评估所需的治疗思考。C，作业治疗学生使用治疗思维技能，让老年人参与治疗活动。

教育项目通过提供真实的学习经历，为作业治疗学生提供进行治疗思考的工具。贝利（Bailey）和科恩（Cohn）建议教师帮助学生从服务对象身上学习。他们为学生提供采访残疾服务对象的机会，并讨论这一过程。反思和内省是培养治疗思维的关键因素，学生和治疗师应能够找到并接受反馈。

昂斯沃恩（Unsworth）在她对专家治疗师和新手治疗师的研究中建议，新手治疗师可以受益于对干预过程的反思和与专家治疗师的讨论。有趣的是，她发现，像 Taylor 和 Mattingly 这样的专家治疗师会对自己的工作进行自我批评并表示愿意改变。利乌（Liu）等人发现，更有经验的治疗师善用情境思维，而初级治疗师则依赖程序思维。

新手治疗师和学生使用个别线索收集信息，而专家治疗师则使用模块化来分类和记录信息。模块化是一种用于记忆几组信息的方式，例如，将一个电话号码分成几块比单个数字更容易记住（如 501-555-9487 比 5015559487 易记），专家治疗师使用模块化的技能来对服务对象的信息进行分类并将其应用于实践。

学生或新手治疗师可以通过督导、反思、分析和角色扮演来提高治疗思维能力。阅读和反思残疾人士的个人生活经历可以帮助治疗师提高治疗思维能力。学生可以通过分析服务对象来培养治疗思维。新手治疗师可以观察专家治疗师，研究他们使用的治疗思维过程和策略。此外，对现场工作体验的讨论和系统性分析可以帮助新手治疗师培养治疗思维能力。

学生可以通过研究文献、批判性地分析数据和反思自己的表现，努力提高治疗思维能力。要求有经验的治疗师提供反馈，有助于新手治疗师理解方法和思考的过程。治疗师可以通过讨论具体的服务对象，不断思考解决问题的过程来培养治疗思维能力。

鼓励治疗师学习更新的知识，并对自己的实践保持反思。通过新的知识仔细分析自己的实践技能和思维，治疗思维能力可以得到进一步发展。治疗师可以通过寻求他人对干预方法和思维的反馈来提高治疗思维能力。反思性写作和自我评估将有助于治疗师发展治疗思维。治疗师可以通过观察工作视频来回顾自己的治疗思维并因此受益。使用临床反思和思维自我评估（Self- Assessment of Clinical Reflection and Reasoning, SACRR）可以深入地了解自己的治疗思维。

通过服务对象分析进行研究，可以提高治疗师的治疗思维能力，因为这需要对干预过程进行仔细检查。遵循某个特定的参考架构可以帮助治疗师发展治疗思维。例如，在另一项研究中，奥布赖恩（O'Brien）等人和凯波宁（Keponen）和劳尼艾宁（Launiainen）使用 MOHO 探讨了治疗思维过程。最后，保持与时俱进和批判性地阅读现有的研究文献，可以提高治疗师的治疗思维能力，从而使服务对象受益。

总　结

治疗思维为作业治疗师做出（临床）判断，帮助服务对象提高功能及参与作业活动提供了基础。在干预过程中，科学性、伦理性和艺术性要素应结合起来。作业治疗师巧妙地设计干预措施，使服务对象的生活发生变化。来自医学的知识提供关于病情、诊断、预后和个案因素等的资料。艺术性要素包含设计有创造性的干预措施以解决作业表现的不足，治疗性使用自我，治疗师如何与服务对象建立信任。最后，伦理方面的考虑可能会影响干预的过程和结果。

作业治疗师使用各种策略，将科学性、艺术性和伦理性要素有效地整合到干预计划中。这些思维策略包括程序、互动、情境、叙事和实用思维。这些策略很少单独使用，事实上，专家治疗师能灵活运用各项策略，以提供最直观有效的干预。新手治疗师使用的策略可能会很有限。

实践、反思、教育、监督、研究和对实践的批判性分析，是提高作业治疗师治疗思维能力的很好的方式。作业治疗师必须时刻注意他们所采用的治疗思维策略，以使干预对服务对象始终保持有益。

学习活动　Learning Activities

1. 为学生提供一个服务对象进行研究。学生根据具体的服务对象，提供使用不同治疗思维策略的示例，并在课堂上分享。

2. 观看干预过程中的个案的研究录像，分析治疗师使用的治疗思维策略。这些策略是否有效？你会采取什么不同的做法？

3. 写一个关于残疾人的小故事。报告这个人的过去和现在如何影响他的未来。

4. 阅读一部关于一位有残疾经历的人士的文学作品。使用叙事思维，分析这个人的经历。描述这个人的故事。（老师可以提供可阅读的书籍的建议）。

5. 使用治疗思维策略，为一个设定好的个案研究制订干预计划，仅有的信息是服务对象的年龄、诊断和生活状况。在课堂上讨论这些线索。干预过程的下一步是什么？

复习题　Review Questions

1. 什么是治疗思维？
2. 什么是治疗思维的思考过程？
3. 举例说明治疗思维的科学性、伦理性和艺术性要素。

4. Mattingly 和 Fleming 所描述的治疗思维的三种策略是什么？

5. 治疗思维的发展阶段有哪些？请逐一描述。

施晓畅 译　马丽虹 审校

参考文献

1. Bailey DM, Cohn ES. Understanding others: a course to learn interactive therapeutic reasoning. *Occup Ther Health Care.* 2001;15(1/2):31–46.

2. Benamy BC. *Developing Therapeutic Reasoning Skills: Strategies for the Occupational Therapist.* San Antonio, TX: Therapy Skill Builders; 1996.

3. Fleming MH. The therapist with the three-track mind. *Am J Occup Ther.* 1991;45:1007–1014.

4. Keponen R, Launiainen H. Using the model of human occupation to nurture an occupational focus in the therapeutic reasoning of experienced therapists. *Occup Ther Health Care.* 2008;22(2/3):95–104.

5. Liu KPY, Chan CCH, Hui-Chan CWY. Therapeutic reasoning and the occupational therapy curriculum. *Occup Ther Int.* 2000;7(3):173–183.

6. Mattingly C, Fleming M. *Therapeutic Reasoning: Forms of Inquiry in a Therapeutic Practice.* Philadelphia, PA: F.A. Davis; 1994.

7. Mattingly C. The narrative nature of therapeutic reasoning. *Am J Occup Ther.* 1991;45:998.

8. Mattingly C. What is therapeutic reasoning? *Am J Occup Ther.* 1991;45:979.

9. McCannon R, Robertson D, Caldwell J, et al. Comparison of therapeutic reasoning skills in occupational therapy students in the USA and Scotland. *Occup Ther Int.* 2004; 11(3):160–176.

10. Neistadt ME. Teaching strategies for the development of therapeutic reasoning. *Am J Occup Ther.* 1996; 50: 676–684.

11. O'Brien J, Asselin L, Fortier K, et al. Using therapeutic reasoning to apply the model of human occupation in pediatric occupational therapy practice. *J Occup Ther Sch Early Interv.* 2010;3(4):348–365.

12. Rogers JC. Therapeutic reasoning: the ethics, science and art. *Am J Occup Ther.* 1983;37:601–616.

13. Rogers JC, Holm MB. Occupational therapy diagnostic reasoning: a component of therapeutic reasoning. *Am J Occup Ther.* 1991;45:1045–1053.

13a. Royees CB, Mu K, Barrett K, et al. Pilot investigation: Evaluation of clinical reflection and reasoning before and after workshop intervention. In: Crist P, ed. *Innovation in Occupational Therapy Education.* Bethesda, MD: AOTA; 2001:107–114.

14. Schell BA, Cervero RM. Therapeutic reasoning in occupational therapy: an integrative review. *Am J Occup Ther.* 1993;47:605–610.

15. Slater DY, Cohn ES. Staff development through analysis of practice. *Am J Occup Ther.* 1991; 45: 1038–1044.

16. Taylor RR. *The Intentional Relationship: Use of Self and Occupational Therapy.* Philadelphia, PA: F.A. Davis; 2008.

17. Unsworth G. The therapeutic reasoning of novice and expert occupational therapists. *Scand J Occup Ther.* 2001;8:163–173.

18. Vroman KE, MacRae N. How should the effectiveness of problem-based learning in occupational therapy education be examined? *Am J Occup Ther.* 1999; 53:533–536.

作业治疗师通过开展活动以促进作业参与。他们分析服务对象参与活动的因素和所需的技能，并考虑如何为服务对象的成功创造机会，同时朝着特定的活动目标努力。以下活动为学生创建干预活动计划提供建议。

日常生活活动：进食

活动：午餐示例

活动目标：

1. 服务对象将在 30 分钟内吃三种不同质地的食物。

2. 用餐安排好后，服务对象将在 30 分钟内享用午餐。

3. 服务对象将独立用特制的杯子喝 120 毫升液体。

4. 服务对象会独立咀嚼一块饼干并咽下它。

活动材料：

不同质地的食物：

• 布丁或酸奶（软）

• 饼干或曲奇饼干（松脆）

• 葡萄干或水果卷饼（耐嚼）

• 果汁或牛奶（液体）

• 苹果或橘子（硬）

• 奶酪（涂抹或切成片状）

• 面包

活动步骤：

1. 让服务对象在每组（食材）中选择午餐食品。

2. 以创造性的方式准备食物。例如，用饼干刀切面包和奶酪。将布丁或酸奶放在装饰好的纸质蛋糕罐中（图 A-1）。

3. 午餐准备好后，让服务对象坐下来同他人一起享用点心。

4. 与服务对象进行轻松的交谈，以促进其产生积极的体验感。

人群：

儿童及以上人群。

针对的身体功能：

• 自己进食所需的口腔运动控制。

• 拿起餐具或食物的精细运动技能。

• 维持端正的坐姿。

• 一只手持食物（如面包）同时另一只手涂抹奶酪的双手协调能力。

• 咀嚼和吞咽的协调能力。

考虑的因素：

• 饮食需求。

- 食物过敏。
- 吞咽能力。

治疗技术：

- 对有与质地相关的感官问题的服务对象而言，作业治疗师可能希望让其从擦脸或搓脸开始。

例如，用粗糙的布洗脸可以帮助服务对象为进食做准备。

- 正确的姿势可以促进成功进食。服务对象应该坐直，颈部略微弯曲（以促进吞咽），双脚着地。
- 将食物放在中线有助于摆正坐姿，这样不会引起肌肉张力的波动。
- 用对话的语气与服务对象进行交谈，与在柔和且温暖、昏暗的灯光下一样，可以使人平静。

日常生活活动：穿衣打扮

活动：换装

活动目标：

1. 在语言提示下，穿好自己的衣服。
2. 自己独立脱衣服。
3. 扣加大的纽扣。
4. 用双手穿脱衣服。

活动材料：

- 各种颜色鲜艳的衣服、服装和配件（如帽子、发饰、口袋书、剑、徽章、面具）。
- 镜子。
- 可以根据活动主题将活动材料分组，如王子、公主、超级英雄、牛仔、怪兽（穿着万圣节服装）或成年人（图 A-2）。

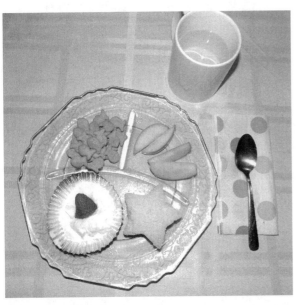

图 A-1 以特殊方式摆放午餐可以提高（服务对象）在活动中的参与度。

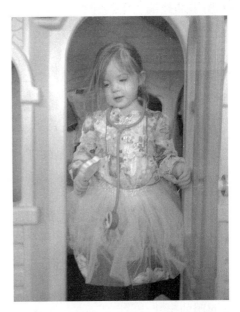

图 A-2 图中的小女孩非常喜欢打扮成"公主医生"。

活动步骤：

拟定一个装扮主题，邀请孩子们穿上相应的服装。如果孩子们需要，请帮他们扣纽扣或整理衣服，鼓励他们尽量多地参与。他们可能想化妆或戴帽子，一旦他们对自己的新形象感到满意，就会向别人展示。他们可能想假装成某个角色，走秀展示或穿着服装玩游戏。活动完成后，孩子们就要把服装脱下来放好。

人群：

儿童（也适用于青少年和成人）。

针对的身体功能：

- 用双手握住并固定衣物。
- 挪动手臂使之穿进袖管，将腿放入裤管。
- 平稳地抬起腿并穿上裤子。
- 用手部技能（钳形抓握）和手部力量来拉拉链。
- 打领带的良好运动协调能力。

针对的心理功能：

- 想象或"假想"的认知过程。
- 正确穿衣服的视觉感知能力。
- 穿着新衣服的自我体验。
- 即使是"假想"，也能意识到自我。

考虑的因素：

- 视觉感知能力。
- 衣服的尺寸。
- 操作按扣、纽扣、拉链的难易程度。

治疗技术：

孩子们喜欢玩换装游戏，穿上各种有趣的衣服会让这项活动变得有趣且有活力。有些孩子面对太多的选项时可能难以做出选择，因此组织活动时需要更加仔细。作业治疗师可能需要手把手地帮助孩子适应任务（如坐下来穿裤子）。通过唱歌、游行、表演短剧或跳舞，让换装游戏更加有趣。拍照并把照片寄到家中可以给孩子留下美好的回忆，也可以增强他们的穿衣技巧。

温馨提示：

可以通过二手商店、车库大甩卖和节日后大甩卖等渠道购买价格优惠的"换装"衣物。

日常生活活动：修饰 / 卫生

活动：周一装扮

活动目标：

1. 服务对象将完成梳头发的活动。
2. 服务对象将完成晨间修饰。
3. 服务对象将完成化妆活动。
4. 服务对象将完成刷牙活动。

活动材料：

- 化妆品（遮瑕膏、腮红、睫毛膏、眼影、唇膏）。
- 肥皂和水。
- 毛巾。

• 面霜。

• 牙刷、牙膏、漱口水。

• 刷子、卷发器、梳子、吹风机。

• 镜子。

• 水槽。

活动步骤：

1. "换装"前拍照。

2. 洗脸和洗手。

3. 刷牙并用漱口水漱口。

4. 擦干头发（湿发时）。

5. 做发型。

6. 涂抹面霜并化妆。

7. "换装"后拍照。

人群：

所有年龄段（尤其是青少年；图 A-3）。

针对的身体功能：

• 化妆和刷牙的精细运动技能。

• 握住吹风机的手部力量。

• 上肢运动范围可以使手触到头的后侧及顶部来做发型。

• 化妆和做发型时用到的视觉感知能力。

• 握住肥皂，拿着毛巾洗脸。

• 拧开牙膏和化妆品盖子的钳形抓握能力。

针对的心理功能：

• 通过照顾自己，实现自我概念。

• 活动步骤和时间的认知过程。

• 熟悉晨间日程的人物、地点和时间。

• 按活动步骤完成流程所需的记忆力。

考虑的因素：

• 个人对化妆品的偏好。

• 水的温度。

• 对肥皂和化妆品是否有过敏反应。

治疗技术：

作业治疗师可以通过提供活动步骤图片来调整活动。见图 A-4 提供的例子。有些服务对象可能会受益于一面可以放大的镜子或化妆刷上的手柄。有些服务对象可能需要一个固定好的吹风机，这样他们就不必用手拿着了。

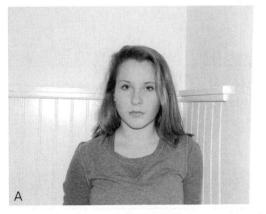
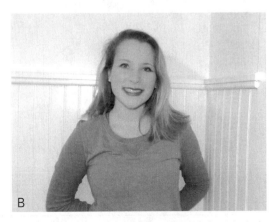

图 A-3　A，在"之前"的照片中，少女没有化妆和做造型。B，在"之后"的照片中，少女自信地展示了她的发型和妆容。

晨间日程		周一	周二	周三	周四	周五	周六	周日
1. 洗脸	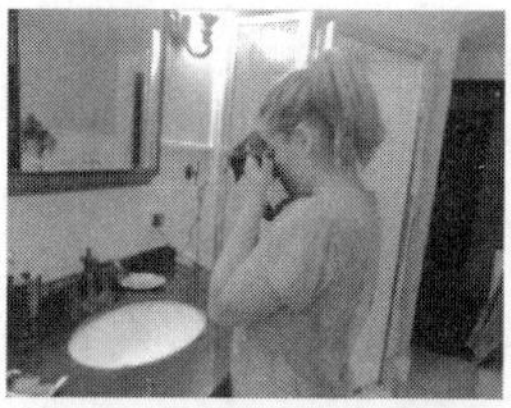							
2. 刷牙	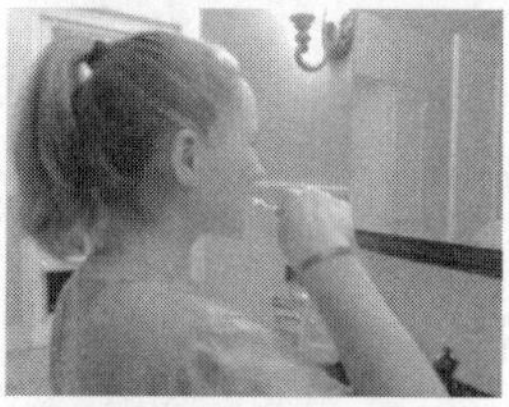							
3. 梳头	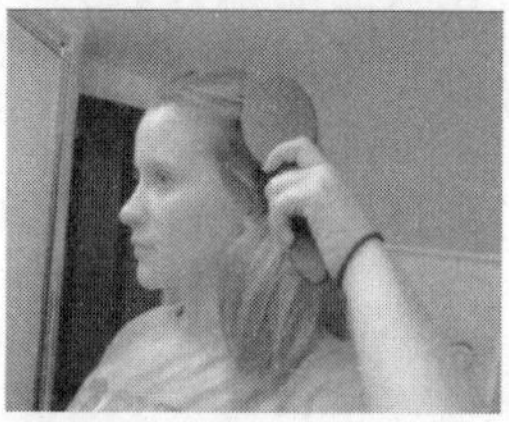							
4. 做发型	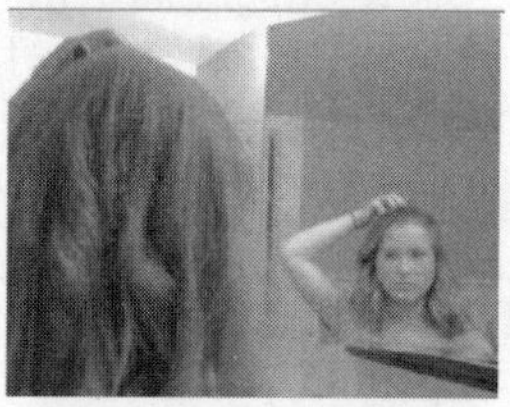							
5. 化妆	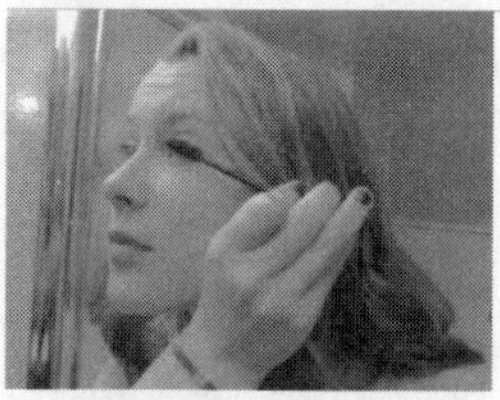							
6. 穿衣	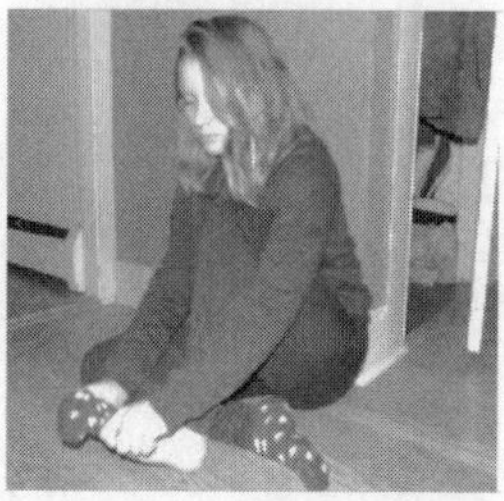							

图 A-4　修饰 / 卫生的程序图示例。

作业治疗师应鼓励服务对象尽可能多地去做。手把手的辅助或对活动材料的调整会有助于服务对象完成活动。

变化：让服务对象自己穿上衣服，走在"T台"上。这项活动可以帮助服务对象培养积极的自我意识。

工具性日常生活活动：照顾宠物

活动：鱼缸

活动目标：

1. 照顾金鱼。

2. 整理活动材料以持续照顾金鱼。

3. 制订照顾宠物的常规程序。

4. 制订照顾宠物的记忆策略。

5. 训练照顾宠物的精细动作。

活动材料：（图 A-5A 为活动材料示例）

• 金鱼。

• 金鱼的食物。

• 玻璃鱼缸。

• 渔网勺。

• 碎石头。

• 水。

• 五颜六色的贴纸、颜料——用于外部装饰。

• 颜料刷。

• 纸张（写下照顾宠物的活动步骤）。

活动步骤：

1. 用贴纸和 / 或颜料装饰一个玻璃鱼缸。

2. 将碎石头放入鱼缸中。

3. 往鱼缸中加水，使水达到 3/4 的高度。

4. 轻轻放入金鱼（图 A-5B 为完成装饰的鱼缸的示例）。

5. 添加一撮食物。

6. 写下每天喂鱼的时间表和每周清理鱼缸的时间表。

7. 检查照顾宠物的计划，包括如何清理鱼缸。

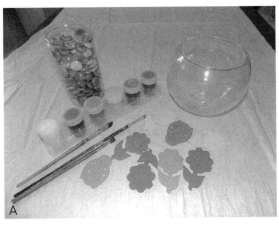
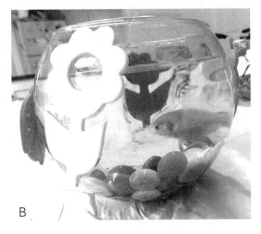

图 A-5　A，鱼缸活动所需的材料。B，装饰鱼缸。

人群：

从儿童（可能需要更多的监督）到老年人。

针对的身体功能：

· 握住颜料刷和装饰鱼缸的精细运动。

针对的心理功能：

· 视觉功能，将碎石头放在容器中并装饰鱼缸。

· 记忆力，保证每天喂鱼，每周清洗鱼缸。

· 通过视觉感知来识别多少食物是"一撮"。

· 判断（更高层次的认知）以确定何时必须清洗鱼缸。

· 表达对宠物的关怀。

考虑的因素：

· 要确保家庭成员或照顾者同意服务对象养宠物鱼。

· 宠物食品不可食用，应放在儿童接触不到的地方。

· 金鱼的寿命有限，所以作业治疗师应该考虑服务对象的情绪反应。

治疗技术：

作业治疗师可以向服务对象提供书面指示或要求服务对象写出指示；可以通过各种方式来增加活动的内容，如要求服务对象讨论他（或她）所拥有的宠物、描述关于鱼的故事（如《海底总动员》）或为鱼起名字。

工具性日常生活活动：财务管理

活动：成功做预算

活动目标：

1. 制订每月的预算。

2. 及时支付账单。

3. 在一年内节省 3500 元。

4. 使用自动取款机（ATM）支取现金。

活动材料：

· 预算表（图 A-6）。

· 银行卡。

· 计算器（也可以在电脑、平板电脑或手机上进行）。

· 日记。

活动步骤：

1. 让服务对象在日记中记录活动前 1 周（或 1 个月）的所有开支。

2. 记录所有收入（每周或每月）。

3. 认真思考所有的支出，并记录在预算表上。

4. 计算剩余资金。

5. 讨论财务管理目标（如每年节省 3500元），并确定如何做到这一点。

6. 回顾在自动取款机取款的步骤。

7. 到自动取款机前，（一旦服务对象准备好）协助服务对象取款。

8. 教会服务对象如何记录所有费用。

9. 每周或每月跟进一次，如有需要，进行调整。

预算表

使用此表格记录一周内的所有交易，详细记录收入和支出。每周根据需要进行调整，从而确定一套可行的预算方案。小标题可以根据需要修改。

	收入	支出（实际花销）	总计（元）
每周收入			
其他津贴			
租金			
暖气费、电费、水费			
有线电视费			
电话费			
食品			
保健品 / 药品			
交通（车辆费用、登记）			
保险			
会员费			
信用卡账单			
服装			
娱乐			
储蓄			
其他			
净总额（收入 - 支出）			

图 A-6 预算表

人群：

青少年和老年人。

针对的运动技能：

• 用手掌和手指的力量握住书写工具来记录开支和收入。

• 手持银行卡并在自动取款机上对准银行卡插口的精细运动协调能力。

针对的处理技能：

- 不受干扰地处理手头的工作。

- 遵守任务规定，完成做预算和在自动取款机提款。

- 使用自动取款机时保持平衡、直立的姿势。

- 按规定使用银行卡和其他活动材料（预算表、书写工具）。

- 在需要帮助时进行询问。

- 按逻辑排列各个活动步骤的顺序。

- 优点：防止自动取款机或预算问题再次发生。

针对的心理功能：

- 更高层次的认知——通过收入和支出来讨论和工作。制订节省开支的策略。

- 表现出对制订的指导方针的记忆，以便他／她能保持在既定的预算范围内。

- 以合理的方式思考财务决策，并符合既定的预算。

- 对预算决策表现出自我控制和冲动控制。

考虑的因素：

服务对象的年龄和情况会影响财务管理。作业治疗师可以让其他人（如父母、照顾者）参与讨论。

治疗技术：

治疗师可以用一个预算"样本"，甚至用"伪钞"来教财务管理的知识。记录收入和支出是管理金钱的有效方法。该活动需在一段时间内进行跟进和调整。

工具性日常生活活动：膳食准备和清理

活动：两人份午餐

活动目标：

1. 服务对象将计划并准备好一份营养均衡的两人份午餐。

2. 服务对象将在餐后清理食物和活动材料。

3. 服务对象将与一个朋友或同伴共进午餐。

4. 服务对象将完成一份所需物品的购物清单。

活动材料：

- 食物：服务对象将按要求制订一份符合五种食物类别的购物清单，包括：肉类／蛋白质、水果、乳制品、蔬菜、面包或意大利面。

- 餐盘、银制餐具、餐巾纸、杯子。

- 碗、碟。

活动步骤：

1. 邀请同伴或朋友共进午餐，询问他们是否有任何饮食方面的禁忌。

2. 服务对象制订一个菜单和购物清单。

3. 服务对象去（如有必要，与作业治疗师一起）购买食物。

4. 服务对象准备午餐（图 A-7）。

5. 服务对象和同伴或朋友共进午餐。

6. 服务对象清理卫生。

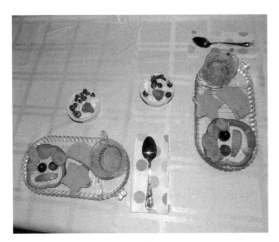

图 A-7　准备两人份的午餐

人群：

儿童及以上人群（非常适合成人和老年人）。

针对的运动技能：

- 搅拌或烹调时能握稳碗。
- 站在砧板旁。
- 伸手去拿食物、盘子、碗和刀叉。
- 弯下腰去拿下层柜子里的容器。
- 握住器皿（勺子、刀）和食物。
- 混合搅拌和切割等。
- 提起食物并走到准备区。
- 在厨房和杂货店里走动。

针对的处理技能：

- 参与到准备和清洁食物的任务中。
- 跟进完成午餐准备、布置和清理工作。
- 选择适当的刀、碗和其他器皿。
- 按照规定的方式处理食物。
- 在需要帮助时进行询问。
- 开始准备膳食。
- 继续进行接下来的事情，直到完成任务。
- 以合理的方式安排操作活动步骤（例如，在准备沙拉之前应该清洗食材）。

- 清理并完成活动。
- 在厨柜中寻找盘子、刀叉、餐巾纸。
- 收集任务所需的活动材料和设备。
- 收拾厨房和午餐桌。
- 在厨房内走动，避免撞到物品。

考虑的因素：

儿童将需要更多的监督。必须考虑特种饮食和食物质地的限制。

治疗技术：

服务对象可能会有特定的饮食习惯，这些会唤起他们的记忆或具有特殊意义。作业治疗师可以在这个活动开始时讨论最喜欢的食物、有意义的菜肴、文化餐或用餐时的家庭记忆。使用一些有趣的餐巾纸或自制的餐具可以为午餐增加一些意义。

休息和睡眠：睡眠准备

活动：月下安寝

活动目标：

1. 养成健康和幸福的睡眠习惯。
2. 为作息准备良好的环境。
3. 连续 5 天遵守预定的就寝时间。

活动材料：

- 柔和的音乐（有多种选择）。
- 枕头（品种各样）。
- 睡前读物。
- 选择温热的饮品（茶或温牛奶可以让人放松）。
- 各种图片（关于睡前仪式），让服务对象按睡前时间表安排活动（示例见图 A-8）。

活动步骤：

1. 与服务对象讨论安排就寝时间的重要性。

2. 使用这些图片，要求服务对象为睡前活动排序。

3. 选择服务对象喜欢的枕头、书籍、音乐。

a）服务对象可能想装饰自己的枕头，并加入香味剂（薰衣草可以令人放松）。

b）柔和的音乐或大自然的声音可以让人感到舒畅。

c）睡前调暗灯光。

d）让服务对象自己挑选睡衣。

4. 一旦服务对象确定了一个惯例，就按照这个惯例指导其去完成。

5. 根据服务对象的选择，准备一个书面的时间表（示例见图 A-9）。

6. 要求服务对象在下次就诊前遵守常规 5 天。

7. 修订日程表和日常活动，并要求服务对象在日记中记录进展情况。

人群：从儿童到成人

• 家长要参与到儿童的日常活动中来。

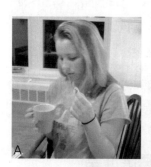
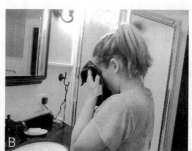
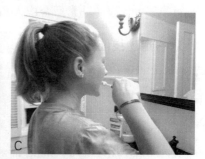
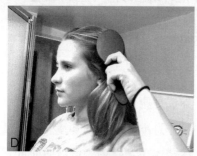
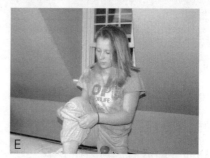
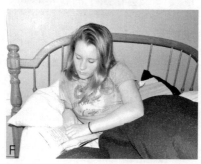
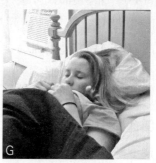

图 A-8　就寝日程表中用到的图片示例。A，喝一杯舒缓茶。B，用温水洗脸。C，刷牙。D，梳头。E，穿上睡衣。F，读书（30 分钟）。G，关灯睡觉。

姓名：_____

活动目标：周一至周五每晚 8：00 上床睡觉。

		时间	周一	周二	周三	周四	周五
1. 消夜 • 热饮 • 零食	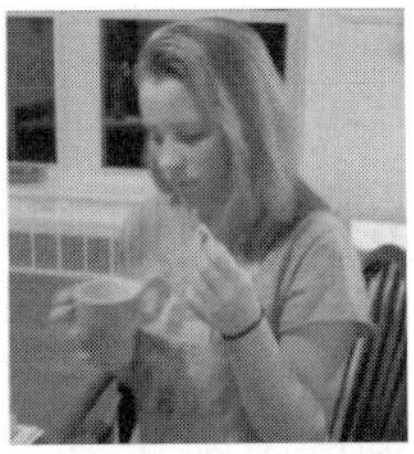	19:00					
2. 睡前卫生 • 刷牙 • 梳头 • 洗脸、洗手	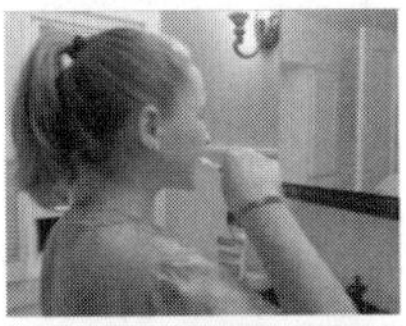 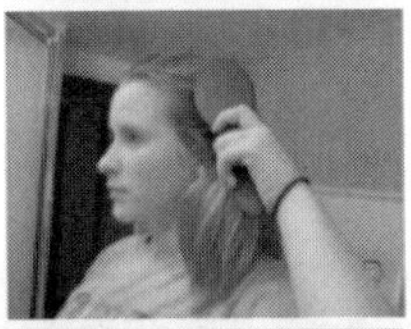 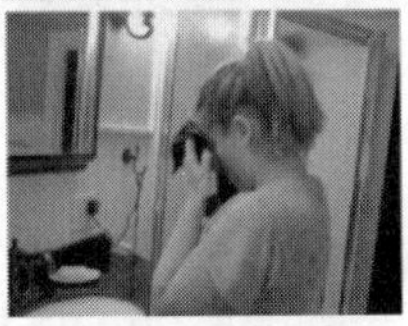	19:15					
3. 穿上睡衣	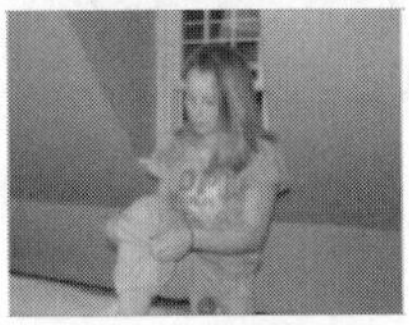						
4. 阅读 30 分钟	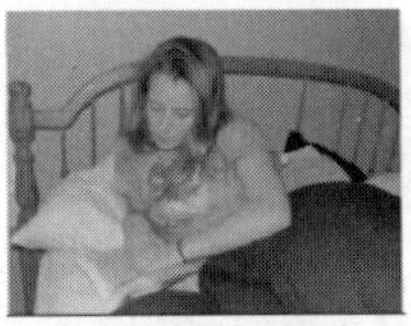	19:30					
5. 关灯	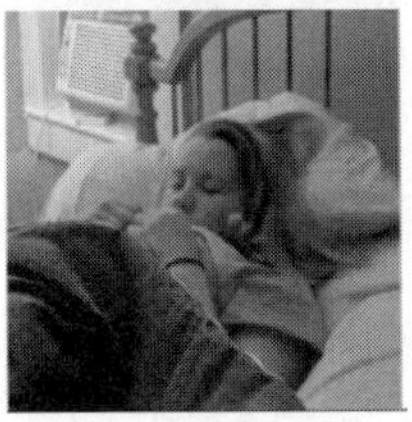	20:00					

图 A-9　就寝时间表示例。

针对的身体功能：

• 控制完成就寝常规活动所需的自主运动。

针对的心理功能：

• 体验自我和时间以理解常规就寝时间。

• 感觉到感官刺激是平和的。

• 调节情绪，使其在就寝前平静和放松。

针对的感官功能：

• 听到平静的声音。

• 注意到灯光变暗。

• 厚实的枕头带来的本体感觉使人平静。

考虑的因素：

就寝时间因人而异。因此，应考虑（服务对象的）家庭文化。

治疗技术：

向服务对象宣讲就寝时间的重要性。将服务对象的选择纳入就寝常规中。帮助选择合适的枕头、睡衣和感官刺激，可能需要几次治疗才能找到最适合服务对象的物品和就寝时间。作业治疗师通过日程表（儿童可使用图片日程表强调就寝时间），追踪一个人的就寝时间可能有助于加强这种模式。

教育

活动：在学校的手部技能

活动目标：

1. 发展双侧上肢手部技能，以利于学业。

2. 一手拿着蜡笔，另一只手按住纸。

3. 临摹简单的形状。

4. 在纸上写名字。

活动材料：（图 A-10A）

• 蜡笔（细的和粗的）。

• 纸张（卡纸）。

• 砂纸。

• 手工艺活动材料（胶水、颜料、冰棒棍）。

活动步骤：

1. 挑选卡纸的颜色。

2. 用冰棒棍把孩子名字的第一个字母摆出来。

3. 粘在卡纸上。

4. 在冰棒棍的周围画图或涂上颜色。

5. 在卡纸上签名（或学着把名字写上去）（图 A-10B 为已完成的项目的示例）。

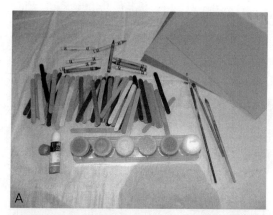

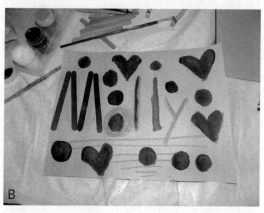

图 A-10　A，用于"手工姓名拼写活动"的材料。B，成品示例。

人群：

学龄前儿童或小学生。

针对的身体功能：

• 双侧精细运动技能，操作蜡笔、胶水、颜料。

• 用手协作将冰棒棍放在纸上。

• 在整个任务中保持直立的坐姿。

• 持握蜡笔和其他活动材料的握力。

针对的心理功能：

• 关注细节和任务。

• 视觉感知，识别形状和颜色。

• 识别字母和形状的认知能力。

• 意识到自己的身份（名字）。

• 回忆字母的记忆力。

考虑的因素：

可能需要一些弯曲的圆形纸板来制作字母（如 O，G，J）。

治疗技术：

准备一个完成的作品来让儿童看到预期的结果。作业治疗师可能需要提供单步指示，并通过为每个步骤提供活动材料来组织活动。提供粗的蜡笔可能使一些儿童更容易抓握。反之，细蜡笔可能更具挑战性，因为它们需要更多的手部控制。在绘画中加入更多的细节将增加其复杂性。

工作：寻找和获得就业机会

活动：寻找工作（可能需要多次干预治疗）

活动目标：

1. 服务对象将完成两份工作申请。

2. 服务对象将为一个可能获得的工作机会进行面试。

3. 服务对象将跟进面试的后续事宜。

活动材料：

• 电脑、报纸广告。

• 面试用的服装。

• 面试问题示例。

• 面试表现的评分标准表（图 A-11）。

活动步骤：

1. 通过互联网、报纸和口头获得几个可能的工作机会。

2. 填写申请表。

3. 通过选择面试服装为面试做准备。

4. 讨论样题并练习回答。

5. 与治疗师进行"模拟面试"。

6. 使用评分标准表讨论和评估面试表现。

7. 确定接下来的步骤。

人群：

从青少年到成人。

针对的身体功能：

• 功能性活动能力，能够前往面试地点。

• 姿势控制，在整个面试过程中保持坐姿。

针对的心理功能：

• 与面试官进行谈话时保持注意力。

• 能够回忆起与工作有关的任务和工作经历。

• 对身体姿势和个人身份的自我意识。

• 需要更高层次的认知思维能力，以良好　　• 有能力将经验与工作职责联系起来。

的判断力和洞察力来回答问题。

用于评估服务对象在模拟求职面试中表现的评分表示例。

该评分表为我们提供了一种讨论服务对象优势和劣势的格式。作业治疗师可能从只关注其中几个项目开始。

姓名：_____

观察依据 / 技能	极好	好	需要提高	意见
准时参加面试（至少提前 15 分钟）				
穿着 / 修饰合理、与工作性质相符				
坚定地与面试官握手				
整个面试过程中保持专业水平				
进行眼神交流				
关注说话者				
自信地回答问题				
深思熟虑后作答				
提问与工作相关的问题				
强调面试官为什么要选择他 / 她				
充分展示对工作的认识和理解				
表现出对工作的兴趣				
尊重提问者				
整个面试过程中保持积极的态度				
灵活应对中断				
结束面试				
其他观察依据				

图 A-11　评估求职面试表现的评分表示例。

考虑的因素：

应考虑服务对象的优势和劣势，以找到与其优势最匹配的工作。必须考虑安全问题，还需要考虑工作类型、环境和旅行。

治疗技术：

作业治疗师协助服务对象完成整个过程（可能需要几次治疗）。邀请了解该地区工作机会的职业康复人员或社会工作者参加，可能会有帮助。与其他人员一起回顾面试技巧可能会提供额外的培训。反思工作表现，选择符合服务对象优势的工作是必要的。

游戏参与

活动：主题游戏箱

活动目标：

1. 与同伴玩 20 分钟。

2. 与同伴分享玩具。

3. 进行 30 分钟的游戏治疗。

4. 在 30 分钟的游戏治疗过程中，以非常规的方式使用物体。

5. 使用双侧上肢进行游戏。

活动材料：（图 A-12A）

• 大纸箱。

• 用颜料、纸、贴纸来装饰盒子。

• 涂鸦后的衣服。

活动步骤：

1. 为游戏环节设定一个主题（动物、超级英雄、太空）。

2. 用主题装饰盒子（如动物洞穴、超级英雄之家和太空船，示例见图 A-12B）。

3. 打扮成符合主题的样子。

4. 利用活动材料和"家"做游戏如到树林里去找其他动物，并把它们带回家。把用纸或填充材料制成的动物藏起来。

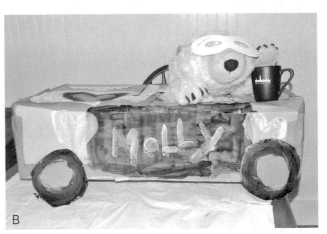

图 A-12　A，主题游戏箱中的活动材料。B，游戏中创造的箱子示例，这个孩子最喜欢的毛绒动物（北极熊）正乘坐着装饰精美的"汽车"。

人群：

儿童（4~12岁）。

针对的身体功能：

• 在游戏中绘画和操纵物体的精细运动技能。

• 提起物体、行走和跑步的肌肉力量。

• 控制眼—手和眼—脚活动的自主运动。

• 坐着、站着和走路的姿势控制。

针对的心理功能：

• 协调游戏和在物体周围移动身体的更高层次的认知。

• 对游戏场景保持注意力。

• 对主题及如何演练的记忆。

• 把箱子想象成一个"家"的视觉感知能力。

• 及时认识到自己，了解自己的身份。

• 对同伴的提示做出反应。

• 与他人分享活动材料。

考虑的因素：

游戏过程中可以专注于改善游戏的活动目标，也可以专注于改善服务对象因素（如上肢功能）。作业治疗师会考虑服务对象的需求，并在过程中专注于此。

治疗技术：

提供多种选择，灵活主动地推进游戏进程。作业治疗师为好玩的行为建模，并鼓励服务对象参与游戏。治疗应该让服务对象感到愉快。

休闲活动探索

活动：城里有什么新鲜事？

活动目标：

1. 确定该地区的10项休闲活动。

2. 参加两项新的休闲活动。

3. 比较对两项活动的兴趣水平。

活动材料：

• 计算机、当地报纸、新闻通讯、旅游手册。

• 进行休闲探索活动所需的衣服和额外的资金（如果需要）。

• 摄像机。

活动步骤：

1. 通过查阅当地的报纸或网络资讯，集思广益，提出10项休闲活动建议。

2. 选择3个最感兴趣的活动。

3. 讨论成本、环境、技能和交通，看是否可行。

4. 参加每项活动（这可能需要几个星期）。在参与活动时拍照（图A-13A~C提供了休闲活动的示例）。

5. 比较和对比每个活动，以确定未来对该活动的兴趣。使用图片来记忆活动和进行交谈。

人群：

成人或老年人。

针对的身体功能：

• 前往目的地和参与活动的步态模式。

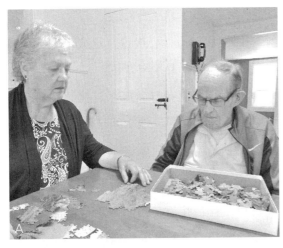

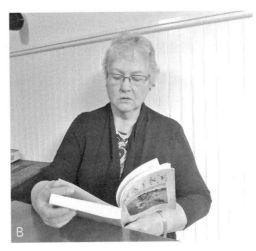

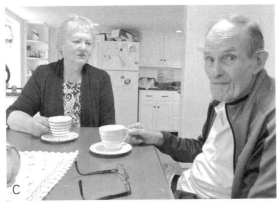

图 A-13　A，拼图。B，读书。C，品茶。

- 从事活动的耐力。
- 走路或提东西的肌肉力量。

针对的感觉功能：

- 视觉敏锐度，了解环境并参与活动。
- 听见指示或对话。
- 味觉和嗅觉（针对某些活动）。
- 本体感觉——感受自身的身体位置。
- 前庭觉——感受自身的平衡、位置和运动。

针对的心理功能：

- 更高层次的认知：在活动中做决定的判断力。
- 显示出对自我和活动选择的洞察力。

- 在活动中解决问题的认知灵活性。
- 回忆过去的决定和事件的记忆力。
- 在受挫或不确定时，调节情绪。
- 意识到自己的身份和环境。
- 思考问题的逻辑性。

考虑的因素：

两人一组可能会更有趣。服务对象可以在作业治疗干预之外参与休闲活动。然而，作业治疗师可以通过与服务对象一起参加活动来支持他们。安全考虑包括交通安全、活动时的身体需求和饮食要求。必须考虑物理环境（室外与室内）和持续时间（耐力要求）。

治疗技术：

作业治疗师可能有为残疾服务对象提供休闲活动探索的资源。例如，许多州为残疾人提供滑雪、帆船、棒球、篮球、舞蹈、骑马、露营和其他活动的机会；可能有支持小组、午餐会或使服务对象受益的会议。有时，参与作业治疗课程的学生可以举办活动来造福社区。作为一种回馈方式，服务对象可能喜欢接受学生的采访。

社会参与

活动：家庭游戏之夜

活动目标：

1. 积极参与的家庭活动。

2. 在家庭环境中培养社交技能。

3. 在家庭社交活动中，更善于解读非语言和语言的社交提示。

4. 在家庭社交活动中，理解其他人的提示。

活动材料：

• 棋盘游戏（大富翁、生命游戏、纸牌、猜猜画画）。

• 拼图。

• 猜谜语。

活动步骤：

1. 教服务对象玩一个特定的游戏。

2. 建立社交互动模型，比如保持适当的个人空间、理解他人的非语言提示，以及轮流进行。

3. 在"练习"中提出开放式问题，并等待回答。

4. 回顾和讨论社会线索，轮流，保持适当的个人空间，并参与谈话。

5. 一旦服务对象准备好了，让其计划家庭游戏之夜的时间、地点和日期。

6. 活动结束后回顾成效。

人群：

可以是任何年龄，但游戏必须根据年龄水平和参与者的数量进行调整。

针对的运动功能：

• 在活动期间完成坐（或站）的姿势控制。

• 根据需要用手持握物品的技能。

• 肌肉耐力，可进行 1 小时的轻度活动。

• 自主运动控制，完成粗大运动、精细运动。

针对的心理功能：

• 更高层次的认知能力，能够对对话、幽默和计划进行判断。

• 对任务保持注意力。

• 记忆力，能回忆起游戏规则。

• 辨别感官的知觉。

• 感知声音的来源。

• 确定人们离你有多远。

• 整合平衡感的变化。

• 调节与对话和游戏有关的情绪。

• 了解自己的身份。

针对的感觉功能：

• 视觉，能看到物体，并对远处的物体进行区分。

- 确定声音的距离，在拥挤的房间里识别谁在说话。
- 前庭觉，意识到平衡、位置和运动。
- 对空间中身体位置的认识（本体感觉）。

针对的社交技能：

- 与家庭成员接触或发起互动。
- 有效地结束谈话并道别。
- 说话要让别人能听懂。
- 适当地使用手势。
- 说话流利。
- 面向说话的人。
- 看着别人。
- 保持适当的身体和个人界限。
- 进行社交互动，以便其他人可以发言。
- 表达一系列适合情境的情感。
- 以一种适合社交的方式提出不同意见。

- 感谢并认可他人。
- 适当地处理活动之间的转换。
- 轮流玩游戏。
- 必要时进行澄清。
- 在比赛中鼓励他人。

考虑的因素：

作业治疗师制订游戏计划时，必须考虑家庭成员的年龄，以及对不同文化的偏好。

治疗技术：

作业治疗师可能希望一次只关注几个社交技能。在一个安全的环境中（如作业治疗诊所）进行练习，可能有助于服务对象发展技能。自我反省和讨论可以强化行为。在诊所里与一小群家庭成员（即使只是另外的一个人）开展活动，可能有助于服务对象在家里取得成功。

（本书的献词、前言、致谢、附录，由单垚焜译、马丽虹审校）

Elsevier (Singapore) Pte Ltd.
3 Killiney Road, #08-01 Winsland House I, Singapore 239519
Tel: (65) 6349-0200; Fax: (65) 6733-1817

注　意

本译本由 Elsevier (Singapore) Pte Ltd. 和华夏出版社有限公司完成。相关从业及研究人员必须凭借其自身经验和知识对文中描述的信息数据、方法策略、搭配组合、实验操作进行评估和使用。由于医学科学发展迅速，临床诊断和给药剂量尤其需要经过独立验证。在法律允许的最大范围内，爱思唯尔、译文的原文作者、原文编辑及原文内容提供者均不对译文或因产品责任、疏忽或其他操作造成的人身及（或）财产伤害及（或）损失承担责任，亦不对由于使用文中提到的方法、产品、说明或思想而导致的人身及（或）财产伤害及（或）损失承担责任。

北京市版权局著作权合同登记号：图字 01-2022-0738 号

图书在版编目（CIP）数据

作业治疗导论 / (美) 简·克利福德·奥布赖恩（Jane Clifford O'Brien）著；马丽虹，施晓畅译 . -- 北京：华夏出版社有限公司，2024.2
书名原文：Introduction to Occupational Therapy，5th Edition
ISBN 978-7-5222-0437-6

Ⅰ . ①作… Ⅱ . ①简… ②马… ③施… Ⅲ . ①康复医学 Ⅳ . ① R49

中国版本图书馆 CIP 数据核字 (2022) 第 231861 号

作业治疗导论

著　　者	[美]简·克利福德·奥布赖恩	版　次	2024年2月北京第1版	
译　　者	马丽虹　施晓畅		2024年2月北京第1次印刷	
责任编辑	梁学超	开　本	787×1092　1/16开	
		印　张	23	
出版发行	华夏出版社有限公司	字　数	534千字	
经　　销	新华书店	定　价	129.00元	
印　　装	三河市少明印务有限公司			

华夏出版社有限公司　网址：www.hxph.com.cn　地址：北京市东直门外香河园北里4号　邮编：100028
若发现本版图书有印装质量问题，请与我社营销中心联系调换。电话：（010）64663331